Paulsen, Waschke

Sobotta

Atlas der Anatomie des Menschen

Brusteingeweide

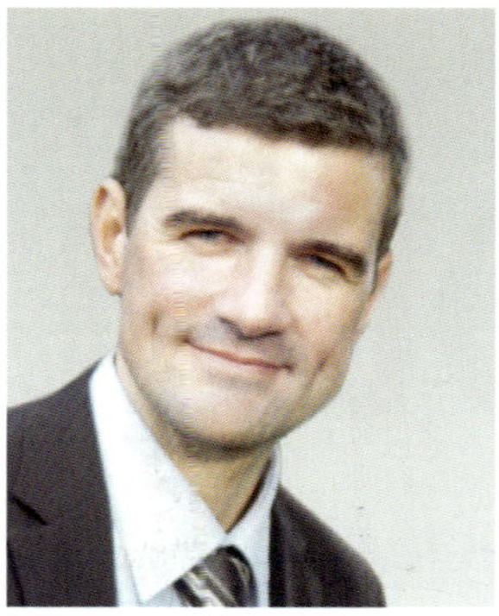

Prof. Dr. Friedrich Paulsen

Präparierkurse für Studenten

In der Lehre legt Friedrich Paulsen größten Wert darauf, dass die Studierenden im Präparierkurs tatsächlich an Körperspendern arbeiten können. „Das eigene Präparieren ist nicht nur außerordentlich wichtig für das dreidimensionale Verständnis der Anatomie und bildet die Basis für praktisch jedes medizinische Fach, im Präparierkurs setzt man sich in den meisten Fällen auch zum ersten Mal intensiv mit dem Thema Tod und Sterben auseinander und lernt im Team nicht nur Anatomie, sondern auch den Umgang mit einer besonderen Situation. So einen engen Kontakt hat man später nie wieder zu seinen Kommilitonen und zu seinen Lehrern."

Professor Friedrich Paulsen (geb. 1965) wurde in Kiel geboren und absolvierte nach dem Abitur in Braunschweig zunächst eine Ausbildung als Krankenpfleger. Nach dem Studium der Humanmedizin in Kiel war er als wissenschaftlicher Angestellter am Anatomischen Institut der Klinik für Mund-, Kiefer- und Gesichtschirurgie und der Klinik für Hals-Nasen-Ohrenheilkunde, Kopf- und Halschirurgie der Christian-Albrechts-Universität Kiel tätig. 2002 wurde er mit seinen Kollegen mit dem Lehrpreis für herausragenden Unterricht im Fach Anatomie von der Medizinischen Fakultät der Universität Kiel ausgezeichnet. Auslandserfahrung sammelte er bei mehrmonatigen Aufenthalten in der wissenschaftlichen Abteilung der Augenklinik der Universität Bristol, England. Von 2004 bis 2010 leitete er als Universitätsprofessor am Institut für Anatomie und Zellbiologie der Martin-Luther-Universität Halle die Makroskopie und Prosektur. Zum April 2010 hat Professor Paulsen den Lehrstuhl II am Institut für Anatomie der Friedrich-Alexander-Universität Erlangen übernommen. Professor Paulsen ist seit 2006 Vorstandsmitglied der Anatomischen Gesellschaft und seit 2009 Generalsekretär der International Federation of Associations of Anatomy (IFAA).

Sein Hauptarbeitsgebiet ist das angeborene Immunsystem. Dabei geht es um antimikrobielle Peptide, Kleeblattpeptide, Surfactantproteine, Muzine, korneale Wundheilung sowie Tränendrüsenstammzellen und Erkrankungen wie Augeninfektionen, trockenes Auge oder Arthrose.

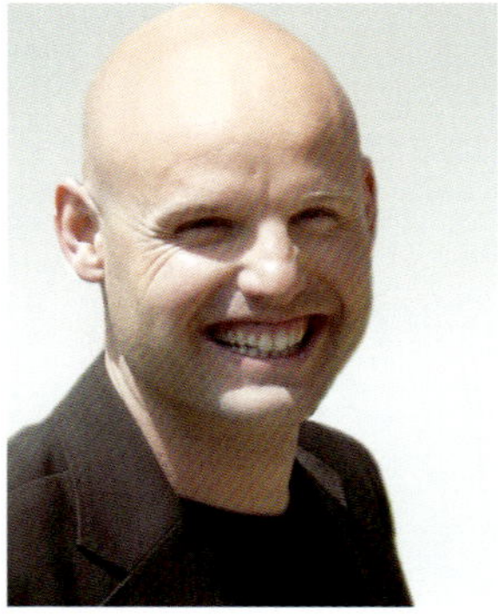

Prof. Dr. Jens Waschke

Mehr Klinisches in der Lehre

Sein Lehrstuhl für Anatomie und Zellbiologie ist neu gegründet worden. „Mit dieser Neugründung sollte betont werden, dass es wichtig ist, die Lehre in der Anatomie stärker klinisch auszurichten", sagt Jens Waschke, Professor am Institut für Anatomie und Zellbiologie in Würzburg.
„Die klinischen Aspekte im Atlas führen den Studenten in den ersten Semestern zur Anatomie hin und zeigen gleichzeitig wie wichtig dieses Fach für den späteren klinischen Alltag ist, dass Sie die menschliche Anatomie verstehen können, statt nur Strukturen auswendig zu lernen."

Professor Jens Waschke (geb. 1974) hat sich – nach Medizinstudium und Promotion an der Universität Würzburg – 2007 habilitiert. Zwischen 2003 und 2004 verbrachte er einen neunmonatigen Forschungsaufenthalt an der University of California in Davis bei Professor Fitz-Roy Curry. Seit Juni 2008 ist er Inhaber des Lehrstuhls III an der Universität Würzburg. Professor Waschke wurde 2005 zusammen mit seinen Kollegen mit dem Albert-Koelliker-Lehrpreis der Würzburger Medizinischen Fakultät ausgezeichnet. 2006 erhielt er den Wolfgang-Bargmann-Preis der Anatomischen Gesellschaft.

In seiner Forschung untersucht er vor allem zellbiologische Mechanismen, die die Haftung zwischen Zellen und die Schrankenfunktionen an den äußeren und inneren Barrieren des menschlichen Körpers kontrollieren. Hier stehen zum einen die Regulation der Endothelbarriere bei der Entzündung und daneben die Mechanismen, die bei der Autoimmunerkrankung Pemphigus zur Bildung der z.T. tödlichen Hautblasen führen, im Zentrum des Interesses. Ziel ist es, die Zellhaftung besser zu verstehen und neue Therapieansätze zu entdecken.

Sobotta

Atlas der Anatomie des Menschen

Brusteingeweide

23. Auflage herausgegeben von
F. Paulsen und J. Waschke

109 farbige Tafelbilder
mit 127 Einzelabbildungen

ELSEVIER
URBAN & FISCHER

URBAN & FISCHER
München

Zuschriften und Kritik an:
Elsevier GmbH, Urban & Fischer Verlag, Hackerbrücke 6, 80335 München, E-Mail: medizinstudium@elsevier.de

Anschriften der Herausgeber:
Professor Dr. med. Friedrich Paulsen
Institut für Anatomie II (Vorstand)
Universität Erlangen-Nürnberg
Universitätsstraße 19
91054 Erlangen

Professor Dr. med. Jens Waschke
Institut für Anatomie
Ludwig-Maximilians-Universität
Pettenkoferstraße 11
80333 München

Bibliografische Information der Deutschen Nationalbibliothek
Die Deutsche Nationalbibliothek verzeichnet diese Publikation in der Deutschen Nationalbibliografie; detaillierte bibliografische Daten sind im Internet über http://dnb.d-nb.de abrufbar.

13 14 15 16 17 5 4 3 2 1

Diese Ausgabe ist inhaltlich identisch mit dem entsprechenden Kapitel der 23. Auflage in 3 Bänden.

Um den Textfluss nicht zu stören, wurde bei Patienten und Berufsbezeichnungen die grammatikalisch maskuline Form gewählt. Selbstverständlich sind in diesen Fällen immer Frauen und Männer gemeint.

Planung: Alexandra Frntic; Dr. Katja Weimann
Lektorat: Dr. Andrea Beilmann; Susanne Szczepanek
Redaktion: Julia Baier, München; Amelie Gutsmiedl, München; Martin Kortenhaus, Illertissen; Ulrike Kriegel, buchundmehr, München; Renate Putz, München; Susanne Szczepanek; Janin Schroth, München
Herstellung: Sibylle Hartl; Renate Hausdorf, buchundmehr, Gräfelfing
Layout: Nicola Neubauer, Puchheim
Satz: Mitterweger & Partner, Plankstadt; Nicola Neubauer, Puchheim; Michael Wiedorn, München; abavo GmbH, Buchloe
Bildbearbeitung: Claudia Adam, Darmstadt; Nicola Neubauer, Puchheim; Michael Wiedorn, München
Gesamtherstellung: Firmengruppe appl, Wemding
Zeichnungen: Dr. Katja Dalkowski, Buckenhof; Sonja Klebe, Aying-Großhelfendorf; Jörg Mair, München; Stephan Winkler, München
Umschlaggestaltung: Michael Keller und Jan Riemer, München; SpieszDesign, Neu-Ulm

ISBN Print 978-3-437-44114-1

Der Begründer dieses Atlaswerkes, Professor Dr. med. Johannes Sobotta †, war zuletzt o. ö. Professor der Anatomie und Direktor des Anatomischen Instituts der Universität Bonn.

Deutsche Ausgaben mit Erscheinungsjahr:
1. Auflage: 1904–1907 J. F. Lehmanns Verlag, München
2.–11. Auflage: 1913–1944 J. F. Lehmanns Verlag, München
12. Auflage: 1948 und folgende Auflagen
Urban & Schwarzenberg, München
13. Auflage: 1953, Hrsg. H. Becher
14. Auflage: 1956, Hrsg. H. Becher
15. Auflage: 1957, Hrsg. H. Becher
16. Auflage: 1967, Hrsg. H. Becher
17. Auflage: 1972, Hrsg. H. Ferner und J. Staubesand
18. Auflage: 1982, Hrsg. H. Ferner und J. Staubesand
19. Auflage: 1988, Hrsg. J. Staubesand
20. Auflage: 1993, Hrsg. R. Putz und R. Pabst
Urban & Schwarzenberg, München
21. Auflage: 2000, Hrsg. R. Putz und R. Pabst
Urban & Fischer, München
22. Auflage: 2006, Hrsg. R. Putz und R. Pabst
Urban & Fischer, München

Hinweise zur Benutzung

Einstiegsseiten:
- Einstiegsseiten bieten zu jedem Kapitel alle relevanten anatomischen Informationen zu diesem Thema auf einen Blick. Leicht verständlich sind hier wichtige Details und Zusammenhänge aufbereitet.
- IMPP-Checklisten beinhalten alle Stichwörter zu möglichen Fragen in Testaten und im Physikum.

Atlasseiten:
- Die Menüleiste auf jeder Doppelseite gibt die Themenbereiche des jeweiligen Kapitels an, der Fettdruck zeigt den aktuellen Themenbereich.
- Wichtige Strukturen sind in den Abbildungen fett hervorgehoben.
- Orientierungsskizzen sorgen bei komplexen Ansichten für eine bessere Vorstellung.
- Ausführliche Bildlegenden erklären Zusammenhänge der anatomischen Strukturen.
- Aufzählungen im Text sowie Tabellen erleichtern den Überblick und strukturieren komplexe Inhalte.
- Abbildungen, Tabellen und Textkästen sind durch Querverweise vernetzt.
- Verweise zum separaten Tabellenheft mit Tabellen zu Muskeln, Gelenken und Nerven verbinden Abbildung mit prüfungsrelevanten Wissen zu diesen anatomischen Strukturen.
- Klinikkästen stellen klinische Bezüge zu den auf der Seite dargestellten anatomischen Strukturen her.

Weiteres:
Ein → Abkürzungsverzeichnis und die → Richtungs- und Lagebezeichnungen finden Sie zu Beginn des Buchs sowie ein → Glossar am Ende des Buchs.

Perfekt zurechtfinden – das neue Navigationssystem

Das Thema dieser Seite

Orientierungsskizzen geben bei komplexen Ansichten die Blickrichtung und die Schnittebenen an.

Bildlegenden erläutern anatomische Zusammenhänge zu den dargestellten Strukturen.

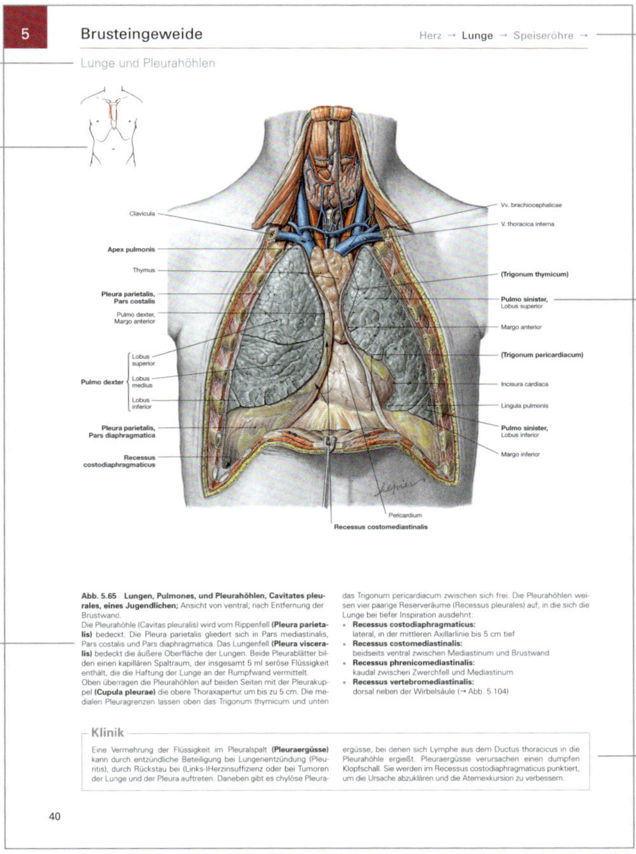

Die Menüleiste mit entsprechendem Fettdruck zeigt den aktuellen Themenbereich.

Wichtige Strukturen sind fett hervorgehoben.

In Klinikkästen werden Krankheitsbilder beschrieben, die mit den anatomischen Strukturen der Buchseite in Bezug stehen. Diese klinischen Aspekte haben meist auch hohe Prüfungsrelevanz.

Abkürzungsverzeichnis

Singular:			Plural:		
A.	=	Arteria	Aa.	=	Arteriae
Lig.	=	Ligamentum	Ligg.	=	Ligamenta
M.	=	Musculus	Mm.	=	Musculi
N.	=	Nervus	Nn.	=	Nervi
Proc.	=	Processus	Procc.	=	Processus
R.	=	Ramus	Rr.	=	Rami
V.	=	Vena	Vv.	=	Venae
Var.	=	Variation			

♀ = weiblich
♂ = männlich

Prozentangaben:
Angesichts der großen Streubreite individueller Körpermaße sind die prozentualen Größenangaben nur als grobe Richtwerte aufzufassen.

Allgemeine Richtungs- und Lagebezeichnungen des Körpers

Die folgenden Termini bezeichnen die gegenseitige Lage von Organen und Teilen des Körpers zueinander, z.T. ohne Rücksicht auf die Stellung des Körpers im Raum, sowie Lage und Richtung an den Extremitäten. Diese Begriffe werden nicht nur der menschlichen Anatomie, sondern auch der praktischen Medizin und der vergleichenden Anatomie gerecht.

Allgemeine Bezeichnungen

anterior – posterior = vorne – hinten (z.B. Arteriae tibiales anterior et posterior)
ventralis – dorsalis = bauchwärts – rückenwärts gelegen
superior – inferior = oben – unten (z.B. Conchae nasales superior et inferior)
cranialis – caudalis = kopfwärts – schwanzwärts gelegen
dexter – sinister = rechts – links (z.B. Arteriae iliacae communes dextra et sinistra)
internus – externus = innen liegend – außen liegend
superficialis – profundus = oberflächlich gelegen – tief gelegen (z. B. Musculi flexores digitorum superficialis et profundus)
medius, intermedius = in der Mitte zwischen zwei anderen Gebilden liegend (Die Concha nasalis media z. B. liegt in der Mitte zwischen Concha nasalis superior und inferior)
medianus = in der Mittellinie gelegen (Fissura mediana anterior des Rückenmarks). Durch einen „medianen Sagittalschnitt" wird der Körper in zwei spiegelbildlich gleiche Teile zerlegt.
medialis – lateralis = gegen die Mitte des Körpers gelegen, gegen die Seite zu gelegen (z. B. Fossae inguinales medialis et lateralis)
frontalis = in der Stirnebene (Frontalebene) liegend, auch zur Stirn ziehend (z. B. Processus frontalis der Maxilla)
longitudinalis = längs verlaufend (z. B. Musculus longitudinalis superior der Zunge)
sagittalis = in einer Sagittalebene liegend
transversalis = in einer Transversalebene liegend
transversus = quer verlaufend (z. B. Processus transversus des Brustwirbels)

Richtungs- und Lagebezeichnungen für die Extremitäten

proximalis – distalis = gegen die Extremitätenwurzel zu gelegen – gegen das Extremitätenende zu gelegen (z. B. Articulationes radioulnares proximalis et distalis)

für die Brustgliedmaße:
radialis – ulnaris = auf der Radialseite – auf der Ulnarseite gelegen (z. B. Arteriae radialis et ulnaris)

für die Hand:
palmaris – dorsalis = hohlhandwärts – handrückenwärts gelegen (z. B. Aponeurosis palmaris, Musculus interosseus dorsalis)

für die Beckengliedmaße:
tibialis – fibularis = auf der Tibial-, auf der Fibularseite gelegen (z.B. Arteria tibialis anterior)

für den Fuß:
plantaris – dorsalis = fußsohlenwärts – fußrückenwärts gelegen (z. B. Arteriae plantares lateralis et medialis, Arteria dorsalis pedis)

Verwendung von Klammern

[ ]: In eckige Klammern gesetzte lateinische Namen sind Alternativbegriffe, wie sie in der Terminologia Anatomica (1998) angegeben sind, z. B.: Ren [Nephros]. Um aber die Bildlegenden nicht zu sehr zu überladen, sind im Wesentlichen nur solche Alternativbegriffe aufgenommen, die Abweichungen in den Wortstämmen beinhalten und auch international zum Verständnis notwendig erscheinen. Ihre Verwendung wurde weitgehend auf die Abbildungen beschränkt, in denen sie Hauptinhalte bezeichnen.

( ): Runde Klammern wurden mit unterschiedlicher Zielsetzung verwendet:

- Für Fachbegriffe, die auch in der Terminologia Anatomica in runden Klammern aufgeführt sind, z. B.: (M. psoas minor).
- Für Fachbegriffe, die zwar nicht in der offiziell gültigen Auflistung der Nomenklatur enthalten sind, die von den Herausgebern aber als praktisch notwendige und hilfreiche lateinische Begriffe betrachtet werden, z. B.: (Crista zygomatico-alveolaris).
- Für Angaben zur näheren Beschreibung des übergeordneten Bezugs, z. B.: R. spinalis (A. vertebralis).

Vorwort

Im Vorwort zur 1. Auflage seines Atlas schreibt Johannes Sobotta im Mai 1904: „Langjährige Erfahrungen bei den anatomischen Präparierübungen haben den Verfasser veranlasst, bei der Darstellung des peripherischen Nervensystems und der Blutgefäße so zu verfahren, dass der Student auf den Abbildungen des Buches die betreffenden Teile derart vorgeführt erhält, wie er sie am Präparate zu sehen gewohnt ist, d. h. Gefäße und Nerven derselben Region gleichzeitig. Außerdem enthält der Atlas abwechselnd Text und Tafelblätter. Letztere enthalten die hauptsächlichen Figuren des Atlas, erstere außer Hilfs- und schematischen Zeichnungen und den Tafelerklärungen einen kurzen, in knapper Darstellung gehaltenen Text zur schnellen Orientierung beim Gebrauche des Buches im Präpariersaal."

Wie die Mode, so ändern sich auch die Lese- und Lerngewohnheiten der Studenten regelmäßig. Die multimediale Präsenz und die Verfügbarkeit von Informationen und Reizen sind sicherlich die Hauptgründe dafür, warum dies in einem viel schnelleren Ausmaß als jemals zuvor geschieht. Diesen Entwicklungen und damit auch den z.T. veränderten Anforderungen von Studierenden an Lehrbücher und Atlanten, die sie verwenden möchten, sowie die digitale Verfügbarkeit deren Inhalte, ist von Seiten der Herausgeber und Verlage Rechnung zu tragen. Außer Gesprächen und systematischen Befragungen von Studenten ist auch der Lehrbuchmarkt bisweilen ein Indikator, um die Erwartungen der Studenten einschätzen zu können. Detaillierte Lehrbücher mit dem absoluten Anspruch auf Vollständigkeit werden zu Gunsten von Lernbüchern, die auf die didaktischen Bedürfnisse der Studierenden und die Inhalte des Studiums der Human-, Zahn- und Biomedizin, sowie deren Prüfungen abgestimmt sind, zunehmend verlassen. Ebenso werden Abbildungen in Atlanten wie dem Sobotta, dessen exakte naturalistische Darstellung echter Präparate viele Generationen von Ärzten und medizinassoziierten Berufen auf der gesamten Welt fasziniert hat, von den Studenten als teilweise zu kompliziert und detailliert empfunden. Diese Einsicht verlangt nach der Überlegung, wie die Stärken eines Atlas, der in seiner über hundertjährigen Tradition mit 22 Auflagen zu einer Referenz an Exaktheit und Qualität gereift ist, an moderne didaktische Konzepte angepasst werden kann, ohne dass das Gesamtwerk dabei sein Alleinstellungsmerkmal und seine Originalität verliert. Der Elsevier-Verlag und die Herausgeber Professor Reinhard Putz und Professor Reinhard Pabst, die den Atlas bis zur 22. Auflage betreut haben, sind nach reiflichen Überlegungen zu dem Schluss gekommen, dass durch ein neues Herausgeberteam, das sich wie die Kollegen Putz und Pabst durch eine große Begeisterung für Anatomie und den Anatomieunterricht auszeichnet, den neuen Anforderungen am besten begegnet werden könnte. Daher freuen wir uns außerordentlich, dass uns diese Aufgabe, die 23. Auflage des Sobotta zusammen mit dem Elsevier-Verlag zu gestalten, übertragen wurde.

Bei der Neugestaltung wurde besonders einer übersichtlichen Gliederung der Inhalte und einer didaktischen Heranführung an die Abbildungen Rechnung getragen. Nun ist nicht jede Mode etwas ganz Neues. Unter didaktischen Gesichtspunkten haben wir das alte Konzept eines dreibändigen Atlas, wie Sobotta es schon in der ersten Auflage verwendet hat, wieder aufgegriffen mit den Bänden Bewegungsapparat (1), Eingeweide (2) sowie Kopf, Hals und Nervensystem (3). Auch das eingangs im Vorwort zur ersten Auflage erwähnte Konzept der Verknüpfung von Atlasbild mit einem erklärenden Text ist eine alte Mode, die aktuell wieder im Trend liegt, und die wir in modifizierter Weise aufgegriffen haben. So ist jedes Bild mit einem kurzen erklärenden Text versehen, der dazu dient, den Studenten an die Abbildung heranzuführen und zu erläutern, warum die jeweilige Präparation und Darstellung einer Region gewählt wurde. Die einzelnen Kapitel wurden systematisch im Hinblick auf den derzeitigen Gegenstandskatalog und die aktuellen Lerngewohnheiten gegliedert, fehlende Abbildungen – besonders zur Systematik der Leitungsbahnen – oder verbesserungswürdige Abbildungen ergänzt und ersetzt. Ein Großteil dieser neuen Abbildungen ist so konzipiert, dass das Lernen besonders relevanter Versorgungs- und Innervationswege unter didaktischen Gesichtspunkten erleichtert wird. Ferner haben wir zahlreiche bestehende Abbildungen überarbeitet, die Beschriftungen reduziert und durch Fettungen gewichtet, um den Zugang zu den anatomischen Inhalten zu vereinfachen. Zahlreiche Hinweise zur Klinik sollen aus der manchmal „trockenen Anatomie" eine klinische und lebendige Anatomie machen, die dem Anfänger die Relevanz der Anatomie für die spätere berufliche Tätigkeit vor Augen führt und einen Vorgeschmack auf die Klinik gibt. Konzeptionell neu sind Einstiegsseiten zu den einzelnen Kapiteln, die in aller Kürze einen Überblick über den Inhalt, die zugehörige Klinik und die für die besprochene Region relevanten Präparationsschritte geben und eine Checkliste umfassen, die sich an den Vorgaben des Instituts für Medizinische und Pharmazeutische Prüfungsfragen (IMPP) sowie am mündlichen Physikum orientiert. Neu sind auch kurze Einführungen in die Embryologie zu jedem Thema.

Zwei Dinge möchten wir aber ganz klar herausstellen:

1. Der „neue" Sobotta in der 23. Auflage ist kein Lernatlas, der mit dem Anspruch an Vollständigkeit des gesamten Wissens die Intention vermitteln könnte, ein begleitendes Lehrbuch ersetzen zu wollen oder zu können.
2. Egal, wie gut ein didaktisches Konzept ist, es kann dem Studenten das Lernen nicht abnehmen, es aber zumindest anschaulicher machen. Anatomie zu lernen ist nicht schwer, benötigt jedoch viel Zeit. Zeit, die zu opfern sich lohnt, denn sowohl Arzt als auch Patienten werden später davon profitieren. Die 23. Auflage des Sobotta hat nicht nur zum Ziel, das Lernen zu erleichtern, sondern auch, diese Zeit des Lernens spannend und interessant zu gestalten, so dass man den Atlas während des Studiums, aber auch im Laufe der beruflichen Tätigkeit immer wieder gerne in die Hand nimmt.

Erlangen und Würzburg im Sommer 2010, genau 106 Jahre nach Erscheinen der ersten Auflage

Friedrich Paulsen und Jens Waschke

Danksagung

Als Erstes möchten wir gerne zum Ausdruck bringen, dass uns die Arbeit am Sobotta sehr viel Spaß gemacht hat und eine echte Herausforderung war. In den Momenten, in denen man mit ein wenig Abstand den Fortschritt der einzelnen Kapitel und die neu entwickelten Abbildungen beobachten konnte, hat man viel Genugtuung und auch Stolz empfunden und sich immer mehr mit dem Sobotta identifiziert.

Die Neugestaltung des Sobotta ist natürlich nicht das alleinige Werk zweier unerfahrener Herausgeber, sondern erfordert heute mehr denn je ein eingespieltes Team unter der Koordination des Verlags. Ohne die langjährigen Erfahrungen von Frau Dr. Andrea Beilmann, die schon mehrere Auflagen des Sobotta betreut hat und die den ruhenden Pol des Sobotta-Teams bildete, wäre Vieles nicht möglich gewesen. Für all ihre Hilfe und Unterstützung danken wir ihr sehr. Für Frau Alexandra Frntic, ebenfalls Teil des vierköpfigen Sobotta-Teams, war es das erste Großprojekt ihrer Karriere, das sie mit Herzblut angepackt und mit Enthusiasmus vorangetrieben hat. Ihre Lebhaftigkeit und Ihre Art, Motivation zu verbreiten, haben die Herausgeber immer wieder aufgeheitert und angetrieben. Dafür danken wir Ihr ganz herzlich. Wir denken gerne an die Sobotta-Einstiegswoche in Parsberg und die wöchentlichen Telefonkonferenzen zurück, in denen uns Frau Dr. Beilmann und Frau Frntic bei der Gestaltung zur Seite standen und es auf bemerkenswerte Weise verstanden haben, zwei von ihrer Persönlichkeit verschiedene Köpfe zu einem einheitlichen Arbeitsstil zu erziehen. Ohne die Durchsetzungskraft, die Durchhalteparolen und die schützende Hand von Frau Dr. Dorothea Hennessen, die die Oberleitung des Projektes „23. Auflage Sobotta" inne hatte und immer fest an ihr Sobotta-Team und den engen Zeitplan geglaubt hat, wäre diese Auflage nicht erschienen. Die gute Reproduktion des Atlas lag wie viele Produktionen zuvor in den Händen des Routiniers Renate Hausdorf. Weitere Personen, die an der Bearbeitung und dem Gelingen der 23. Auflage des Sobotta beteiligt waren und denen wir ganz herzlich danken sind Frau Susanne Szczepanek (Manuskriptbearbeitung), Frau Julia Baier, Herrn Martin Kortenhaus und Frau Ulrike Kriegel (redaktionelle Bearbeitung), Frau Amelie Gutsmiedl (formale Textbearbeitung), Frau Sibylle Hartl (interne Herstellung), Frau Claudia Adam und Herrn Michael Wiedorn (formale Bildbearbeitung und Satz), Frau Nicola Neubauer (Layoutentwicklung und Verfeinern der Satzdaten) sowie den Studierenden Doris Bindl, Derkje Hockertz, Lisa Link, Sophia Poppe, Cornelia Rippl und Katharina und Florian Stumpfe. Für die Erstellung des Registers danken wir Frau Dr. Ursula Osterkamp-Baust vielmals.

Besonderer Dank gilt unseren Zeichnern Frau Dr. Katja Dalkowski, Frau Sonja Klebe, Herrn Jörg Mair und Herrn Stephan Winkler, die außer der Überarbeitung bestehender Abbildungen mit uns auch eine Vielzahl ausgezeichneter Abbildungen neu entwickelt haben.

Herr Priv.-Doz. Dr. rer. nat. Helmut Wicht, Dr. Senkenbergische Anatomie, Goethe-Universität Frankfurt am Main, hat die von den beiden Herausgebern verfassten Texte der Kapiteleinstiegsseiten vereinheitlicht und durch seinen, ihm ganz eigenen Schreibstil zum Leben erweckt. Hierfür danken wir ihm ganz herzlich.

Eine große Hilfe war für uns das Beratungsgremium, in dem uns außer den früheren Herausgebern Prof. Dr. med. Dr. h. c. Reinhard Putz, Ludwig-Maximilians-Universität München, und Prof. Dr. med. Reinhard Pabst, Medizinische Hochschule Hannover, auch die Kollegen Prof. Dr. med. Peter Kugler, Julius-Maximilians-Universität Würzburg, und Prof. Dr. rer. nat. Gottfried Bogusch, Charité Berlin, mit Ratschlägen und kritischen Anregungen intensiv unterstützt haben. Ganz besonders hervorheben möchten wir den Einsatz von Frau Renate Putz, die das Manuskript äußerst sorgfältig korrigiert hat und deren Anmerkungen für die Konsistenz des Werks in sich und mit den früheren Auflagen von entscheidender Bedeutung war.

Für die Hilfe bei Korrekturen und Überarbeitungen möchten wir Frau Stephanie Beilicke, Herrn Dr. rer. nat. Lars Bräuer, Frau Anett Diker, Herrn Fabian Garreis, Frau Elisabeth George, Frau Patrizia Maake, Frau Susann Möschter, Herrn Jörg Pekarsky und Herrn Martin Schicht danken.

Für die Hilfe bei der Erstellung klinischer Bilder sei herzlich Herrn Priv.-Doz. Dr. med. Hannes Kutta, Klinik und Poliklinik für Hals-Nasen-Ohrenheilkunde, Universitätsklinikum Hamburg-Eppendorf, Herrn Prof. Dr. med. Norbert Kleinsasser, Universitätsklinik für Hals-Nasen-Ohrenkrankheiten, Julius-Maximilians-Universität Würzburg, Herrn Prof. Dr. med. Andreas Dietz, Direktor der Klinik und Poliklinik für Hals-Nasen-Ohrenheilkunde, Universität Leipzig, Herrn Dr. med. Dietrich Stövesandt, Klinik für Diagnostische Radiologie, Martin-Luther-Universität Halle-Wittenberg, Herrn Prof. Dr. med. Stephan Zierz, Direktor der Universitätsklinik und Poliklinik für Neurologie, Martin-Luther-Universität Halle-Wittenberg, Frau Dr. med. Berit Jordan, Universitätsklinik und Poliklinik für Neurologie, Martin-Luther-Universität Halle-Wittenberg, Herrn Dr. med. Saadettin Sel, Universitätsaugenklinik, Martin-Luther-Universität Halle-Wittenberg, Herrn cand. med. Christian Schröder, Eckernförde und Herrn Denis Hiller, Bad Lauchstädt, gedankt.

Herzlich danken möchten wir auch unseren Anatomischen Mentoren Prof. Dr. med. Bernhard Tillmann, Christian-Albrechts-Universität Kiel, und Prof. Dr. med. Detlev Drenckhahn, Julius-Maximilians-Universität Würzburg, denen wir nicht nur unsere Anatomieausbildung, die Motivation für das Fach und das Sendungsbewusstsein verdanken, sondern die uns auch im Hinblick auf die Gestaltung von Lehrbüchern und Atlanten sowie eine ausgezeichnete Lehre immer ein großes Vorbild waren und sind.

Unser tiefster Dank gilt unseren Eltern Dr. med. Ursula Paulsen und Prof. Dr. med. Karsten Paulsen sowie Annelies Waschke und Dr. med. Dieter Waschke, die das Projekt Sobotta intensiv begleitet und unterstützt haben. Karsten Paulsen hat als Medizinstudent aus der 4. Auflage des Sobotta Anatomie gelernt, er ist im Mai 2010 gestorben. Dieter Waschke hat die 16. Auflage des Sobotta verwendet und bildet sich auch im Ruhestand mit medizinischer Fachliteratur fort. Unseren Vätern ist die 23. Auflage gewidmet.

Nicht zuletzt danken wir unseren Frauen Dr. med. Dana Paulsen und Susanne Waschke, die uns im letzten Jahr nicht nur mit dem Sobotta teilen mussten, sondern uns auch bei vielen Fragen mit Ratschlägen zur Seite standen und uns intensiv unterstützt haben.

Bildernachweis

Den nachstehend benannten klinischen Kollegen sind die Herausgeber für die Bereitstellung von Ultraschall-, Computertomographie- und Magnetresonanztomographiebildern sowie von endoskopischen Aufnahmen und Farbfotos von Operationssiten und Patienten zu sehr großem Dank verpflichtet.

Prof. Altaras, Zentrum Radiologie, Universität Gießen (Abb. 2.18; 2.39; 2.40)
Prof. Brückmann und Dr. Linn, Neuroradiologie, Institut für radiologische Diagnostik, Universität München (Abb. 4.148)
Prof. Daniel, Abteilung Kardiologie, Universität Erlangen (Abb. 10.39)
Prof. Galanski und Dr. Schäfer, Abteilung Diagnostische Radiologie, Med. Hochschule Hannover (Abb. 2.97; 5.3; 5.103; 6.31; 6.129)
Prof. Gebel, Abteilung Gastroenterologie und Hepatologie, Med. Hochschule Hannover (Abb. 6.73; 6.75; 6.76; 6.94; 6.95; 7.25)
Dr. Greeven, St.-Elisabeth-Krankenhaus, Neuwied (Abb. 4.96; 8.96)
Prof. Hoffmann und Dr. Bektas, Klinik für Viszeral- und Transplantationschirurgie, Med. Hochschule Hannover (Abb. 4.41)
Prof. Hohlfeld, Klinik für Pneumologie, Med. Hochschule Hannover (Abb. 5.71)
Prof. Jonas, Urologie, Med. Hochschule Hannover (Abb. 7.33)
Prof. Kampik und Prof. Müller, Augenklinik, Universität München (Abb. 9.66)
Dr. Kirchhoff und Dr. Weidemann, Abteilung Diagnostische Radiologie, Med. Hochschule Hannover (Abb. 6.131; 6.133; 7.26)
Prof. Kleinsasser, Klinik und Poliklinik für Hals-, Nasen- und Ohrenkrankheiten, plastische und ästhetische Operationen, Universitätsklinikum Würzburg (Abb. 11.41; 11.42; 11.43)
PD Dr. Kutta, Klinik und Poliklinik für Hals-, Nasen- und Ohrenheilkunde, Universitätsklinikum Hamburg-Eppendorf (Abb. 8.101; 10.16; 11.16)
Dr. Meyer, Abteilung Gastroenterologie und Hepatologie, Med. Hochschule Hannover (Abb. 6.22; 6.32; 7.104)
Prof. Pfeifer, Radiologie Innenstadt, Institut für radiologische Diagnostik, Universität München (Abb. 2.63–2.65; 2.67–2.70; 3.52; 3.54; 3.55; 4.97; 4.99; 4.100; 4.105; 4.106)
Prof. Possinger und Prof. Bick, Medizinische Klinik und Poliklinik II mit Schwerpunkt Onkologie und Hämatologie, Charité Campus Mitte, Berlin (Abb. 2.141)
Prof. Ravelli †, ehem. Institut für Anatomie, Universität Innsbruck (Abb. 2.62)
Prof. Reich, Klinik für Mund-Kiefer-Gesichtschirurgie, Universität Bonn (Abb. 8.60; 8.61)
Prof. Reiser und Dr. Wagner, Institut für radiologische Diagnostik, Universität München (Abb. 2.71; 12.105; 12.106; 12.110; 12.111)
Dr. Scheibe, Chirurgische Abteilung, Rosman-Krankenhaus Breisach (Abb. 4.79)
Prof. Scheumann, Klinik für Viszeral- und Transplantationschirurgie, Med. Hochschule Hannover (Abb. 11.58)
Prof. Schillinger, Frauenklinik, Universität Freiburg (Abb. 1.49)
Prof. Schliephake, Mund-Kiefer-Gesichtschirurgie, Universität Göttingen (Abb. 8.156; 8.157)
Prof. Schlösser, Zentrum Frauenheilkunde, Med. Hochschule Hannover (Abb. 7.79)
cand. med. Carsten Schröder, Kronshagen (Abb. 9.27)
Prof. Schumacher, Neuroradiologie, Abteilung Radiologie, Universität Freiburg (Abb. 12.5)
Dr. Sel, Universitätsklinik und Poliklinik für Augenheilkunde, Universitätsklinikum Halle (Saale) (Abb. 9.64)
Dr. Sommer und PD Dr. Bauer, Ärzte für Radiologie, München (Abb. 4.101; 4.102)
PD Dr. Vogl, Radiologische Poliklinik, Universität München (Abb. 9.69; 9.70)
Prof. Witt, Klinik für Neurochirurgie, Universität München (Abb. 3.116)
Prof. Zierz und Dr. Jordan, Universitätsklinik und Poliklinik für Neurologie, Universitätsklinikum Halle (Saale) (Abb. 8.82, 12.151)

Weitere Bilder wurden aus folgenden Büchern übernommen:

1 Benninghoff-Drenckhahn: Anatomie, Band 1 (Drenckhahn D., Hrsg.), 17. Aufl., Urban & Fischer 2008
2 Benninghoff-Drenckhahn: Anatomie, Band 2 (Drenckhahn D., Hrsg.), 16. Aufl., Urban & Fischer, 2004
3 Benninghoff-Drenckhahn: Taschenbuch Anatomie (Drenckhahn D., Waschke, J., Hrsg.), Urban & Fischer, 2007
4 Berchtold, R., Bruch, H.-P., Trentz, O. (Hrsg.): Chirurgie, 6. Aufl., Urban & Fischer 2008
5 Böcker, W., Denk, H., Heitz, P. U., Moch, H. (Hrsg.): Pathologie, 4. Aufl., Urban & Fischer 2008
6 Classen, M., Diehl, V., Kochsiek, K., Berdel, W.E., Böhm, M., Schmiegel, W. (Hrsg.): Innere Medizin, 5. Aufl., Urban & Fischer 2003
7 Classen, M., Diehl, V., Kochsiek, K., Hallek, M., Böhm, M. (Hrsg.): Innere Medizin, 6. Aufl., Urban & Fischer 2009
8 Drake, R. L., Vogl, A. W., Mitchell, A., Paulsen, F. (Hrsg.): Gray's Anatomie für Studenten, 1. Aufl., Urban & Fischer 2007
9 Drake, R. L., Vogl, A. W., Mitchell, A.: Gray's Anatomy for Students, 2nd ed., Churchill Livingstone 2010
10 Drake, R. L., Vogl, A. W., Mitchell, A.: Gray's Atlas der Anatomie, Urban & Fischer 2009
11 Fleckenstein, P., Tranum-Jensen, J.: Röntgenanatomie, Urban & Fischer 2004
12 Forbes, A. Misiewicz, J., Compton, C., Quraishy, M., Rubesin, S., Thuluvath, P.: Atlas of Clinical Gastroenterology, 3rd ed., Mosby 2004
13 Franzen, A.: Kurzlehrbuch Hals-Nasen-Ohren-Heilkunde, 3. Aufl., Urban & Fischer 2007
14 Garzorz, N.: BASICS Neuroanatomie, Urban & Fischer 2008
15 Kanski, J. J.: Klinische Ophthalmologie, 5. Aufl., Urban & Fischer 2003
16 Kanski, J. J.: Klinische Ophthalmologie, 6. Aufl., Urban & Fischer 2008
17 Kauffmann, G. W., Moser, E., Sauer, R. (Hrsg.): Radiologie, 3. Aufl., Urban & Fischer 2006
18 Lippert, H.: Lehrbuch Anatomie, 7. Aufl., Urban & Fischer 2006
19 Mettler, F. A. (Hrsg.): Klinische Radiologie, Urban & Fischer 2005
20 Moore, K., Persaud, T.V. N., Viebahn, C. (Hrsg.): Embryologie, 5. Aufl., Urban & Fischer 2007
21 Schulze, S.: Kurzlehrbuch Embryologie, Urban & Fischer 2006
22 Speckmann, E.-J., Hescheler, J., Köhling, R. (Hrsg.): Physiologie, 5. Aufl., Urban & Fischer 2008
23 Trepel, M.: Neuroanatomie, 4. Aufl., Urban & Fischer 2008
24 Welsch, U.: Sobotta Lehrbuch Histologie, 2. Aufl., Urban & Fischer 2005
25 Welsch, U., Deller, T.: Sobotta Lehrbuch Histologie, 3. Aufl., Urban & Fischer 2010
26 Welsch, U.: Atlas Histologie, 7. Aufl., Urban & Fischer 2005
27 Wicke, L.: Atlas der Röntgenanatomie, 7. Aufl., Urban & Fischer 2005
28 Rengier, F.: BASICS Leitungsbahnen, Urban & Fischer 2009

Nachstehende Zeichner sind verantwortlich für die neu entwickelten Zeichnungen:

Dr. Katja Dalkowski: Abb. 5.2, 5.5, 5.6, 5.7, 5.10, 5.20, 5.26, 5.28, 5.40, 5.41, 6.1, 6.2, 6.6, 6.64, 6.65, 6.66, 6.67, 6.92, 7.6, 7.7, 7.8, 7.18, 7.19, 7.42, 7.43, 7.53, 7.72, 7.73

Sonja Klebe: Abb. 5.62, 5.64, 5.79, 5.95, 5.96, 5.97, 6.12, 6.13, 6.18, 6.19, 6.20, 6.28, 6.46, 6.47, 6.48, 6.50, 6.51, 6.71, 6.79, 6.80, 6.93, 6.115, 6.118, 7.61, 7.62, 7.85, 7.86, 7.90, 7.99

Brusteingeweide

5

Der Brustkorb – teils verschlungene Organe

Der Brustkorb (Cavea thoracis) enthält das Herz (Cor) und die Lungen (Pulmones). Im Altertum meinte man, dass die Lebensgeister mit der Atemluft in die Lunge gelangten, im Herz, das man sich zugleich als Sitz der Seele dachte, mit dem Blut vermischt würden, um dann über die Gefäße im ganzen Leib verteilt zu werden. Auch heute noch wird das Herz als Motor des Lebens und umgangssprachlich auch als Sitz von Emotionen empfunden. Wissenschaftlich wird das Herz als Hohlmuskel definiert, der das Blut durch den kleinen Kreislauf der Lungen und den großen des Körpers treibt: Die **linke Herzhälfte** pumpt sauerstoffreiches Blut in den **großen Körperkreislauf,** der über Arterien (vom Herz wegführend) das Blut zu den Organen bringt. Hier verzweigen sich die Blutgefäße der Mikrozirkulation, um den Stoff- und Gasaustausch zu ermöglichen. Die Venen bringen das sauerstoffarme Blut zum rechten Herzen zurück. Gleichzeitig wirft die **rechte Herzhälfte** das Blut in den **kleinen Lungenkreislauf** aus. In den Lungen wird das sauerstoffarme Blut, das über die Lungenarterien und deren Verästelungen letztlich die Lungenbläschen (Alveolen) erreicht, wieder mit Sauerstoff angereichert und über die Lungenvenen zum linken Herzvorhof gebracht. Damit ist der Kreislauf geschlossen.

Gerade die Funktion des Herzens als Pumpe ist beeindruckend: Im Durchschnitt schlägt es 70-mal pro Minute und treibt bei jeder Systole (also in seiner Kontraktionsphase) 70 ml Blut in den Kreislauf. Selbst wenn gerade nichts das Herz „höher" schlagen lässt, ergibt das mehr als 100 000 Schläge am Tag und pro Lebensjahr 36 Millionen Herzschläge. Mit der Blutmenge, die ein Herz im Lauf eines 80-jährigen Lebens fördert (206 000 m^3), könnte man etwa 80 olympische Schwimmbecken füllen. Umgekehrt geht ohne das Herz gar nichts mehr: Sein endgültiger Stillstand ist in den allermeisten Fällen die unmittelbare Todesursache.

Die Eröffnung der Thoraxhöhle ist im Präparierkurs eine der zentralen Handlungen, die von den Lehrenden und den Studenten mit einer Mischung aus Ehrfurcht, Spannung und Interesse vorgenommen wird. Die Freilegung von Herz und Lungen sowie die Berechtigung, diese lebensnotwendigen Organe des Körpers mit den eigenen Händen (be)greifen zu dürfen, wird in diesen Unterrichtsstunden allgemein als großes Privileg empfunden.

Mediastinum – das Mittelfell

Von der Rückseite des Brustbeins zu den Vorderflächen der Brustwirbel durchspannt eine sagittal gestellte, mächtige Mittelwand den Thorax. Man nennt sie das Mittelfell (Mediastinum, aus „in medio stans" = „in der Mitte stehend"). Nach kranial hin geht es ohne scharfe Grenze durch die obere Thoraxapertur in die Halseingeweide über, nach kaudal sitzt es, scharf begrenzt, dem Zwerchfell (Diaphragma) auf. Auf beiden Seiten des Mediastinums liegen die Lungen in jeweils eigenen Höhlen, den Cavitates pleurales.

Im Mittelfell sind mehrere Organe ineinander verschlungen. Der **Thymus** liegt im **oberen Mediastinum** gleich hinter dem Sternum. Er ist ein Organ des Immunsystems, das allerdings bald nach der Pubertät fettig degeneriert. Die **obere Hohlvene** (V. cava superior) ist aus der Medianebene nach rechts verschoben. Ihre Stämme – die beiden Vv. brachiocephalicae – überdecken die großen arteriellen Stämme des Halses und der Arme, die aus dem **Aortenbogen** hervorgehen. Die spazierstockartige gebogene Hauptschlagader (Aorta) dominiert die Ansicht der linken Fläche des Mediastinums. Verborgen unter den Venen und unter dem Bogen der Aorta verlaufen im oberen Mediastinum noch die **Luftröhre** (Trachea), die sich dort in die rechten und linken Hauptbronchien, Bronchi principales, teilt, und dorsal der Trachea, schon den Wirbelkörpern aufliegend, die **Speiseröhre** (Oesophagus). Zwischen der Speiseröhre und den Wirbeln liegt noch der zarte **Brustmilchgang,** der Ductus thoracicus, der die (nach dem Essen durch die aufgenommenen Fette) milchige Lymphe der unteren Körperhälfte transportiert.

Im dem Zwerchfell zugewandten **unteren Mediastinum** dominiert das **Herz.** Es liegt in einer eigenen, dünnwandigen serösen Höhle, der Cavitas pericardiaca, und erweitert das Mediastinum nach links hin. Erst wenn man die Wand der Höhle, den Herzbeutel, abgetragen oder eingeschnitten hat, blickt man auf das Herz selbst. Es ruht breit auf dem Diaphragma, seine Spitze (Apex cordis) unten links weist gegen den fünften linken Interkostalraum. Man kann das Herz, wenn man es von seiner Spitze her umgreift, umfassen und in seiner Höhle hin und herbewegen, denn es ist nur an den großen Gefäßen „aufgehängt", die an seinem oberen Pol (Aorta, A. pulmonalis) und an seiner Hinterfläche (Vv. pulmonales, Vv. cavae superior et inferior) aus ihm hervorgehen bzw. in es eindringen. Die „Gefäßursprungsregionen" des Herzens, die dem Apex gegenüber liegen, nennt man die Basis cordis.
Direkt hinter der Rückwand des Herzbeutels – genauer: hinter dem linken Vorhof des Herzens – steigt der **Oesophagus** zu seinem Zwerchfelldurchtrittspunkt (Hiatus oesophageus) hinab. Ein wenig links von ihm, gleichfalls hinter dem Herzbeutel, strebt die absteigende **Aorta** zum Hiatus aorticus des Zwerchfells, den sie, begleitet vom **Ductus thoracicus,** durchbohrt. Schließlich dringt die **untere Hohlvene** (V. cava inferior) durch eine eigene Öffnung (Foramen venae cavae), die etwas rechts und dorsal des Zentrums des Zwerchfells liegt, von unten her in den Herzbeutel und in die Basis cordis ein. Aber auch zahlreiche andere Strukturen, z. B. die Aa. thoracicae internae, die Nn. phrenici, die Nn. vagi, die Vv. azygotes und die Ganglien und Nerven des Grenzstrangs (ein Teil des autonomen Nervensystems) laufen im Mediastinum.

Lungen und ihre Höhle

Links und rechts des Mediastinums, in je eigenen serösen Höhlen (Cavitates pleurales, Pleurahöhlen), liegen die **Lungen,** größer und dreilappig die rechte, kleiner und zweilappig die linke. Beide Lungen sind von einer dünnen serösen Haut (Lungenfell, Pleura visceralis) überzogen, unter der ein schwärzliches, netzartiges Pigmentmuster durchscheint. Dieses anthrakotische Pigment besteht zum größten Teil aus Ruß, aus Kohlenstoff also, und stammt von Autoabgasen und Zigarettenrauch. Auch die zahlreichen Lymphknoten in der Nähe des Lungenhilums (s. u.) sind voll von diesem Pigment.

Die Lungen sollten in ihren Höhlen allseits verschieblich und beweglich sein. Nur am Hilum – also dort, wo die Bronchien, die Aa. pulmonales und die Vv. pulmonales aus dem Mediastinum heraus in sie eindringen – sind sie fixiert. Oft jedoch verwächst das Lungenfell – infolge von Entzündungen – mit der gleichfalls serösen Pleura der Rippen (Pleura costalis), des Mediastinums (Pleura mediastinalis) oder des Zwerchfells (Pleura diaphragmatica). Diese wandständigen Häute bilden zusammen die **Pleura parietalis.** Sie ähnelt einem „Sack", dessen Ränder – in ausgeatmetem (exspiriertem) Zustand – die Ränder der Lunge deutlich überragen. Die von der Lunge bei der Exspiration nicht „genutzten" Räume nennt man die Recessus der Pleura. Bei der Atmung folgen die Lungen den Verformungen von Thoraxwand und Zwerchfell. Sie blähen sich dabei auf oder ziehen sich zusammen und gleiten dabei auch in die Recessus hinein oder aus ihnen hinaus. Die Verwachsungen der parietalen Pleuren mit der viszeralen Pleura behindern daher die Lungenfunktion.

Klinik

Das **Elektrokardiogramm** (EKG) als diagnostische Standardtechnik gibt Informationen über die muskuläre Funktion des Herzens und über dessen Größe und Lage und kann den Verschluss bestimmter Herzkranzgefäße bereits andeuten. **Röntgenuntersuchungen, Computertomographie** (CT) und zunehmend die **Magnetresonanztomographie** (MRT) des Thorax sind zentral in der Diagnostik von Erkrankungen der Lunge und geben außer über die Herzgröße auch funktionelle Hinweise. Spezielle Untersuchungstechniken wie **Herzkatheter,** mit dem man die Herzkranzgefäße durch Röntgenkontrastmittel darstellen und bei Verengungen aufweiten kann, erfordern genaueste anatomische Kenntnisse. Die **Echokardiographie** ermöglicht auf besonders einfache Weise die Darstellung der Herzklappen und ihrer Funktion. Diese Untersuchungsmethoden werden teilweise von den Internisten (Kardiologen), z.T. aber auch von den Radiologen durchgeführt. Wenn alle konservativen Therapieansätze versagen, kann manchmal nur die Herz-Thorax-Chirurgie helfen: Sie kann Lungen(teile) entfernen, Defekte der großen Arterien beheben, Herz und Lungen transplantieren u.v.m.

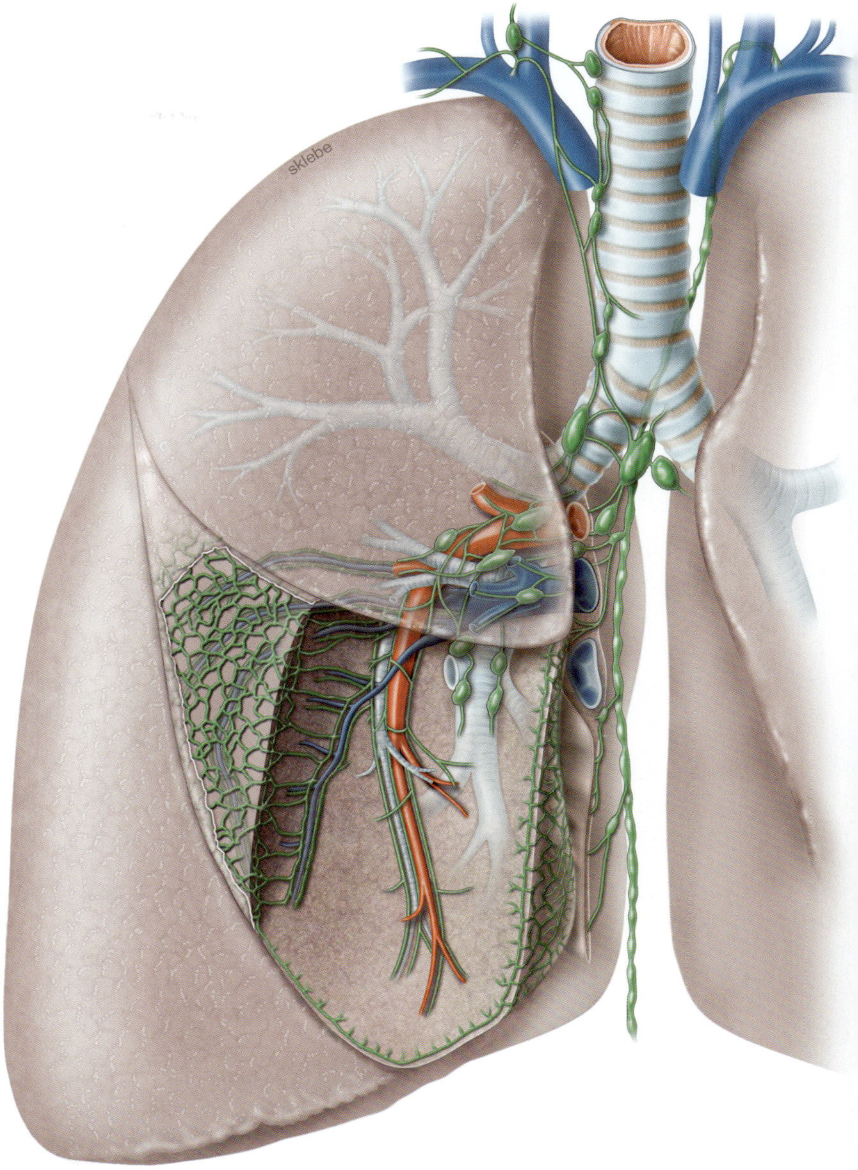

→ präplink

Die Vasa thoracica interna werden durch Fensterung der Interkostalräume in ihrem Verlauf parallel des Sternums dargestellt, um diese bei der Eröffnung der Thoraxhöhle nicht zu verletzen. Nach Entfernung des Brustbeins zusammen mit den vorderen Abschnitten der Rippen werden die Lungen am Hilum abgetrennt und herausgenommen. Nun wird das Mediastinum durchpräpariert: Dazu wird zunächst der Perikardbeutel und auf diesem der N. phrenicus freigelegt. Der Perikardbeutel wird vorne eröffnet. Das Herz kann in situ präpariert oder an den großen Gefäßen abgetrennt werden. Die Entfernung des epikardialen Fetts erfolgt, um die Äste der Koronararterien verfolgen zu können. Mit der Schere werden dann die Ventrikel von der Aorta bzw. dem Truncus pulmonalis aus und das rechte Atrium von den Hohlvenen aus eröffnet. Nach weitgehender Entfernung des Herzbeutels können dahinter der Oesophagus und die Leitungsbahnen des hinteren Mediastinums wie die Aorta thoracica, die Vv. azygos und hemiazygos, der N. vagus und der Ductus thoracicus in ihrem Verlauf dargestellt werden. Nach Entfernung der parietalen Pleura erfolgen die Präparation des Grenzstrangs mit den Nn. splanchnici sowie der interkostalen Gefäß-Nerven-Straßen und schließlich die Präparation des oberen Mediastinums mit Thymusrestkörper und den Leitungsbahnen in Kontinuität zum Hals.

IMPP-CHECKLISTE

• Entwicklung: Herzhöhlen und Septierung, Fetalkreislauf, Fehlbildungen • Herz: Situs mit Projektion im Röntgen und Klappenauskultation, Perikardbeutel mit N. phrenicus, Gliederung (Innenrelief und Herzklappen, Reizleitungssystem), Aa. coronariae mit wichtigen Ästen und vegetative Innervation • Lunge: Cavitas pleuralis mit Recessus, Projektion Lungengrenzen, Lappen- und Segmentgliederung sowie Leitungsbahnen mit Nodi lymphoidei • Gliederung und Inhalt des Mediastinums: Äste der Aorta, Oesophagus mit Abschnitten, Engstellen und Leitungsbahnen, Trachea mit Bifurkation, Ductus thoracicus mit Drainagegebiet, Gliederung des vegetativen Nervensystems mit Verlauf von Truncus sympathicus und N. vagus [X]

Projektion des Herzens

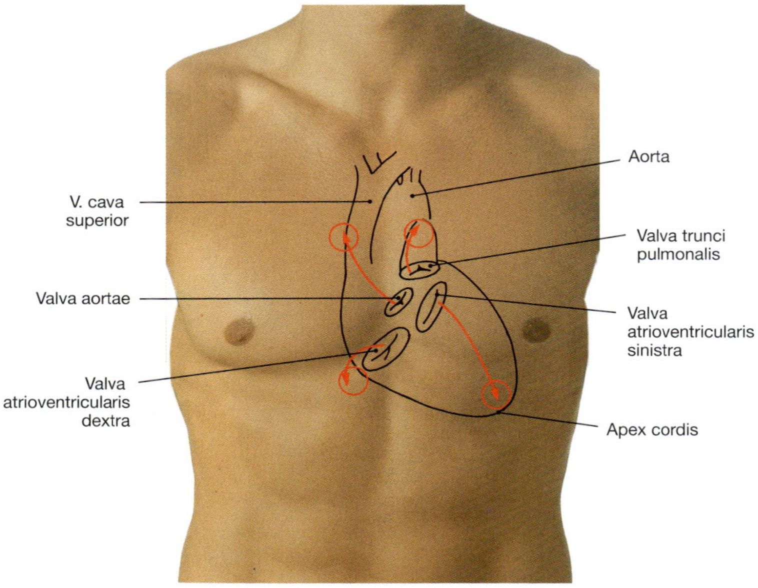

Abb. 5.1 Projektion der Herzkontur, der Herzklappen und der Auskultationsstellen auf die vordere Brustwand.
Der rechte Herzrand projiziert sich vom dritten bis sechsten Rippenknorpel auf eine Linie 2 cm lateral vom rechten Sternalrand.
Der linke Herzrand projiziert sich auf eine Verbindungslinie zwischen dem Unterrand der III. Rippe (2–3 cm parasternal) und der Medioklavikularlinie links.
Das Herz besitzt je eine Segelklappe zwischen Vorhof und Ventrikel und je eine Taschenklappe zwischen Ventrikel und arteriellem Gefäß.
Die **Projektion der vier Herzklappen** bildet ein leicht aus der Medianebene nach links verschobenes Kreuz.
Die Projektion der Klappen ist von untergeordneter praktischer Bedeutung, da die im Bereich der Klappen entstehenden Herztöne und ggf. die Herzgeräusche mit dem Blutstrom zu den Maximalpunkten (Kreise) fortgeleitet werden (Pfeile), an denen das Herz abgehört (auskultiert) wird.

	Projektionsstellen der Herzklappen	Auskultationsstellen der Herzklappen
Pulmonalklappe	linker (!) Sternalrand, 3. Rippenknorpel	2. ICR links parasternal
Aortenklappe	linker Sternalrand, 3. ICR	2. ICR rechts parasternal
Mitralklappe	4.–5. Rippenknorpel links	5. ICR links in der Medioklavikularlinie
Trikuspidalklappe	hinter Sternum, 5. Rippenknorpel	5. ICR rechts parasternal

ICR = Zwischenrippenraum

Abb. 5.2 Projektion des Herzens auf den Thorax; Ansicht von ventral. (nach [2])
Das Herz besitzt **vier Seiten:** Die nach vorne gerichtete Facies sternocostalis entspricht überwiegend dem rechten Ventrikel. Die nach unten weisende Facies diaphragmatica setzt sich aus Anteilen von beiden Ventrikeln zusammen. Die Facies pulmonalis wird rechts vom rechten Vorhof und links vom linken Ventrikel gebildet. Daraus ergibt sich, dass der rechte Ventrikel an keiner Seite an der Bildung des Herzrandes beteiligt ist.
Der größte Teil der Facies sternocostalis ist beidseits von Pleura bedeckt. Diese Bereiche entsprechen den **Recessus costomediastinales** der Pleurahöhle. Unterhalb der IV. Rippe weichen die Pleuraränder auseinander und begrenzen zwischen sich das **Trigonum pericardiacum,** in dem das Perikard direkt der vorderen Rumpfwand anliegt.

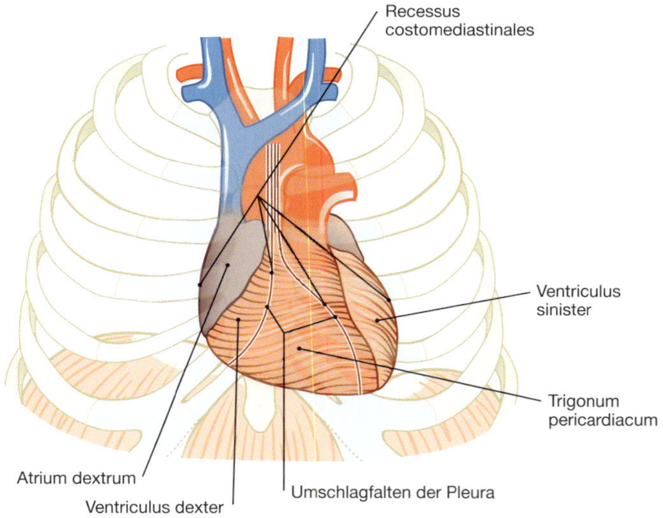

Klinik

Beim Abhören des Herzens mit dem Stethoskop **(Auskultation)** hört man an den verschiedenen Stellen **Herztöne,** die sich aus der Herzaktion ergeben:

- Der **erste Herzton** entsteht zu Beginn der Systole durch Ventrikelkontraktion und Zurückschlagen der Segelklappen.
- Der **zweite Herzton** wird zu Beginn der Diastole durch Schluss der Taschenklappen hervorgerufen.

Herzgeräusche kommen dagegen beim Gesunden nicht vor und entstehen durch Fehlfunktion der Klappen. Sowohl Engstellen (Stenosen) als auch mangelnder Schluss (Insuffizienz) der Klappen können zu Geräuschen führen. Der Zeitpunkt des Geräuschs und die Lokalisation geben Aufschluss über die Fehlfunktion der jeweiligen Klappe.
Das Abklopfen des Herzens **(Perkussion)** gibt Auskunft über die **Größe** des Herzens. Die Projektion der Herzkonturen, die von der Pleura der Recessus costomediastinales bedeckt sind, entspricht dem Feld der **relativen Herzdämpfung,** weil hier der Klopfschall durch die mit Luft gefüllte Lunge weniger gedämpft klingt. Wenn dieses Feld links über die Medioklavikularlinie hinausreicht, ist das ein Hinweis für eine Linksherzvergrößerung. Der Bereich, in dem das Herz der vorderen Thoraxwand anliegt, wird als Trigonum pericardiacum bezeichnet. Es ist dies das Gebiet der **absoluten Herzdämpfung,** weil hier der Klopfschall maximal gedämpft wird. Dieses Gebiet hat keine diagnostische Relevanz, kann aber in Notfällen zur Injektion in den rechten Ventrikel genutzt werden **(intrakardiale Injektion),** ohne dass es dabei zu einer Verletzung der Pleura mit der Gefahr einer Ausbildung eines Pneumothorax kommt. Dabei wird im vierten bis fünften Zwischenrippenraum ca. 2 cm links parasternal eingestochen. Dennoch ist diese Maßnahme relativ riskant und daher weitgehend verlassen worden.

Projektion des Herzens

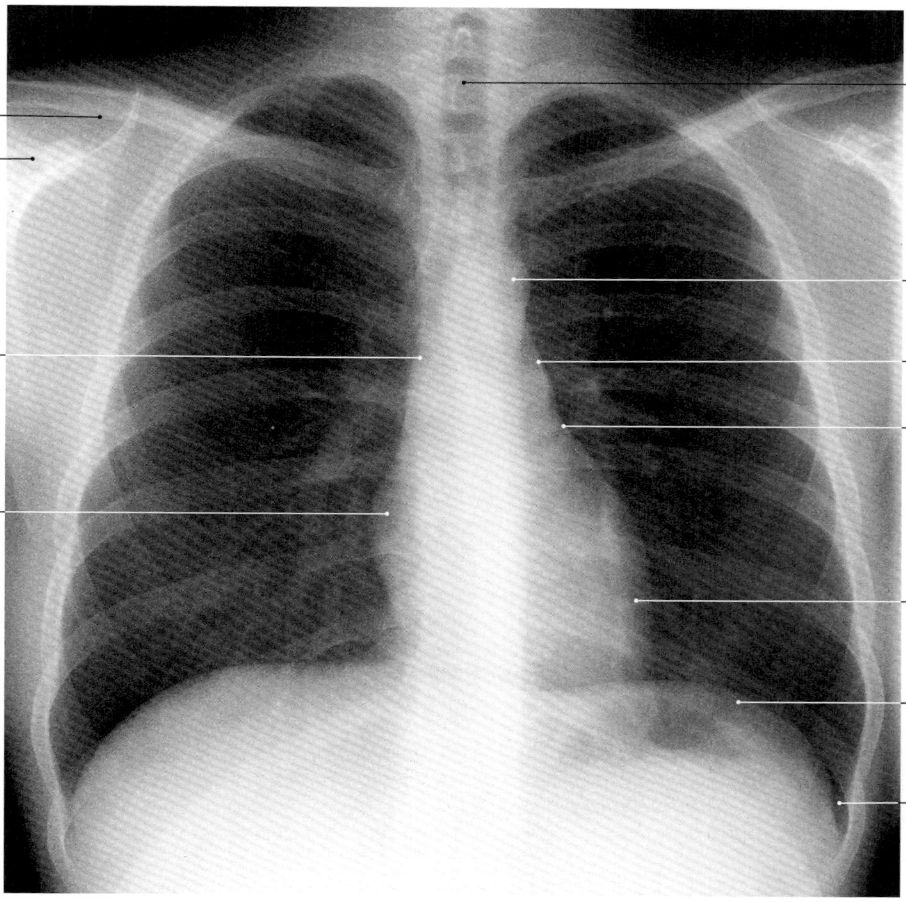

Abb. 5.3 Brustkorb, Cavea thoracis, mit Brusteingeweiden; Röntgenbild im postero-anterioren (pa) Strahlengang.

Das Röntgenbild kann zur Abschätzung der Herzgröße herangezogen werden. Neben der absoluten Größe ist die Kenntnis der Strukturen wichtig, die an der Bildung der Herzkonturen beteiligt sind (s. u.).

Abb. 5.4 Schema der Herzkonturen im Röntgenbild.
Der **rechte Herzrand** wird von oben nach unten gebildet von:
- oberer Hohlvene (V. cava superior)
- rechtem Vorhof (Atrium dextrum)

Der **linke Herzrand** wird von oben nach unten begrenzt durch:
- Aortenbogen (Arcus aortae)
- Truncus pulmonalis
- linkes Herzohr (Auricula sinistra)
- linken Ventrikel (Ventriculus sinister)

Der rechte Ventrikel ist damit auf keiner Seite randbildend!
M = Medianebene des Körpers

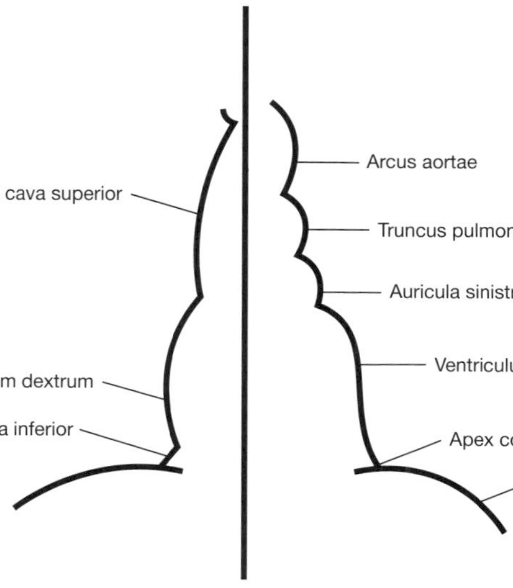

Klinik

Eine Röntgen-Übersichtsaufnahme des Thorax gibt Auskunft über die Größe des Herzens. Der quere Herzdurchmesser ist interindividuell verschieden. Wenn er allerdings mehr als den halben Durchmesser des Thorax einnimmt, liegt eine Vergrößerung vor, die durch **Hypertrophie** der Muskulatur oder durch **Dilatation** der Wand bedingt sein kann. Meist liegt eine Vergrößerung zur linken Seite (Facies pulmonalis sinistra) vor, die auf eine Schädigung des linken Ventrikels hinweist. Ursächlich kann ein **Bluthochdruck** (Hypertonie) im Körperkreislauf oder eine **Stenose** bzw. **Insuffizienz** der **Aorten-** oder der **Mitralklappe** sein. Vergrößerungen des rechten Ventrikels, z. B. bei pulmonaler Hypertonie, bei chronisch obstruktiven Lungenerkrankungen (Asthma) oder bei Verschluss der Lungenarterien (Lungenembolie), sind dagegen auf einer Röntgenaufnahme im sagittalen Strahlengang nicht sichtbar, da der rechte Ventrikel nicht randbildend ist. Hier müssen Seitaufnahmen oder Schichtaufnahmen mit Computertomographie (CT) oder Magnetresonanztomographie (MRT) angefertigt werden.

Entwicklung

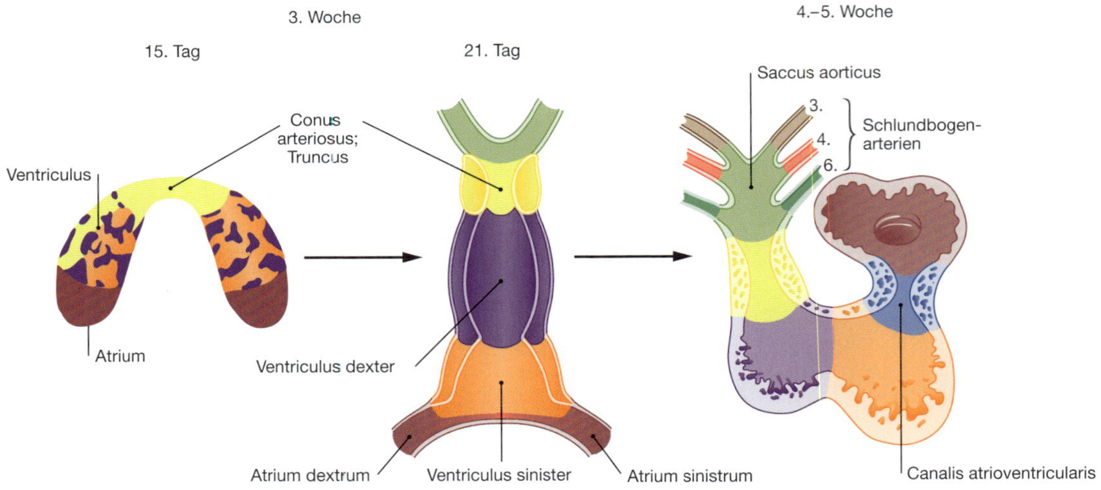

Abb. 5.5 Stadien der Herzentwicklung in der 3.–5. Woche. (nach [2])

In der **3. Woche** bildet sich im Mesoderm der kardiogenen Zone aus einem Gefäßplexus das zunächst hufeisenförmige **Endokardrohr.** Spalträume um das Endokardrohr führen zur Bildung der Perikardhöhle, die sich mit der Leibeshöhle verbindet. Das innere Blatt der Perikardhöhle verdichtet sich zum Myokard. Das Epikard entsteht aus Zellen, die aus dem Septum transversum und der Leberanlage einwandern. Die Schenkel des Endokardrohrs fusionieren zu einem **Herzschlauch,** der sich ab dem Ende der 3. Woche rhythmisch kontrahiert. Der Herzschlauch gliedert sich in ein zunächst paariges Atrium mit Sinus venosus als Einströmungssegment, einen Ventrikel und einen Conus arteriosus als Ausströmungssegment. Durch unterschiedliches Längenwachstum der einzelnen Abschnitte und durch Umlagerungen wird aus dem Herzschlauch in der **4.–5. Woche** die s-förmige **Herzschleife.** Die Verbindung zwischen Atrium und Ventrikel wird zum unpaaren Atrioventrikularkanal eingeengt, der zunächst in den linken Teil des Ventrikels einmündet, später aber in die Mittellinie verlagert und durch Endokardkissen in eine rechte und eine linke Atrioventrikularöffnung unterteilt wird. Die Endokardkissen bilden die Segelklappen.

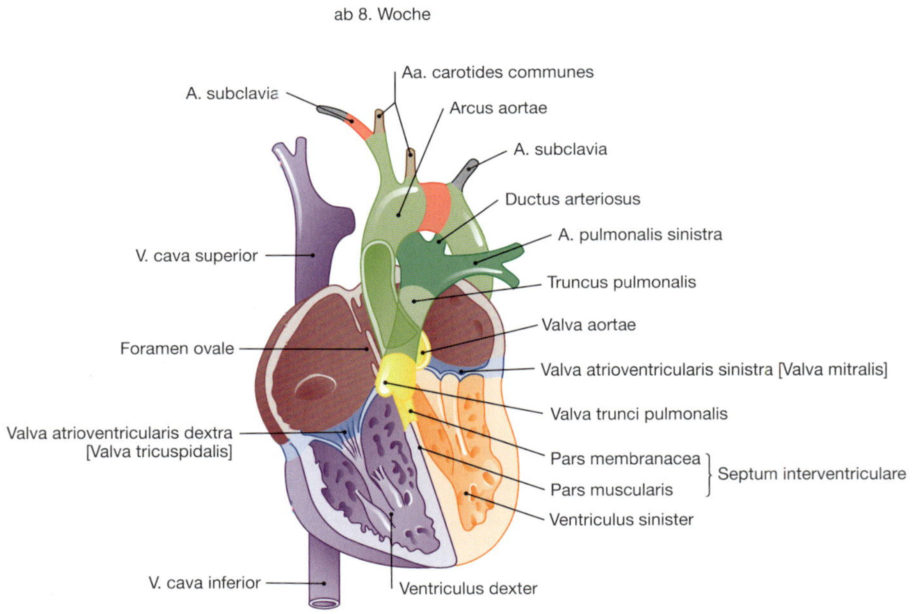

Abb. 5.6 Stadien der Herzentwicklung in der 5.–7. Woche. (nach [2])

In der 5.–7. Woche entwickelt sich ein **Interventrikularseptum** (Pars muscularis), das die beiden Ventrikel unvollständig separiert. Diese kommunizieren aber bis zum Ende der 7. Woche miteinander, bis durch die Vereinigung der Pars membranacea des Septums die beiden Ventrikel endgültig getrennt werden. Der Conus arteriosus der Ausstrombahn wird spiralig untergliedert und bildet mit dem sich anschließenden Saccus aorticus den **Truncus pulmonalis** und die **Aorta.** Dem Saccus aorticus entspringen die **Schlundbogenarterien.** Von den sechs Schlundbogenarterien entwickeln sich allerdings nur die dritte, vierte und sechste und werden zu Anteilen der herznahen Arterien. Aus der dritten Schlundbogenarterie geht die A. carotis communis hervor, aus der vierten rechts Teile der A. subclavia und links der Aortenbogen. Aus der sechsten Schlundbogenarterie entwickeln sich die Pulmonalarterien und der Ductus arteriosus.

Entwicklung

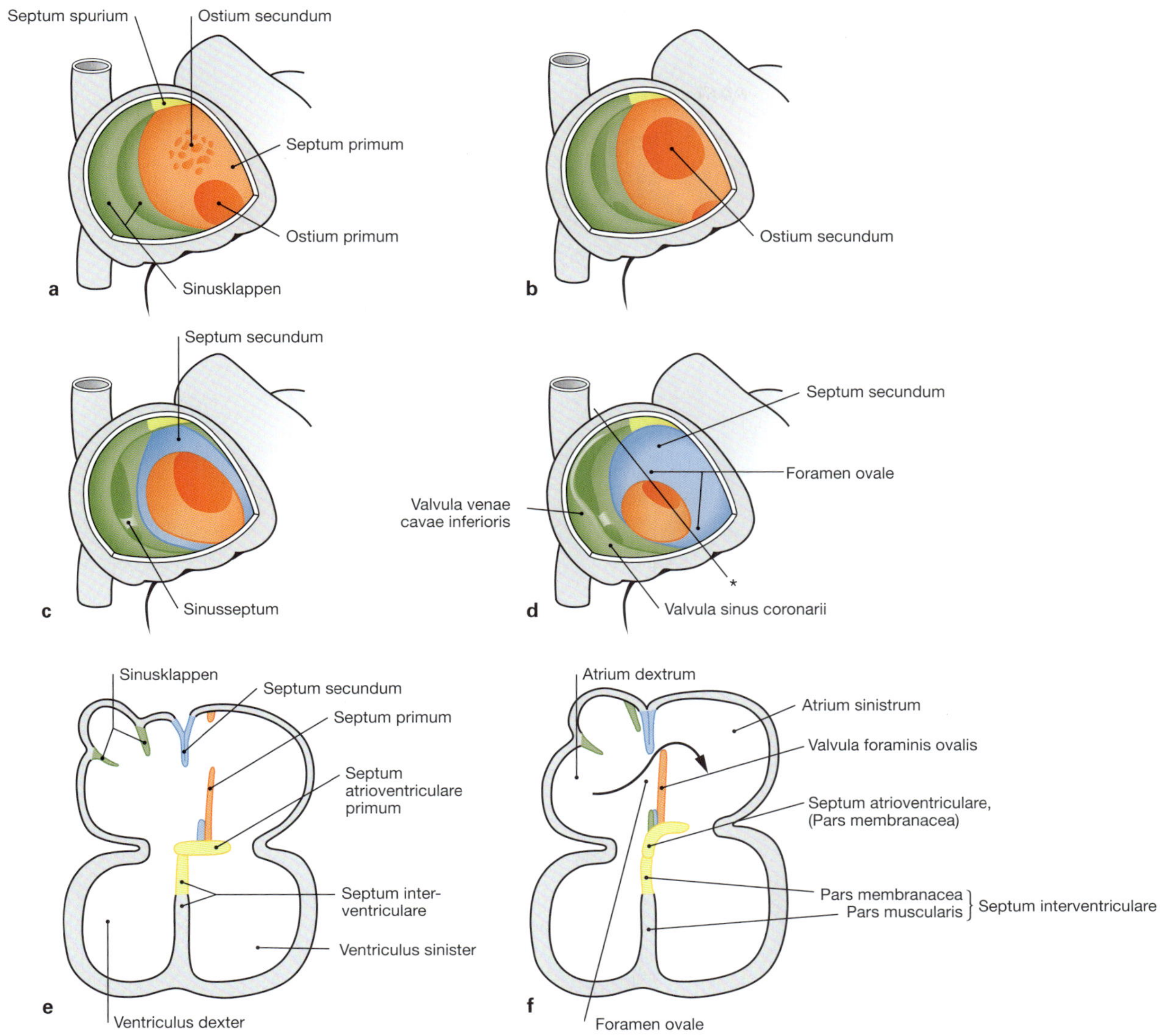

Abb. 5.7a bis f Schritte der Vorhofseptierung in der 5. (a, b), 6. (c, e) sowie 7. und 8. Woche (d, f); Ansicht vom eröffneten rechten Vorhof aus (**a**–**d**) und in der Vierkammerebene (**e** und **f**). (nach [2])

a Die Vorhofseptierung erfolgt in der 5.–7. Woche und beginnt mit der Bildung des **Septum primum,** das von dorsal oben einwächst und unten das **Ostium primum** frei lässt.

b Im oberen Abschnitt des Septum primum entsteht durch programmierten Zelltod (Apoptose) das **Ostium secundum.**

c, e Rechts vom Septum primum entwickelt sich das Septum secundum. Beide Septen legen sich aneinander und begrenzen zusammen das Foramen ovale.

d, f Das Septum primum bildet die **Valvula foraminis ovalis,** die eine gerichtete Strömung des Blutes vom rechten in den linken Vorhof ermöglicht (→ Abb. 5.8). Nach der Geburt verschließt die Valvula foraminis ovalis das Foramen ovale durch den Druckanstieg im linken Vorhof (→ Abb. 5.10).

* Schnittebene e, f

Klinik

Angeborene Herzfehler treten bei 0,75% aller Neugeborenen auf und sind damit die häufigsten Entwicklungsstörungen. Zum Glück sind aber nicht alle Herzfehler (Vitien) behandlungsbedürftig, da sie oft funktionell nicht relevant sind. Um die Entstehung und die klinische Symptomatik der für die Kinder- und Jugendmedizin wichtigen Herzfehler verstehen zu können, muss man sich mit der Entwicklung des Herzens zumindest in Grundzügen vertraut machen. Aufgrund ihrer medizinischen Bedeutung und der Prüfungsrelevanz in verschiedenen Fächern werden hier die wichtigsten angeborenen Herzfehler kurz besprochen. Pathophysiologisch lassen sich die häufigsten Herzfehler in drei Gruppen einteilen:

- Die häufigste Gruppe sind die Defekte mit **Links-rechts-Shunt** (Ventrikelseptumdefekt 25%, Vorhofseptumdefekt 12%, persistierender Ductus arteriosus [→ S. 9] 12%), bei denen das Blut aufgrund des höheren Drucks im Körperkreislauf von links nach rechts in den Lungenkreislauf fließt. Durch pulmonale Hypertonie kommt es zur Rechtsherzinsuffizienz, wenn keine operative Sanierung erfolgt.
- Die Vitien mit **Rechts-links-Shunt** (Fallot-Tetralogie 9%, Transposition der großen Gefäße 5%) sind dagegen durch Blaufärbung der Haut (Zyanose) gekennzeichnet, weil sauerstoffarmes Blut aus dem Lungenkreislauf in den großen Kreislauf gelangt.
- Die dritte Gruppe sind die **Vitien mit Obstruktion** (Pulmonalklappenstenose, Aortenklappenstenose, Aortenisthmusstenose [→ S. 9] je 6%), bei denen es zur Hypertrophie des jeweiligen Ventrikels kommt.

Die **FALLOT-Tetralogie** ist eine Kombination aus Ventrikelseptumdefekt, Pulmonalklappenstenose, rechtsventrikulärer Hypertrophie und „reitender" Aorta. Durch asymmetrische Septierung des Conus arteriosus ist die Pulmonalklappe zu eng, die Aorta dagegen zu weit und über das Septum verlagert („reitend"). Durch die enge Pulmonalklappe kommt es zur Rechtsherzhypertrophie, die für den Rechts-links-Shunt durch den Ventrikelseptumdefekt und damit die Zyanose verantwortlich ist.

Pränataler Kreislauf

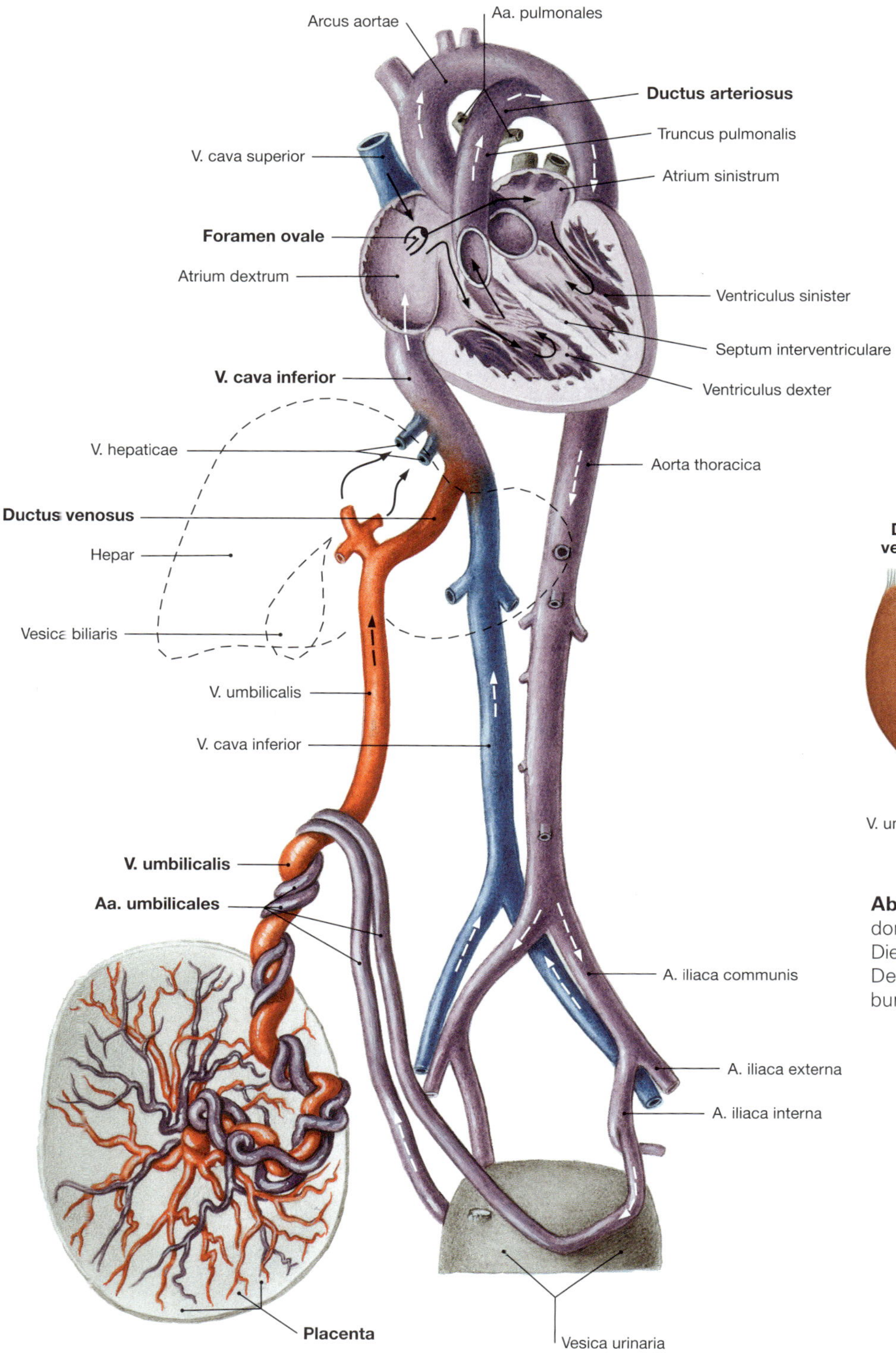

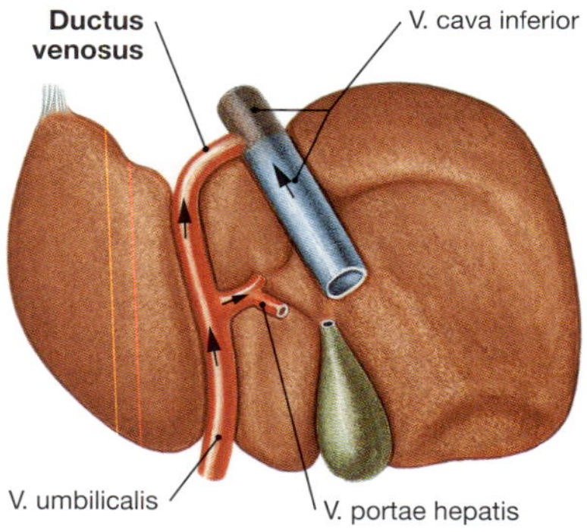

Abb. 5.9 Leber eines Fetus; Ansicht von dorsal.
Die Pfeile geben die Richtung des Blutflusses an. Der **Ductus venosus** obliteriert nach der Geburt zum **Lig. venosum** der Leberpforte.

Abb. 5.8 Pränataler Kreislauf (Fetalkreislauf); schematische Darstellung.
In dieser Abbildung wird der Sauerstoffgehalt des Blutes durch Farben wiedergegeben: sauerstoffreich (rot), sauerstoffarm (blau), gemischtes Blut (violett). Die Pfeile geben die Richtung des Blutstroms an.
Der Fetalkreislauf unterscheidet sich vom postnatalen Kreislauf u.a. durch Umbilikalgefäße, den Ductus venosus, den Ductus arteriosus und durch das Foramen ovale (→ Abb. 5.10).
Das sauerstoffarme Blut des Fetus gelangt über die **Aa. umbilicales,** die von den Aa. iliacae internae abgehen, zur Placenta. Von dort wird es nach Oxygenierung über die V. umbilicalis zurück zum Fetus gebracht und umgeht über den **Ductus venosus** die Leber, da der Strömungswiderstand in der Leber relativ hoch ist. Durch eine Klappe an der Einmündung der unteren Hohlvene (Valvula venae cavae inferioris) wird das Blut überwiegend durch das **Foramen ovale** in den linken Vorhof geleitet. Damit wird das sauerstoffreiche Blut auf dem kürzesten Weg zu den Organen gebracht. Das Blut der oberen Hohlvene gelangt in den rechten Ventrikel und wird von dort über den **Ductus arteriosus** (früher BOTALLI) als Kurzschlussgefäß vom Truncus pulmonalis in die Aorta geleitet und umgeht damit den nichtfunktionalen Lungenkreislauf.

Postnataler Kreislauf

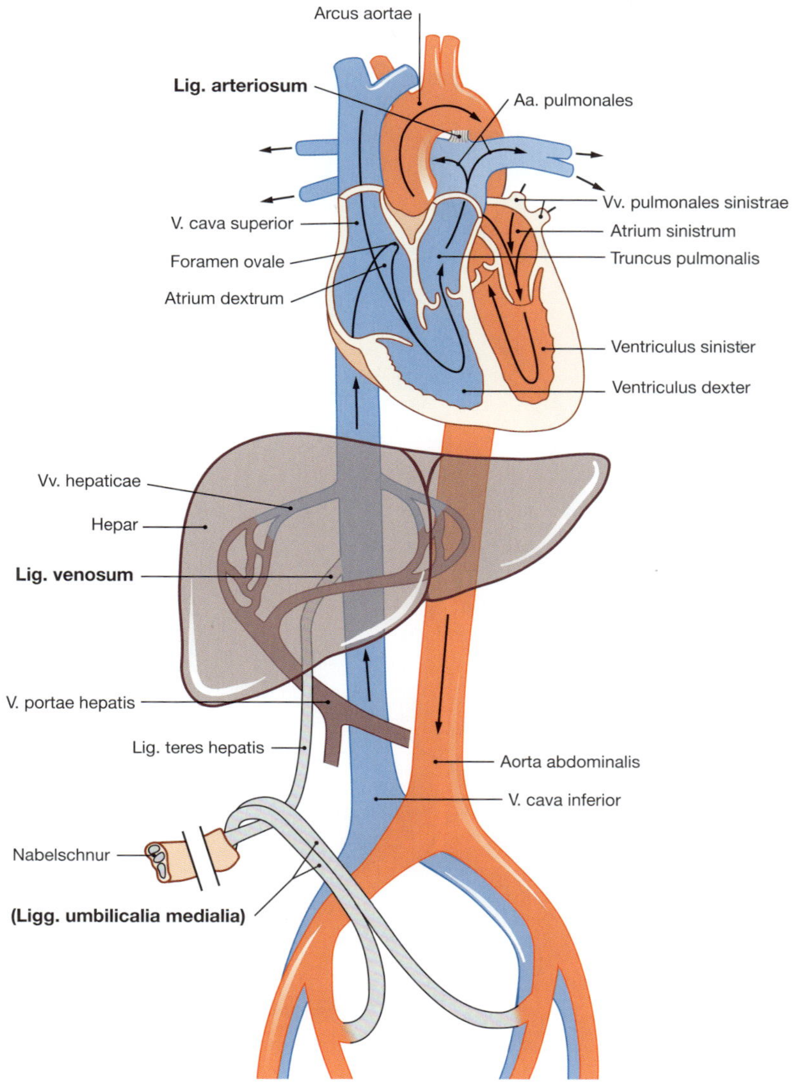

Abb. 5.10 Schema des postnatalen Kreislaufs.
Bei der Geburt wird der Plazentarkreislauf unterbrochen. Durch Entfaltung der Lungen bei der Atmung wird der Lungenkreislauf eröffnet, so dass der Druck im linken Vorhof steigt. Bei der Umstellung des fetalen auf den postnatalen Kreislauf kommt es zu folgenden Veränderungen:
Die ventilartige Verbindung des Foramen ovale zwischen dem rechten und linken Vorhof wird durch den Druckanstieg im linken Vorhof passiv geschlossen. Später verwächst die Valvula foraminis ovalis mit dem Septum secundum. Vom Foramen ovale bleibt die **Fossa ovalis.**
Der Ductus arteriosus schließt sich innerhalb weniger Tage und wird zum **Lig. arteriosum** (→ Abb. 5.13).
Der Ductus venosus obliteriert nach der Geburt zum **Lig. venosum** der Leberpforte.
Die Nabelvene obliteriert zum **Lig. teres hepatis** zwischen Leber und Bauchwand.
Der distale Teil der Umbilikalarterien wird zum rechten und linken **Lig. umbilicale mediale,** das jeweils die Grundlage der Plica umbilicalis medialis am Innenrelief der Bauchwand bildet.

Klinik

Persistierender Ductus arteriosus: Da Prostaglandin E_2 dilatierend auf den Ductus wirkt, kann ein Hemmstoff der Prostaglandinsynthese einen Verschluss bewirken und evtl. eine Operation vermeiden. Da diese Wirkstoffe allerdings z.T. als Entzündungshemmer und Schmerzmittel eingesetzt werden, können sie auch bei einer Schwangeren einen vorzeitigen Verschluss des kindlichen Ductus arteriosus bewirken.
Öffnung im Foramen ovale: Bei ca. 20% der Erwachsenen ist eine sondierbare Öffnung im Foramen ovale vorhanden. Diese ist meist funktionell irrelevant, kann aber dazu führen, dass Thromben aus den Beinvenen als Emboli in den Körperkreislauf gelangen und dort Organinfarkte und Schlaganfälle im Gehirn verursachen.
Aortenisthmusstenose: Wenn der Verschluss des Ductus arteriosus auf die umliegenden Abschnitte des Aortenbogens übergreift, führt dies zu einer Aortenisthmusstenose. In der Folge kommt es zu einer Hypertrophie des linken Herzens mit einem Hypertonus in der oberen Körperhälfte. In der unteren Körperhälfte ist der Druck dagegen zu niedrig. Diagnostisch fallen ein systolisches Herzgeräusch zwischen den Schulterblättern sowie röntgenologisch erkennbare Rippendefekte durch Umgehungskreisläufe der Interkostalarterien zur A. thoracica interna auf. Die Stenose muss operativ oder durch Dilatation behoben werden, weil es sonst bereits in jungem Alter zu Herzinsuffizienz und Schlaganfällen kommt.

Herzsitus

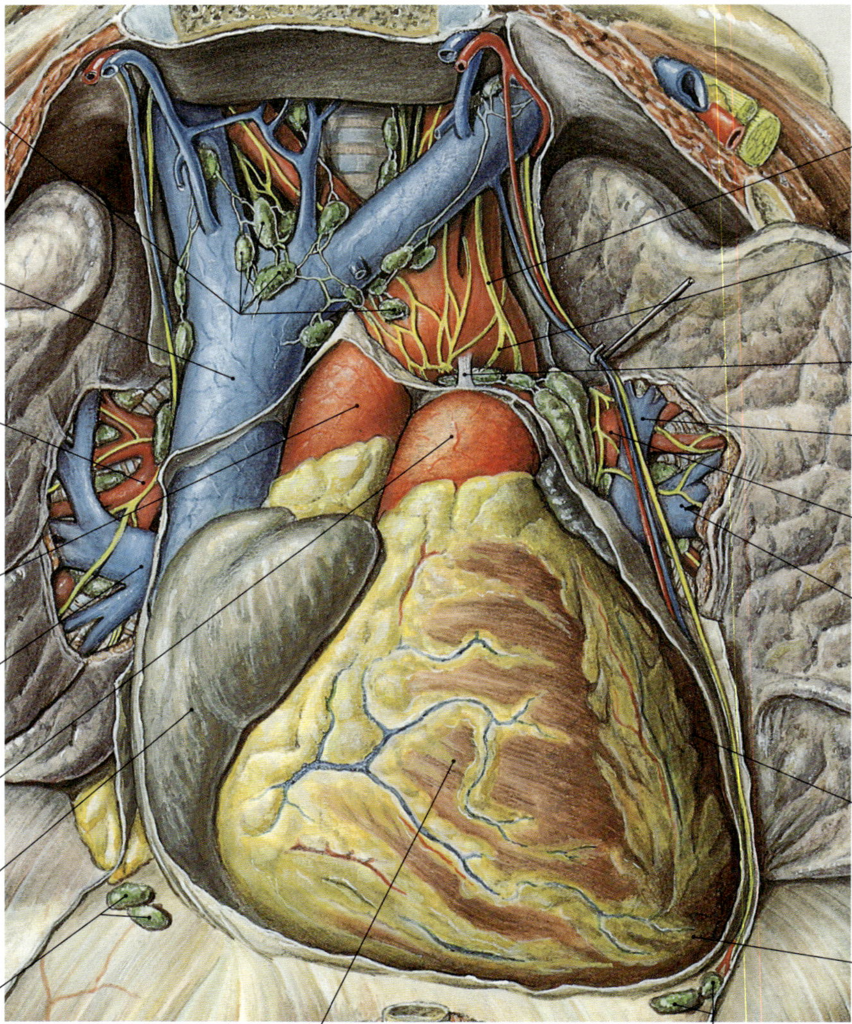

Abb. 5.11 Lage des Herzens, Cor, im Thorax, Situs cordis; Ansicht von ventral; nach Eröffnung des Herzbeutels.

Das Herz liegt in der Perikardhöhle (Cavitas pericardiaca) im unteren mittleren Mediastinum. Das Herz besitzt eine breite Basis, die nach oben rechts gerichtet ist und der Klappenebene am Ursprung der großen Gefäße entspricht. Die Herzspitze (Apex cordis) weist nach links unten und vorne. Basis und Spitze werden durch die **Längsachse** (12 cm) verbunden, die im Thorax schräg von rechts dorsal oben nach links ventral unten verläuft und damit **mit allen drei Raumebenen** einen **Winkel** von ca. 45° bildet. Das Herz hat vier Seiten (→ Abb. 5.2). Die Vorderseite des Herzens (Facies sternocostalis) wird überwiegend vom rechten Ventrikel gebildet. Die Unterseite liegt dem Zwerchfell auf (Facies diaphragmatica) und besteht aus Anteilen des rechten und linken Ventrikels. Die Unterseite entspricht dabei klinisch der „Hinterwand" in der EKG-Diagnostik, wenn z. B. von einem Hinterwandinfarkt die Rede ist. Die Facies pulmonalis wird rechts vom rechten Vorhof und links vom linken Ventrikel eingenommen.

Herzbeutel

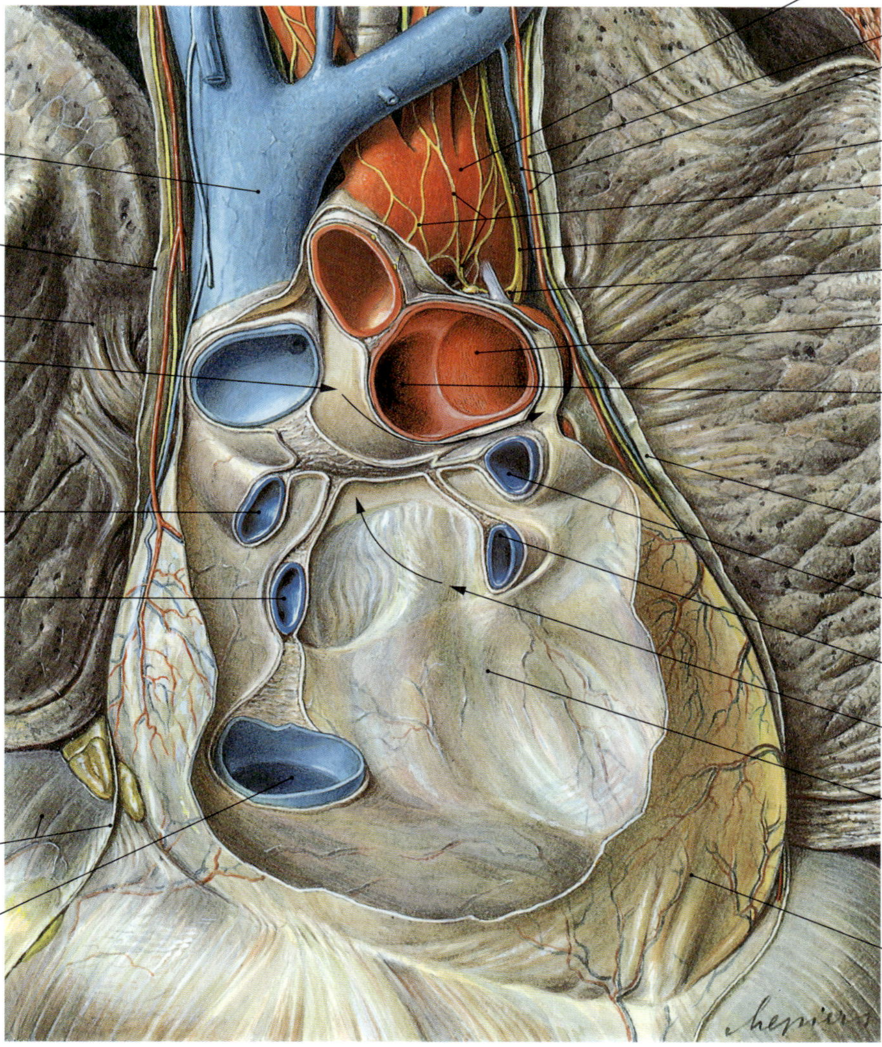

Abb. 5.12 Herzbeutel, Pericardium; Ansicht von ventral; nach Abtragung der Vorderwand des Herzbeutels und Entnahme des Herzens. Der Herzbeutel umgibt das Herz, stabilisiert seine Lage und ermöglicht eine reibungsarme Kontraktion. Der Herzbeutel besteht außen aus einem **Pericardium fibrosum** aus straffem Bindegewebe, dem innen als **Pericardium serosum** eine Tunica serosa aufliegt. Dieser Teil des Pericardium serosum stellt die Lamina parietalis dar, die vorne am Abgang der großen Gefäße als Lamina visceralis (= **Epikard**) auf die Oberfläche des Herzens umschlägt. Auf der Rückseite der Vorhöfe bilden die Umschlagfalten vom Perikard auf das Epikard einen vertikalen Schenkel zwischen V. cava inferior und superior und einen horizontalen Schenkel zwischen den oberen Lungenvenen der rechten und linken Seite. Dadurch entstehen auf der Rückseite des Perikards zwei Spalträume (Sinus pericardii, Pfeile):

- **Sinus transversus pericardii:** oberhalb des horizontalen Schenkels zwischen V. cava superior bzw. Aorta und Truncus pulmonalis
- **Sinus obliquus pericardii:** unterhalb des horizontalen Schenkels zwischen den Lungenvenen beider Seiten

Das **Pericardium fibrosum** ist verbunden mit:

- dem Centrum tendineum des Zwerchfells
- der Rückseite des Sternums (Ligg. sternopericardiaca)
- der Trachealbifurkation (Membrana bronchopericardiaca)

Außen liegt dem Perikard die **Pleura parietalis, Pars mediastinalis** auf. Zwischen beiden verlaufen N. phrenicus und Vasa pericardiacophrenica.

Das Epikard ist das viszerale Blatt des Pericardium serosum.

Klinik

Normalerweise befinden sich im Herzbeutel 15–35 ml seröse Flüssigkeit. Insgesamt fasst das Perikard inkl. Herz jedoch 700–1100 ml. Bei Herzinsuffizienz oder bei Entzündung der Herzbeutels **(Perikarditis)** kann sich Flüssigkeit ansammeln **(Perikarderguss)** und sogar die Herzaktion beeinträchtigen.

Bei Ruptur der Herzwand nach einem Herzinfarkt oder durch eine Verletzung (Messerstich) kann es zur **Herzbeuteltamponade** kommen, bei der das Blut die Herzaktion hemmt und die daher meist tödlich verläuft.

Herz

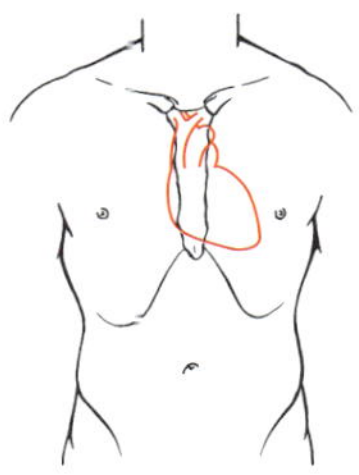

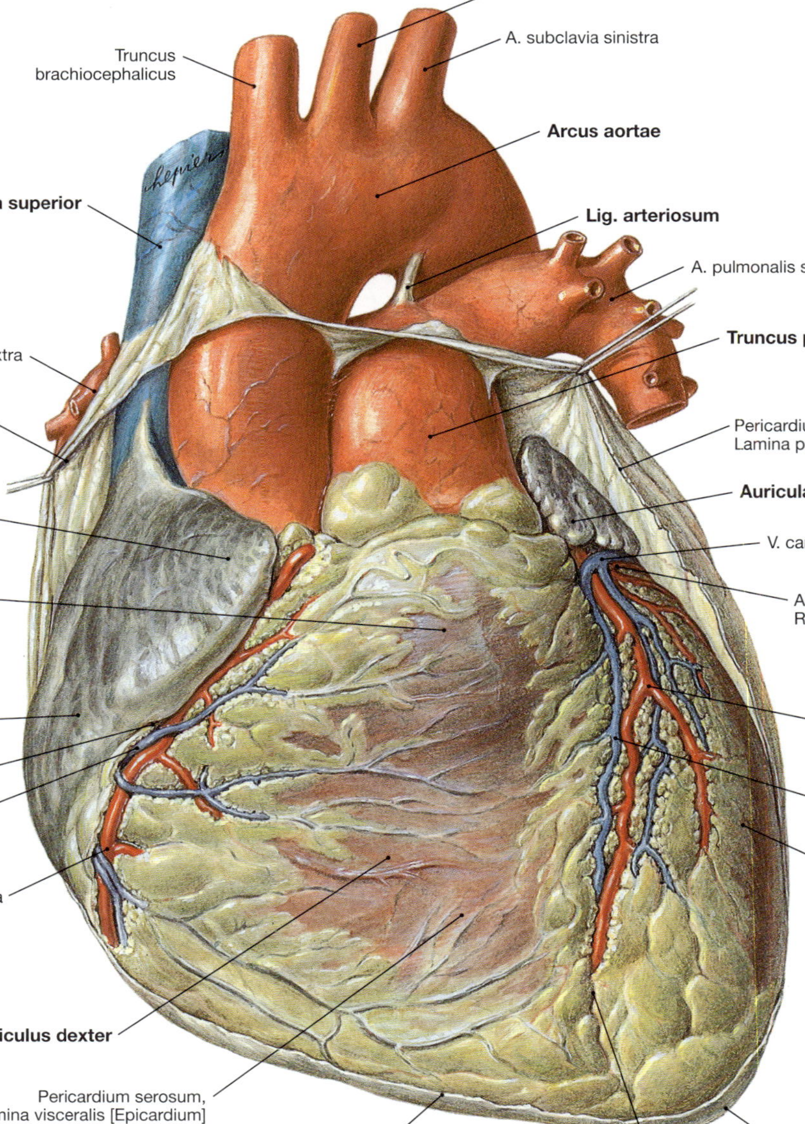

Abb. 5.13 Herz, Cor; Ansicht von ventral.
Das Herz wiegt 250–300 g und hat ungefähr die Größe der Faust der betreffenden Person. Die Herzspitze (Apex cordis) ist nach links unten gerichtet. Die Basis entspricht der Lage des **Sulcus coronarius,** in dem unter anderem die A. coronaria dextra verläuft. Das Herz besteht auf der rechten und linken Seite jeweils aus einer Kammer (Ventrikel) und einem Vorhof (Atrium). Auf der Vorderseite (Facies sternocostalis) ist die Lage der Herzscheidewand (Septum interventriculare) am **Sulcus interventricularis anterior** zu erkennen, in dem der R. interventricularis anterior der A. coronaria sinistra verläuft. Auf der Unterseite (Facies diaphragmatica) liegt die Grenze der Ventrikel im **Sulcus interventricularis posterior** (→ Abb. 5.14). Der rechte Ventrikel ist vor dem Übergang in den Truncus pulmonalis zum Conus arteriosus erweitert. Der Ursprung der Aorta aus dem linken Ventrikel ist dagegen aufgrund des spiraligen Verlaufs der Aorta hinter dem Truncus pulmonalis von außen nicht erkennbar. Daher entspringt die Aorta rechts vom Truncus pulmonalis. Dieser ist mit dem Aortenbogen durch das Lig. arteriosum verbunden, das ein Relikt des Ductus arteriosus des Fetalkreislaufs darstellt (→ Abb. 5.8). Beide Vorhöfe weisen einen Blindsack auf, der als Herzohr (Auriculae dextra und sinistra) bezeichnet wird. In den rechten Vorhof münden die V. cavae superior und inferior, in den linken Vorhof die vier Lungenvenen.

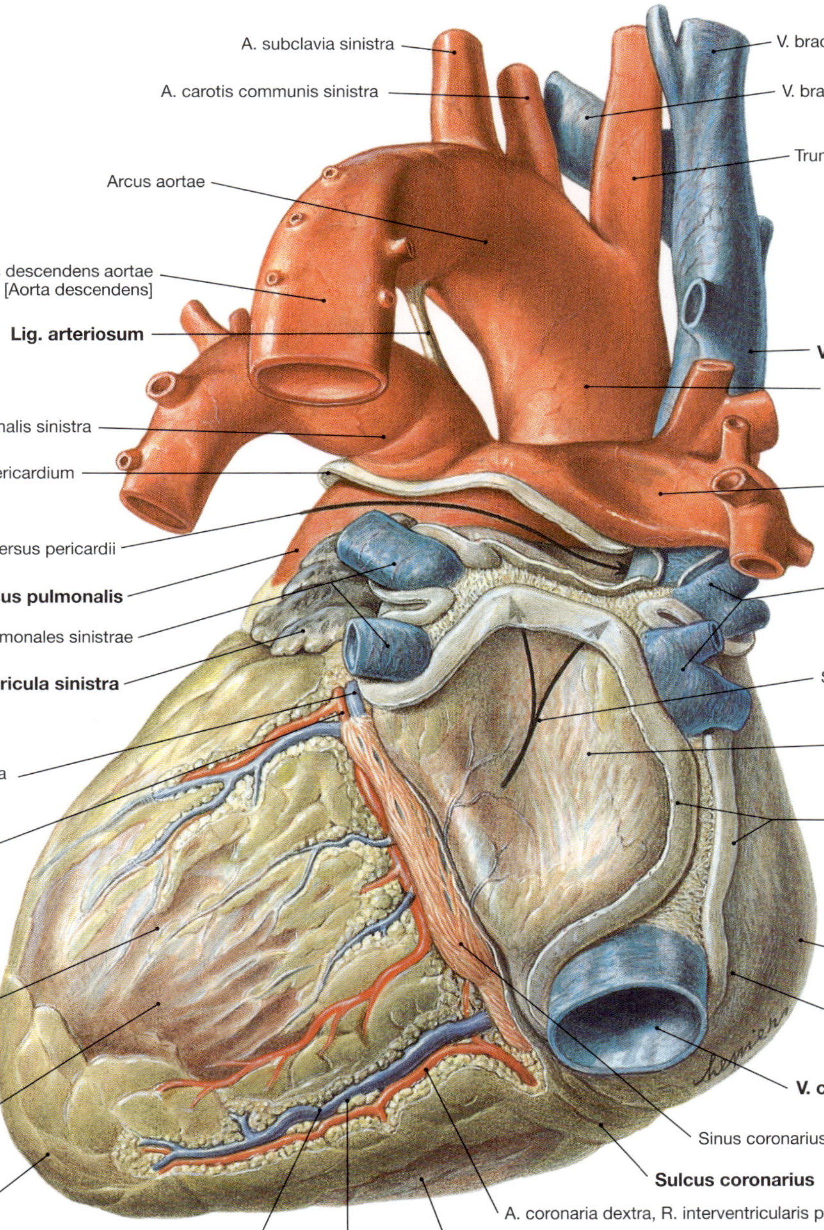

Abb. 5.14 Herz, Cor; Ansicht von dorsal (Erläuterung → Abb. 5.13).

Klinik

Die meisten Herzen, die man im Präparierkurs zu Gesicht bekommt, sind vergrößert. Dies deutet an, wie häufig Erkrankungen sind, die mit einer **Hypertrophie** (z. B. Hypertonie) oder **Dilatation** (Alkoholabusus, Viruserkrankungen) des Herzens einhergehen.
Bei Leistungssportlern (Training, Anabolika) kann das Herzgewicht 500 g erreichen. Dies wird als **kritisches Herzgewicht** angesehen, da ab diesem Gewicht die ausreichende Durchblutung nicht gewährleistet ist und es zu Herzinfarkten kommen kann. Unter pathologischen Bedingungen kann das Herzgewicht 1100 g erreichen, was als **Cor bovinum** (Rinderherz) bezeichnet wird.

Herzwand

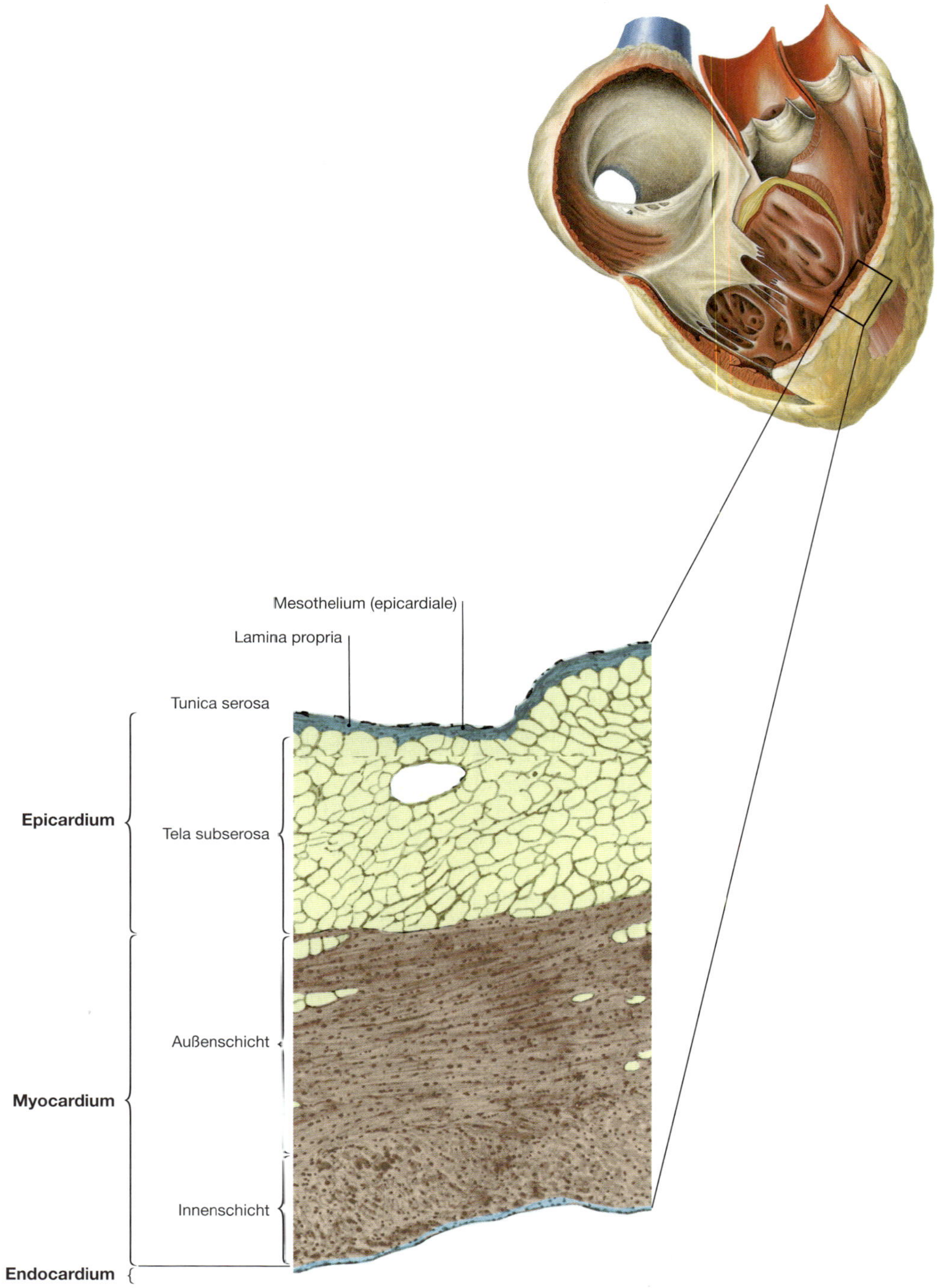

Abb. 5.15 Bau der Herzwand; Ausschnitt aus dem rechten Vorhof. (nach [2])
Die Herzwand besteht aus drei Schichten:
- **Endokard (Endocardium):** innere Oberfläche aus Endothel und Bindegewebe
- **Myokard (Myocardium):** Herzmuskulatur aus Kardiomyozyten
- **Epikard (Epicardium):** Tunica serosa und Tela subserosa auf der äußeren Oberfläche, entsprechen dem viszeralen Blatt des Pericardium serosum. Die Tela subserosa enthält beim Menschen viel weißes Fettgewebe, in das die Blutgefäße und Nerven des Herzens eingebettet sind.

Muskulatur des Herzens

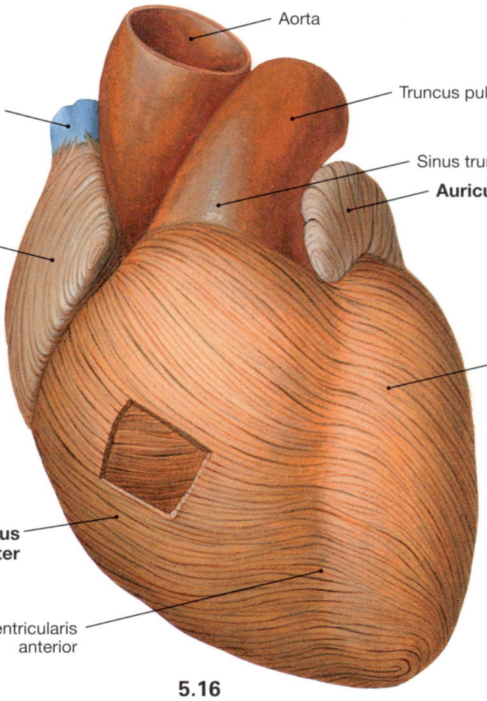

5.16

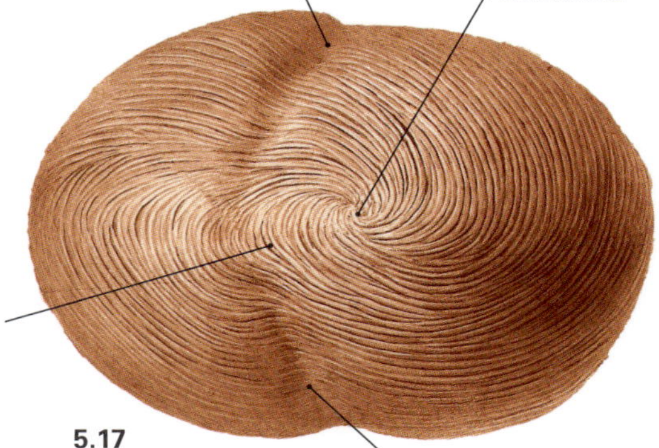

5.17

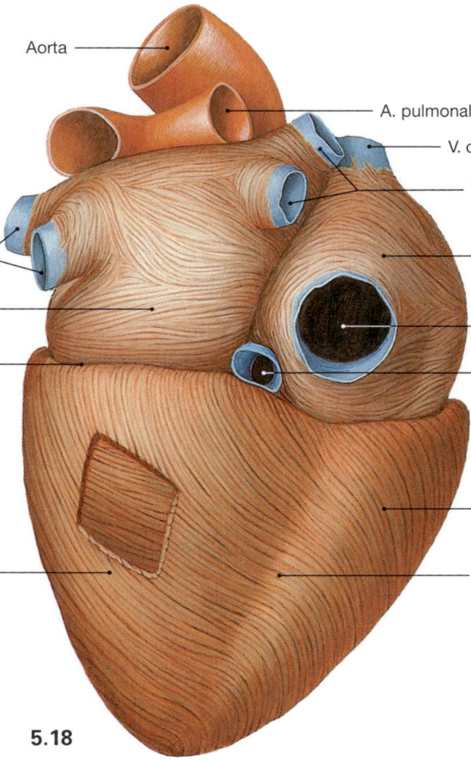

5.18

Abb. 5.16 bis Abb. 5.18 Herzmuskulatur, Myocardium; Ansicht von ventral (→ Abb. 5.16), von der Herzspitze her (→ Abb. 5.17) und von dorsal kaudal (→ Abb. 5.18).
Die Herzmuskelfasern setzen sich aus einzelnen Kardiomyozyten zusammen und verlaufen schraubig um das Herz. In der Wand der Vorhöfe und des rechten Ventrikels bilden sie zwei Schichten, beim linken Ventrikel sogar drei Schichten. Das Myokard und damit auch die gesamte Herzwand sind im Bereich des linken Ventrikels damit viel dicker, weil der linke Ventrikel das Blut mit einem höheren Druck in den Körperkreislauf pumpen muss als der rechte Ventrikel. Die Wandstärke beträgt rechts 3–5 mm, links dagegen 8–12 mm.

Klinik

Bei einer Wandstärke des **linken Ventrikels von über 15 mm** liegt eine **Hypertrophie** vor, die durch Hypertonie oder eine Aortenklappenstenose verursacht sein kann. Beim **rechten Ventrikel** besteht bei **mehr als 5 mm** eine Hypertrophie. Neben einer Pulmonalklappenstenose kommt eine pulmonale Hypertonie als Ursache in Frage, die durch chronisch obstruktive Lungenerkrankungen wie Asthma, oder eine Lungenembolie bedingt sein kann.

Herzklappen und Herzskelett

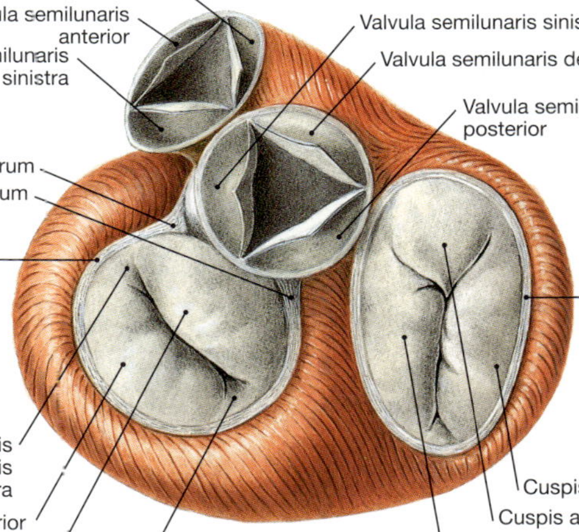

Abb. 5.19 Herzklappen, Valvae cordis; Ansicht von kranial; nach Entfernung von Vorhöfen, Aorta und Truncus pulmonalis.

Das Herz besitzt zwei **Segelklappen** (Valvae cuspidales), je eine zwischen Vorhof und Kammern. Die rechte Atrioventrikularklappe (Valva atrioventricularis dextra) besteht aus drei Segeln **(Trikuspidalklappe).** Die linke Atrioventrikularklappe (Valva atrioventricularis sinistra) setzt sich aus zwei Segeln zusammen **(Mitralklappe).** Die Segelklappen werden über Sehnenfäden (Chordae tendineae) an den Papillarmuskeln verankert, die ein Durchschlagen der Klappen verhindern. Daneben gibt es zwischen Ventrikeln und großen Gefäßen links die **Aortenklappe** (Valva aortae) und auf der rechten Seite die **Pulmonalklappe** (Valva trunci pulmonalis), die aus jeweils drei Taschenklappen (Valvulae semilunares) gebildet werden. In der Austreibungsphase der **Systole,** in der das Blut aus den Ventrikeln in die großen Gefäße ausgeworfen wird, sind die **Taschenklappen geöffnet** und die Segelklappen geschlossen. In der Füllungsphase der **Diastole** sind die **Segelklappen offen,** um das Blut aus den Vorhöfen in die Ventrikel aufzunehmen. Die Taschenklappen sind geschlossen.

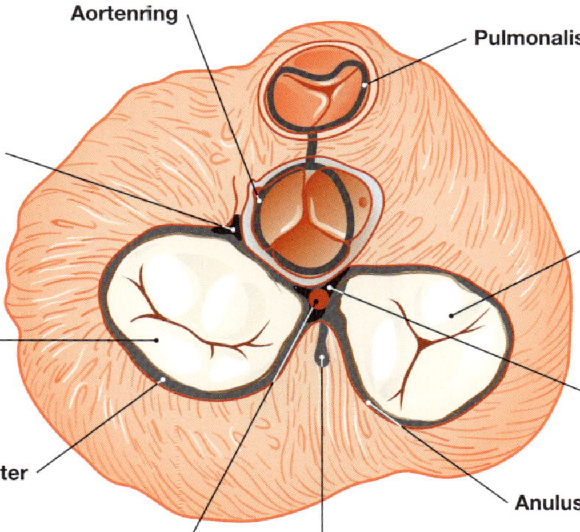

Abb. 5.20 Herzskelett; Ansicht von kranial, schematische Darstellung. (nach [2])

Die Herzklappen sind am Herzskelett fixiert. Dieses besteht aus Bindegewebe, das jeweils einen Ring (Anuli fibrosi dexter und sinister) um die Atrioventrikularklappen (Valvae atrioventriculares) sowie einen Faserring um die Taschenklappen bildet. Zwischen den Anuli fibrosi liegt das Trigonum fibrosum dextrum, durch das das HIS-Bündel des Reizleitungssystems vom rechten Vorhof in das Interventrikularseptum übertritt. Neben der Stabilisierung der Herzklappen dient das Herzskelett damit auch der elektrischen Isolierung der Vorhöfe und Kammern, da alle Herzmuskelzellen am Herzskelett befestigt sind und damit nicht von den Vorhöfen auf die Kammern übergreifen. Damit wird die Erregung nur über das HIS-Bündel auf die Kammern fortgeleitet.

Klinik

Wenn die Klappen Engstellen (Stenosen) aufweisen oder nicht richtig schließen (Insuffizienz), entstehen **Herzgeräusche.** Diese sind an den jeweiligen Auskultationsstellen der Klappen am lautesten (→ Abb. 5.1). Wenn während der **Systole** (also zwischen dem ersten und zweiten Herzton) ein Geräusch über einer **Segelklappe** auftritt, spricht dies für eine **Insuffizienz,** da die Klappe in dieser Phase geschlossen sein sollte. Ist das Geräusch in der **Diastole** über einer Segelklappe zu hören, deutet dies eine **Stenose** an, da die Klappe in der Füllungsphase offen sein sollte. Bei den **Taschenklappen** verhält es sich genau **umgekehrt.** Stenosen können angeboren oder erworben (rheumatische Erkrankungen, bakterielle Endokarditis) sein. Insuffizienzen sind meist erworben und können auch durch Herzinfarkte bedingt sein, wenn die Papillarmuskeln geschädigt werden, die die Segelklappen verankern.

Räume des Herzens

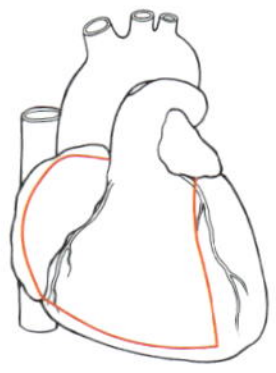

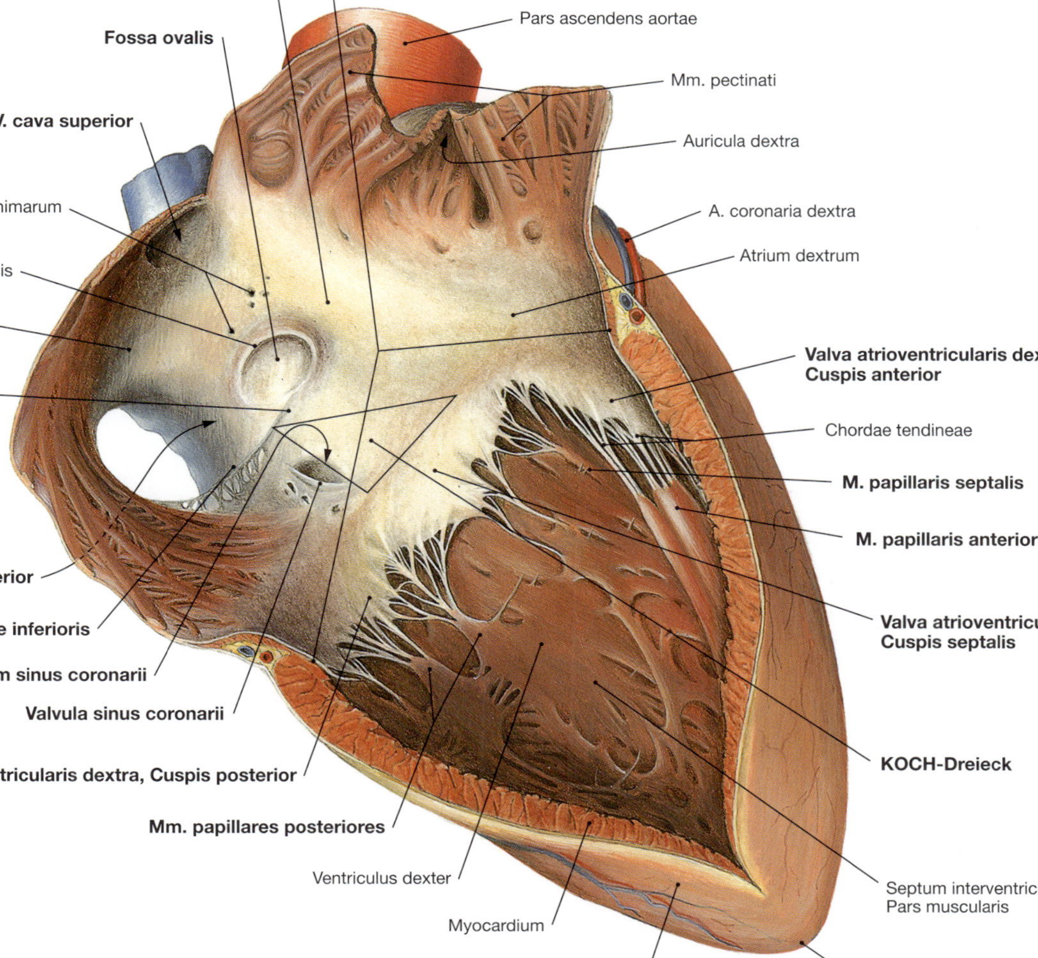

Abb. 5.21 Rechter Vorhof, Atrium dextrum, und rechte Kammer, Ventriculus dexter; Ansicht von ventral.
Der rechte Vorhof besteht aus einem Abschnitt mit einer glatten Innenoberfläche, dem Vorhofsinus (Sinus venarum cavarum) und einem Teil, dessen Innenrelief durch Muskelkämme (Mm. pectinati) aufgeworfen ist. Zwischen beiden Abschnitten liegt die **Crista terminalis,** die eine wichtige Orientierungsstruktur darstellt, da auf ihrer Höhe auf der Außenseite (subepikardial) zwischen der Einmündung der V. cava superior und dem rechten Herzohr (Auricula dextra) der Sinusknoten des Erregungsbildungs- und Erregungsleitungssystems liegt (→ S. 20–22). In der Scheidewand der Vorhöfe (Septum interatriale) liegt als Relikt des Foramen ovale die **Fossa ovalis,** deren Rand zum Limbus fossae ovalis aufgeworfen ist. Die Einmündung des **Sinus coronarius** (Ostium sinus coronarii), der die größte Herzvene darstellt, besitzt eine Klappe (Valvula sinus coronarii) und auch die Öffnung der V. cava inferior ist von einer Klappe (Valvula venae cavae inferioris) flankiert, die allerdings beide das Lumen nicht verschließen. Auch kleine Herzvenen münden direkt in den rechten Vorhof (Foramina venarum minimarum). In Verlängerung der Valvula venae cavae inferioris liegt die TODARO-Sehne (Tendo valvulae venae cavae inferioris). Diese ist auch als Orientierungsstruktur von Bedeutung, da sie zusammen mit der Einmündung des Sinus coronarius und der Trikuspidalklappe (Valva atrioventricularis dextra) das **KOCH-Dreieck** begrenzt, in dem der AV-Knoten liegt (→ Abb. 5.25 bis 5.27). Im rechten Ventrikel sind die drei Segel über Sehnenfäden (Chordae tendineae) an drei **Papillarmuskeln** (Mm. papillares anterior, posterior und septalis) befestigt. Von der Herzscheidewand (Septum interventriculare) ist hier nur der muskuläre Teil sichtbar. Von diesem ziehen (hier nicht sichtbar) Fasern des Reizleitungssystems (Moderatorband von LEONARDO DA VINCI) zum vorderen Papillarmuskel **(M. papillaris anterior).** Diese Verbindung wird als **Trabecula septomarginalis** (→ Abb. 5.27) bezeichnet.

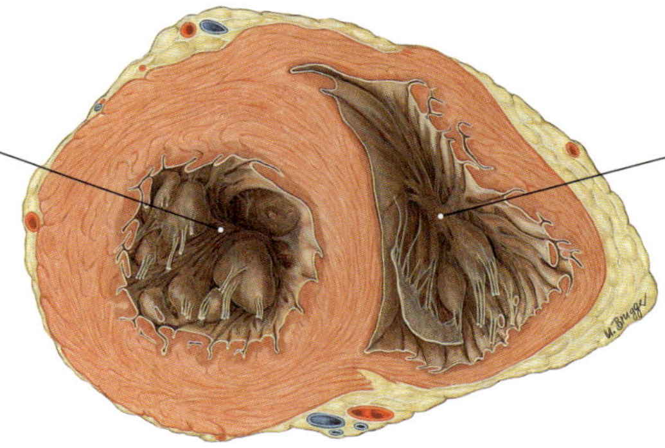

Abb. 5.22 Linke und rechte Kammer, Ventriculus sinister und Ventriculus dexter; Querschnitt, Ansicht von kranial.
Die Wand des linken Ventrikels ist aufgrund der stärkeren Muskulatur viel dicker als die Wand des rechten Ventrikels.

Räume des Herzens

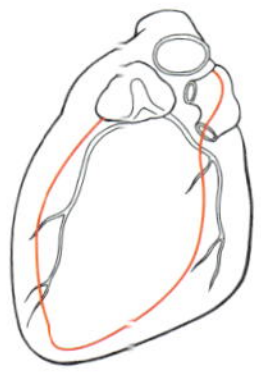

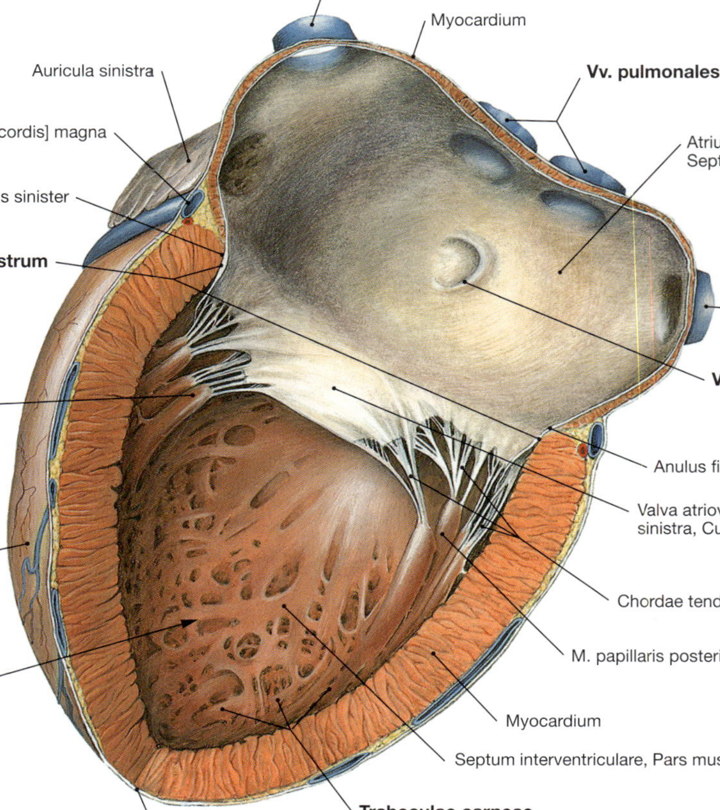

Abb. 5.23 Linker Vorhof, Atrium sinistrum, und linker Ventrikel, Ventriculus sinister; Ansicht von lateral.

Der linke Vorhof besitzt ein Herzohr (Auricula sinistra). In ihn münden die vier Lungenvenen (Vv. pulmonales). An der septalen Wand tritt als sichelförmige Leiste die Valvula foraminis ovalis hervor. Sie ist ein Relikt des Septum primum der Herzentwicklung (→ Abb. 5.7). Das Ostium atrioventriculare sinistrum enthält die Valva mitralis und stellt die Verbindung zum linken Ventrikel dar. Die Wand des Ventrikels ist nicht glatt, sondern durch Muskelbälkchen (Trabeculae carneae) aufgeworfen.

Räume des Herzens

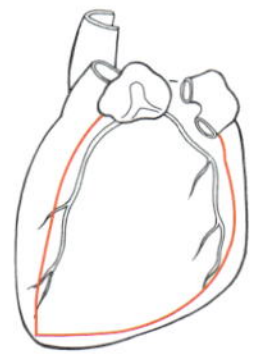

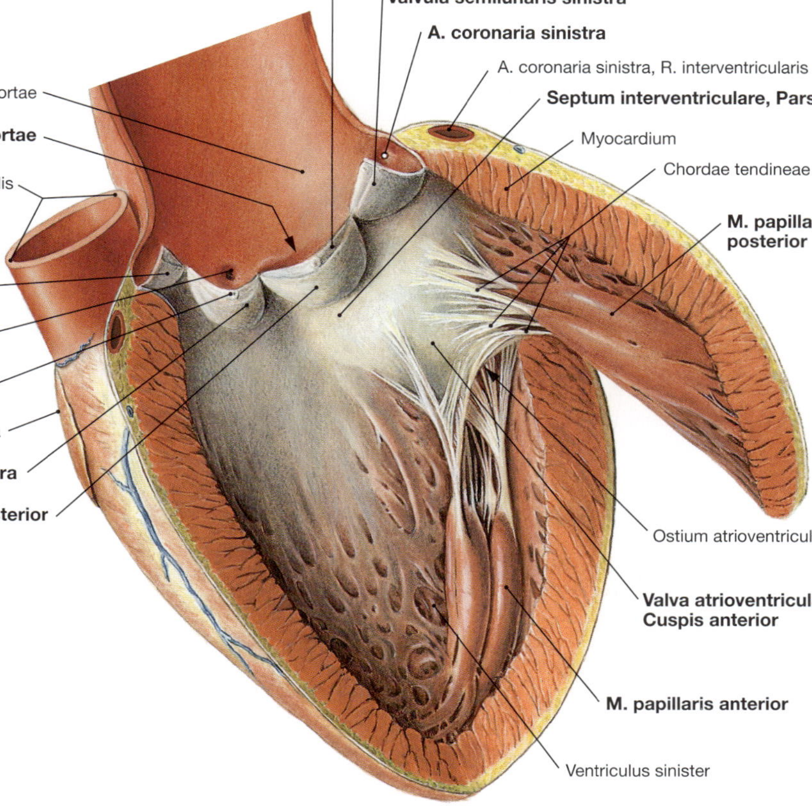

Abb. 5.24 Linke Kammer, Ventriculus sinister; Ansicht von lateral. Die Mitralklappe (Valva atrioventricularis sinistra) ist nur aus zwei Segeln zusammengesetzt, entsprechend gibt es auch nur zwei **Papillarmuskeln** (Mm. papillares anterior und posterior). Unter der Mitralklappe liegt das ca. 1 cm^2 große Areal der **Pars membranacea** des Ventrikelseptums. Der größte Teil der Herzscheidewand besteht dagegen aus Muskulatur (Pars muscularis). Durch die **Aortenklappe** (Valva aortae), die aus drei Taschenklappen (Valvulae semilunares) besteht, wird das Blut in den erweiterten Teil der Aorta (Bulbus aortae) gepumpt. Hinter den Taschenklappen liegen die Sinus aortae, in denen rechts und links die beiden **Koronararterien** (Aa. coronariae dextra und sinistra) entspringen.

Erregungsbildungs- und Erregungsleitungssystem

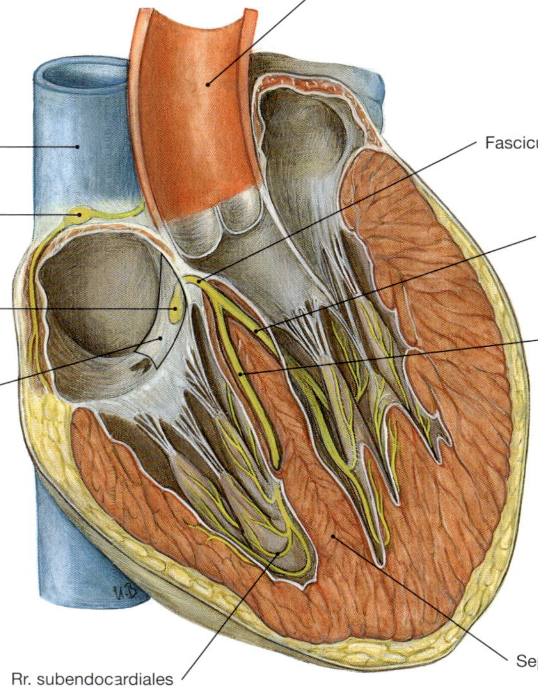

Abb. 5.25 Erregungsbildungs- und Erregungsleitungssystem [Complexus stimulans et systema conducente cordis] entlang der Herzachse am aufgeschnittenen Herzen.

Das Herz besitzt ein Erregungsbildungs- und Erregungsleitungssystem, das aus modifizierten Herzmuskelzellen (keine Nervenfasern!) aufgebaut ist. Es gliedert sich in vier Abschnitte:

- **Sinusknoten** (Nodus sinuatrialis, KEITH-FLACK-Knoten)
- **AV-Knoten** (Nodus atrioventricularis, ASCHOFF-TAWARA-Knoten)
- **Atrioventrikularbündel** (Fasciculus atrioventricularis, HIS-Bündel)
- **Kammerschenkel** (Crus dextrum und sinistrum, TAWARA-Schenkel)

Die Erregung entsteht selbstständig im Sinusknoten durch spontane Depolarisation der Muskelzellen mit einer Frequenz von ca. 70/min. Der **Sinusknoten** ist ca. 3 × 10 mm groß und liegt in der Wand des rechten Vorhofs subepikardial zwischen der Einmündung der V. cava superior und dem rechten Herzohr in einer Rinne (Sulcus terminalis cordis), der innen die Crista terminalis entspricht. Manchmal ist er von einem Feld aus subepikardialem Fett bedeckt, so dass er mit dem bloßen Auge sichtbar ist. Zum Sinusknoten zieht eine eigene Arterie (R. nodi sinuatrialis), die meist aus der A. coronaria dextra entspringt. Vom Sinusknoten wird die Erregung über das Myokard des Vorhofs zum **AV-Knoten** geleitet, der sie geringfügig verzögert, um eine ausreichende Füllung der Ventrikel zu ermöglichen.

Der AV-Knoten ist ca. 5 × 3 mm groß und liegt im KOCH-Dreieck eingebettet in das Myokard des atrioventrikulären Septums. Das KOCH-Dreieck wird von der TODARO-Sehne, der Einmündung des Sinus coronarius und dem septalen Segel der Trikuspidalklappe begrenzt (→ Abb. 5.21). Auch der AV-Knoten besitzt eine eigene Arterienversorgung (R. nodi atrioventricularis), die der dominanten Arterie (meist der A. coronaria dextra) am Abgang des R. interventricularis posterior entspringt.

Vom AV-Knoten aus wird die Erregung vom **HIS-Bündel** (ca. 4 × 20 mm), das durch das Trigonum fibrosum dextrum hindurchtritt, in das Kammerseptum weitergeleitet.

In der Pars membranacea des Septums teilt sich das HIS-Bündel in die **Kammerschenkel.** Der linke TAWARA-Schenkel verzweigt sich in einen vorderen, einen septalen und einen hinteren Faszikel zu den jeweiligen Abschnitten des Myokards einschließlich der Papillarmuskeln sowie zur Herzspitze. Der rechte Schenkel steigt subendokardial im Septum zur Herzspitze ab und erreicht den vorderen Papillarmuskel über die Trabecula septomarginalis (→ Abb. 5.27).

Erregungsbildungs- und Erregungsleitungssystem

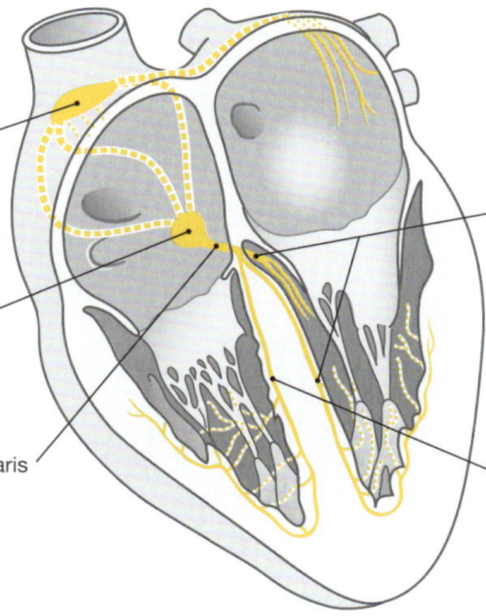

Abb. 5.26 Erregungsbildungs- und Erregungsleitungssystem des Herzens; schematische Darstellung.

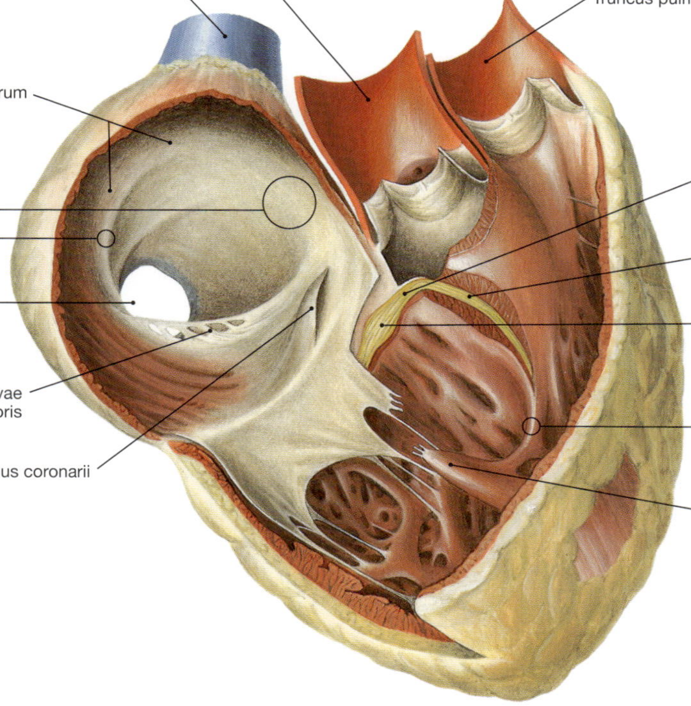

Abb. 5.27 Erregungsbildungs- und Erregungsleitungssystem des Herzens.
Das Erregungsbildungs- und Erregungsleitungssystem gliedert sich in **vier Abschnitte** (→ Abb. 5.25).

In der Abbildung ist gut sichtbar, wie ein Teil des rechten Kammerschenkels (Crus dextrum) über die Trabecula septomarginalis den rechten vorderen Papillarmuskel erreicht.

Erregungsbildungs- und Erregungsleitungssystem

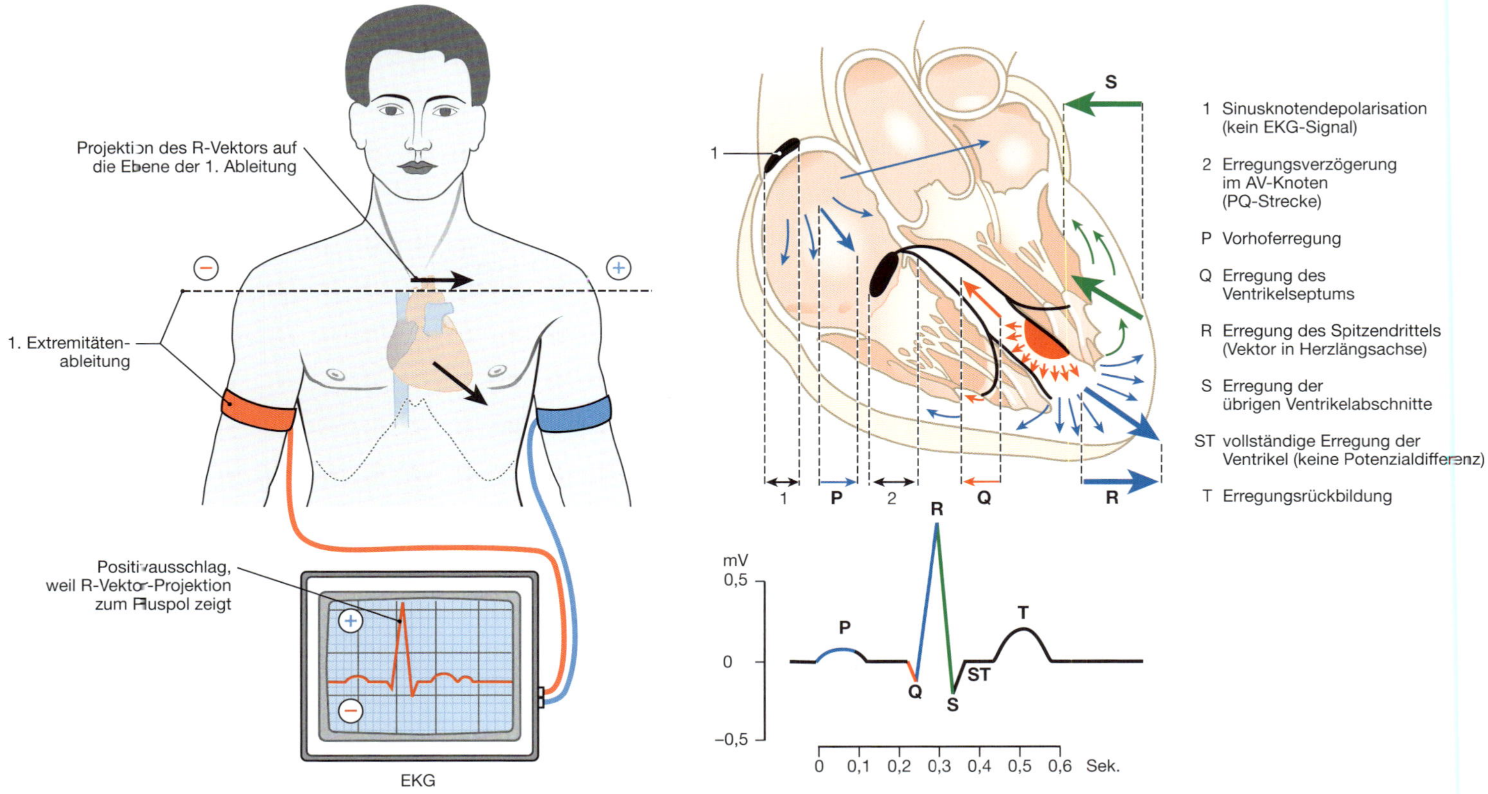

Abb. 5.28 Anatomische Grundlagen des Elektrokardiogramms (EKG). (nach [2])
Die Erregung breitet sich vom Sinusknoten aus und wird nach Leitungsverzögerung im AV-Knoten durch das HIS-Bündel auf das Kammerseptum übertragen. Die Kammerschenkel verzweigen sich und erregen schließlich die Ventrikelmuskulatur. Diese Erregungsausbreitung lässt sich durch Elektroden an der Körperoberfläche ableiten. Wenn die Erregung auf die Elektroden an der Körperoberfläche zuläuft, kommt es zu einem positiven Ausschlag nach oben. Die Sinusknoten-Erregung ist aufgrund des geringen Volumens des Knotens nicht erkennbar. Der Erregung der Vorhöfe entspricht die **P-Welle.** Die Erregungsverzögerung im AV-Knoten fällt in die PQ-Strecke, in der das gesamte Vorhofmyokard erregt ist und daher keine Potenzialänderung nachweisbar ist. Die **Q-Zacke** ergibt sich durch eine kurzfristige rückläufige Erregungsausbreitung im Ventrikelseptum. Der aufsteigende Schenkel der **R-Zacke** entsteht durch die Erregungsausbreitung zur Herzspitze, der absteigende Schenkel und die **S-Zacke** durch die Ausbreitung von der Herzspitze weg. Während der ST-Strecke ist das gesamte Ventrikelmyokard erregt. Da die Erregungsrückbildung in umgekehrter Reihenfolge abläuft, ergibt sich für die **T-Welle** wieder ein positiver Ausschlag im EKG. Da typischerweise mindestens drei Extremitätenableitungen aufgenommen werden, lässt sich aus der Ableitung mit der größten R-Zacke die elektrische Herzachse und damit der Lagetyp bestimmen. Die elektrische Herzachse ist allerdings nicht mit der anatomischen Herzachse identisch, da auch die Muskelmasse der beiden Ventrikel und die Erregbarkeit des Gewebes einen Einfluss haben.

Klinik

Mit dem EKG lassen sich **Herzrhythmusstörungen** nachweisen, bei denen das Herz zu schnell **(Tachykardie, >100/min),** zu langsam **(Bradykardie, <60/min)** oder einfach unregelmäßig **(Arrhythmie)** schlägt. Daneben beeinflussen aber auch Durchblutungsstörungen bei koronarer Herzerkrankung (z. B. Herzinfarkt) und andere Erkrankungen, wie Entzündungen des Myokards, die Erregungsausbreitung. Das EKG ist für den Nachweis von Herzinfarkten von besonderer Bedeutung. Wenn Vorhoffasern den AV-Knoten umgehen und direkt an das HIS-Bündel oder die Kammermuskulatur Anschluss erhalten (KENT-Bündel), kann es ebenfalls zu Herzrhythmusstörungen kommen **(WOLFF-PARKINSON-WHITE-Syndrom).** Wenn diese Rhythmusstörungen unangenehm symptomatisch werden und sich nicht medikamentös behandeln lassen, müssen die akzessorischen Leitungsbündel per Herzkatheter unterbrochen werden.

Innervation des Herzens

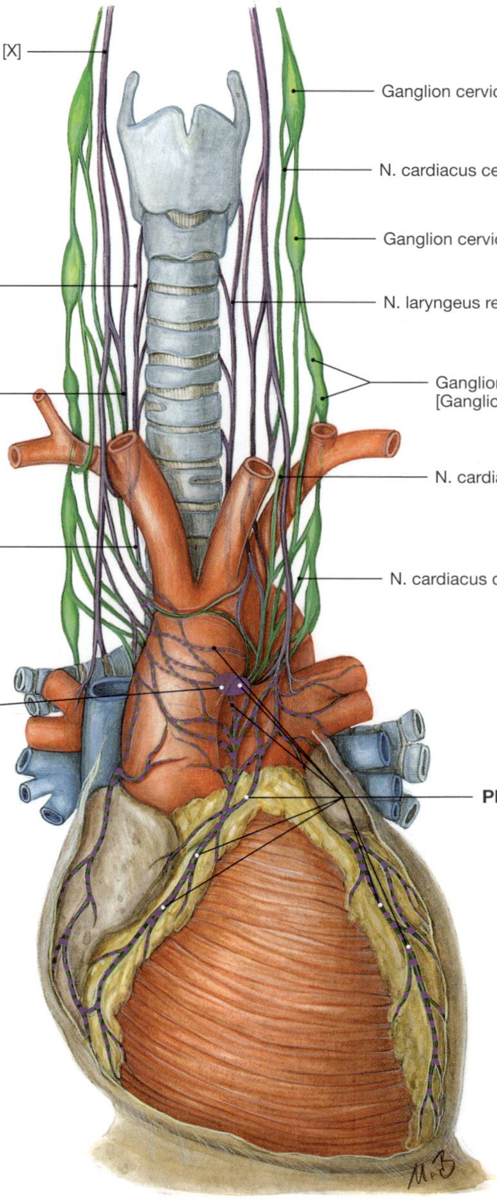

Abb. 5.29 Innervation des Herzens: Plexus cardiacus mit sympathischen (grün) und parasympathischen (violett) Nervenfasern; schematische Darstellung.

Die Funktion des Erregungsleitungssystems und des Arbeitsmyokards kann durch vegetative Innervation an die Bedürfnisse der Leistungsfähigkeit des gesamten Körpers angepasst werden. Dieser Teil des vegetativen Nervensystems ist der Plexus cardiacus, der sowohl sympathische als auch parasympathische Nervenfasern enthält. Bei den **sympathischen Fasern** handelt es sich um postganglionäre Nervenfasern, deren Zellkörper (Perikarya) in den Halsganglien des Grenzstrangs (Truncus sympathicus) lokalisiert sind und den Plexus cardiacus über drei Nerven (Nn. cardiaci cervicales superior, medius und inferior) erreichen. Der **Sympathicus** steigert die Herzfrequenz (positiv chronotrop), die Erregungsleitung (positiv dromotrop) und die Erregbarkeit (positiv bathmotrop) der Herzmuskelfasern. Daneben wird auch die Kontraktionskraft erhöht (positiv inotrop) und die Erschlaffung beschleunigt (positiv lusitrop). Der **Parasympathicus** wirkt negativ chrono-, dromo- und bathmotrop und auf die Vorhöfe auch negativ inotrop. Die **parasympathischen Nervenfasern** sind präganglionäre Nervenfasern aus dem N. vagus [X] und erreichen als Rr. cardiaci cervicales superior und inferior bzw. als Rr. cardiaci thoracici den Plexus cardiacus, wo sie in bis zu 500 meist mikroskopisch kleinen Ganglien (Ganglia cardiaca) auf postganglionäre Neurone verschaltet werden.

Klinik

Ein erhöhter Sympathikotonus, z. B. durch Stress bedingt, geht mit einer erhöhten Herzfrequenz **(Tachykardie)** und einer Steigerung des Blutdrucks **(Hypertonie)** einher. Auch eine Schädigung der parasympathischen Nervenfasern kann zu einer Tachykardie führen. Die Steigerung der Herzleistung erhöht den Sauerstoffbedarf der Herzmuskelzellen und kann bei Verengung der Herzkranzgefäße (koronare Herzkrankheit) zu Angina pectoris und Herzinfarkten führen.

Herzkranzarterien

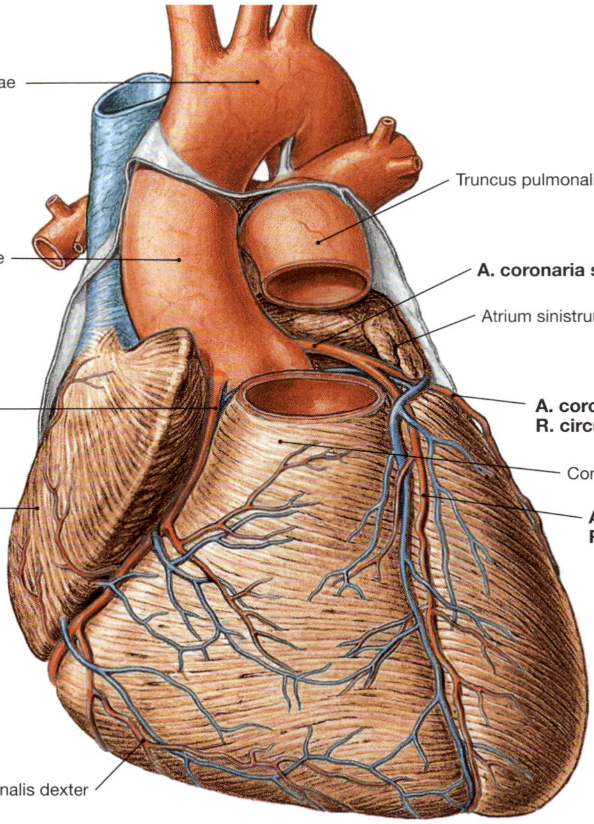

Abb. 5.30 Herzkranzarterien, Aa. coronariae; Ansicht von ventral.
Die **rechte Herzkranzarterie** (A. coronaria dextra) entspringt im rechten Klappensinus der Aorta, verläuft im Sulcus coronarius zum unteren Rand (Margo dexter) und geht auf die Facies diaphragmatica über, an der meist der **R. interventricularis posterior** als Endast entspringt.
Die **linke Herzkranzarterie** (A. coronaria sinistra) geht aus dem linken Klappensinus der Aorta hervor und verzweigt sich nach 1 cm in den **R. interventricularis anterior,** der zur Herzspitze zieht, und den **R. circumflexus,** der im Sulcus coronarius um den linken Herzrand auf die Rückfläche läuft.
Üblicherweise wird diejenige Herzkranzarterie als „dominant" bezeichnet, die den R. interventricularis posterior abgibt. Daher ist meist (beim ausgeglichenen und Rechtsversorgungstyp, zusammen in 75% der Fälle → S. 26 und 27) die rechte Herzkranzarterie dominant.

Wichtige Äste der rechten Herzkranzarterie (A. coronaria dextra)

- R. coni arteriosi
- R. nodi sinuatrialis (zwei Drittel der Fälle): zum **Sinusknoten**
- R. marginalis dexter
- R. posterolateralis dexter
- R. nodi atrioventricularis: zum **AV-Knoten** (bei Dominanz)
- R. interventricularis posterior (bei Dominanz) mit Rr. interventriculares septales, versorgen **HIS-Bündel**

Wichtige Äste der linken Herzkranzarterie (A. coronaria sinistra)

R. interventricularis anterior:
- R. coni arteriosi
- R. lateralis (klin.: R. diagonalis)
- Rr. interventriculares septales

R. circumflexus:
- R. nodi sinuatrialis (ein Drittel der Fälle): zum **Sinusknoten**
- R. marginalis sinister
- R. posterior ventriculi sinistri

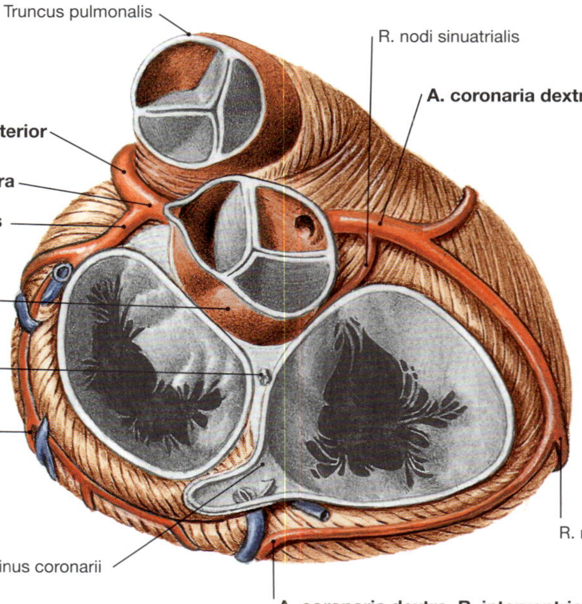

Abb. 5.31 Herzkranzarterien, Aa. coronariae; Ansicht von kranial.

Venen des Herzens

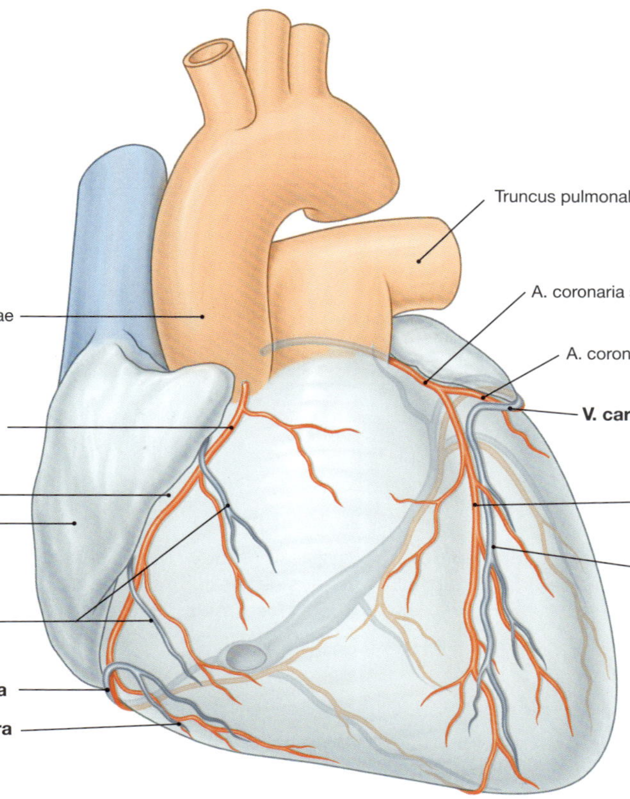

Abb. 5.32 Herzvenen, Vv. cordis; Ansicht von ventral. [8]
Das venöse Blut des Herzens fließt über **drei Venensysteme** ab. 75% des Blutes werden vom **Sinus coronarius** aufgenommen und in den rechten Vorhof befördert. Die übrigen 25% gelangen über das **transmurale** und das **endomurale System** direkt in die Vorhöfe und Kammern (→ S. 17–19).

Herzvenen (Vv. cordis)
Sinus-coronarius-System: • V. cardiaca magna: entspricht dem Versorgungsgebiet der A. coronaria sinistra – V. interventricularis anterior – V. marginalis sinistra – Vv. ventriculi sinistri posteriores • V. cardiaca media: im Sulcus interventricularis posterior • V. cardiaca parva: im rechten Sulcus coronarius, in 50% vorhanden • V. obliqua atrii sinistri
Transmurales System: • Vv. ventriculi dextri anteriores • Vv. atriales
Endomurales System: • Vv. cardiacae minimae (Vasa THEBESII)

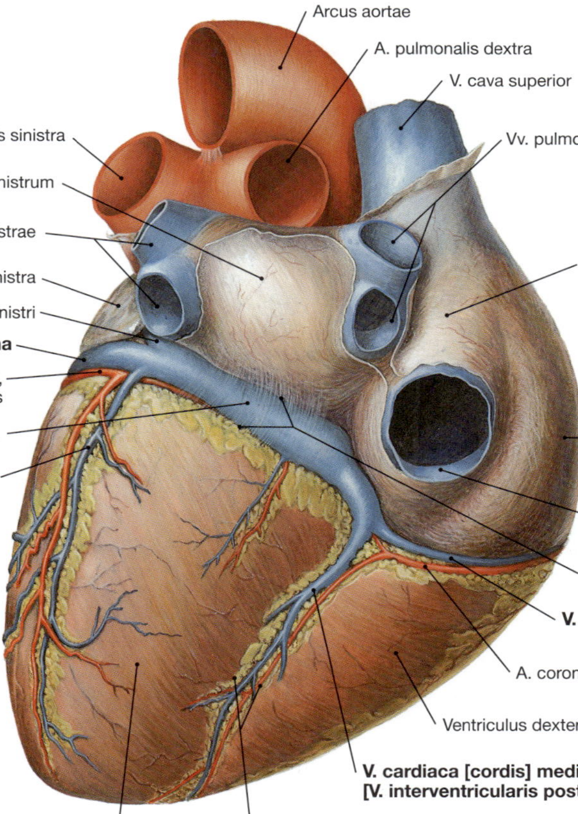

Abb. 5.33 Herzvenen, Vv. cordis; Ansicht von dorsal kaudal.

Versorgungstypen der Herzkranzarterien

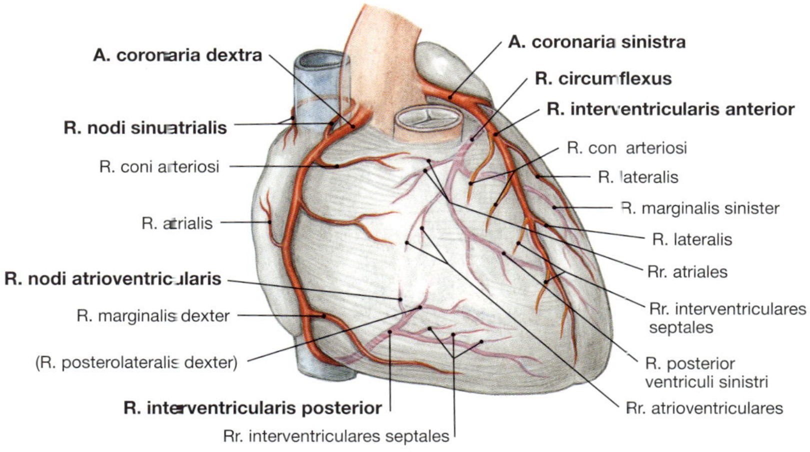

5.34

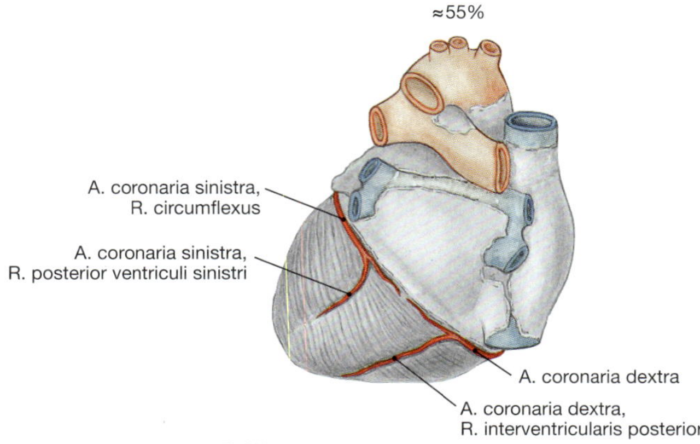

5.35

Abb. 5.34 und Abb. 5.35 Ausgeglichener Versorgungstyp der Herzkranzarterien, Aa. coronariae; Ansicht von ventral (→ Abb. 5.34) und von dorsal (→ Abb. 5.35).

Meist (in 55% der Fälle) entspringt der R. interventricularis posterior aus der A. coronaria dextra, greift aber nicht auf die Rückseite des linken Ventrikels über. Das bezeichnet man als ausgeglichenen Versorgungstyp.

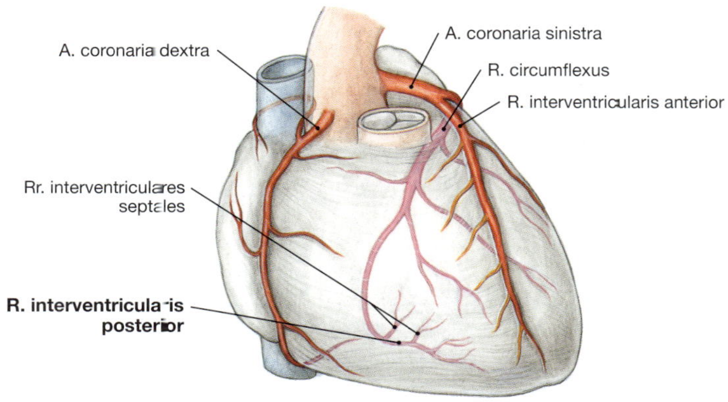

5.36

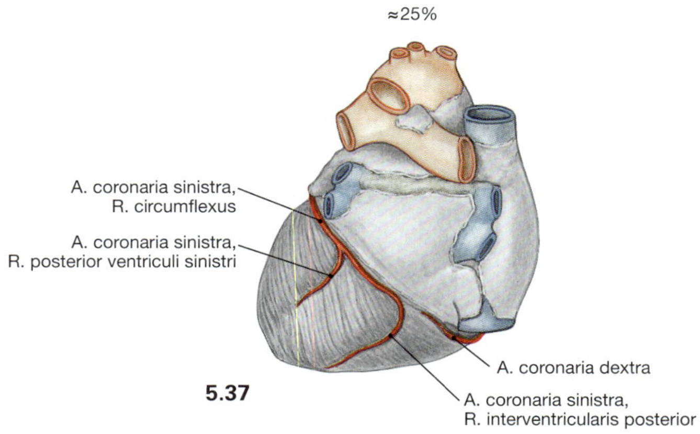

5.37

Abb. 5.36 und Abb. 5.37 Linksversorgungstyp der Herzkranzarterien, Aa. coronariae; Ansicht von ventral (→ Abb. 5.36) und von dorsal (→ Abb. 5.37).

In 25% der Fälle entspringt der R. interventricularis posterior aus der A. coronaria sinistra.

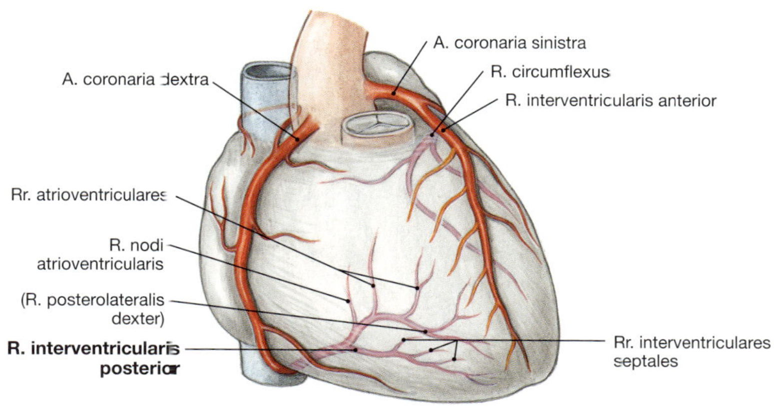

5.38

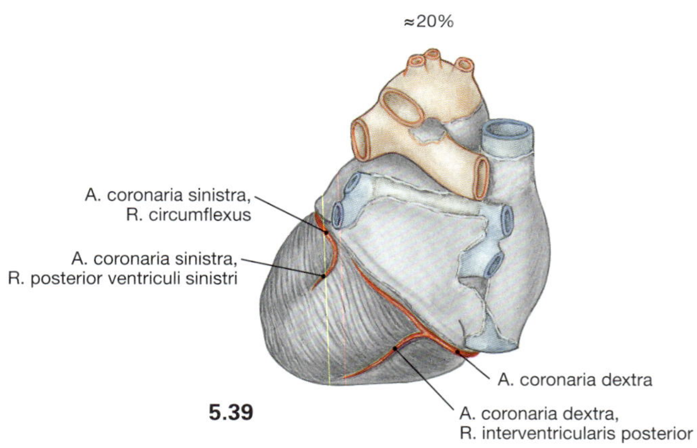

5.39

Abb. 5.38 und Abb. 5.39 Rechtsversorgungstyp der Herzkranzarterien, Aa. coronariae; Ansicht von ventral (→ Abb. 5.38) und von dorsal (→ Abb. 5.39).

In 20% der Fälle gibt die A. coronaria dextra nicht nur den R. interventricularis posterior ab, sondern versorgt auch Teile der Rückseite des linken Ventrikels.

Versorgungstypen der Herzkranzarterien

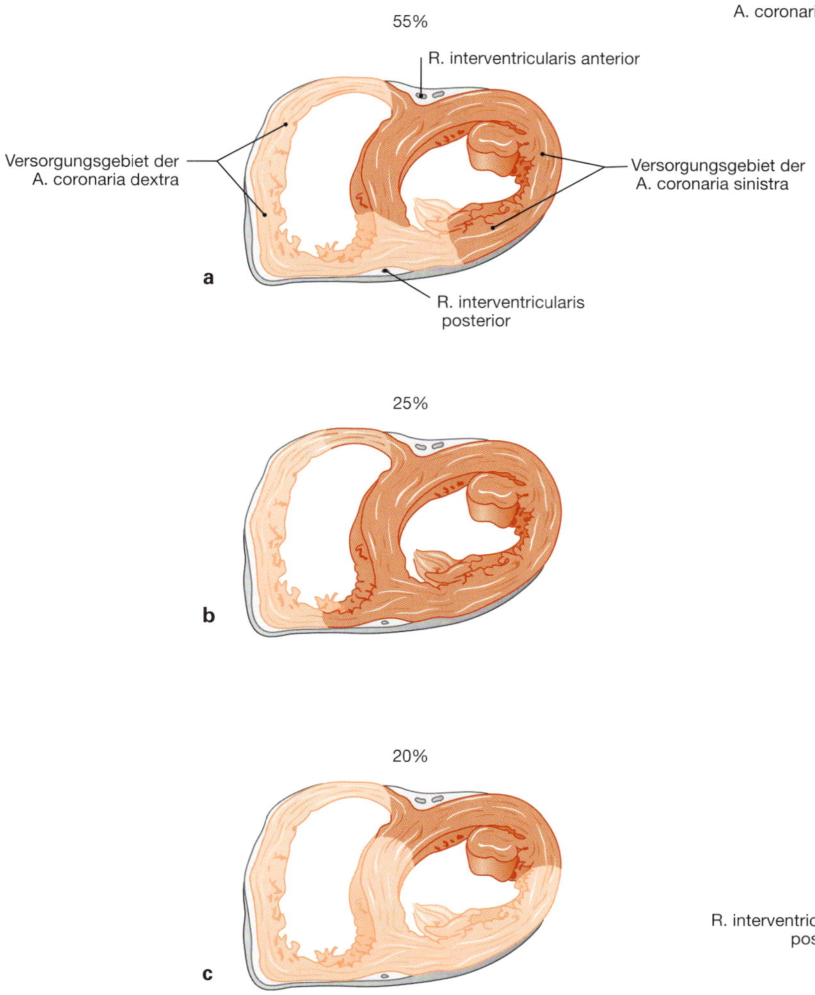

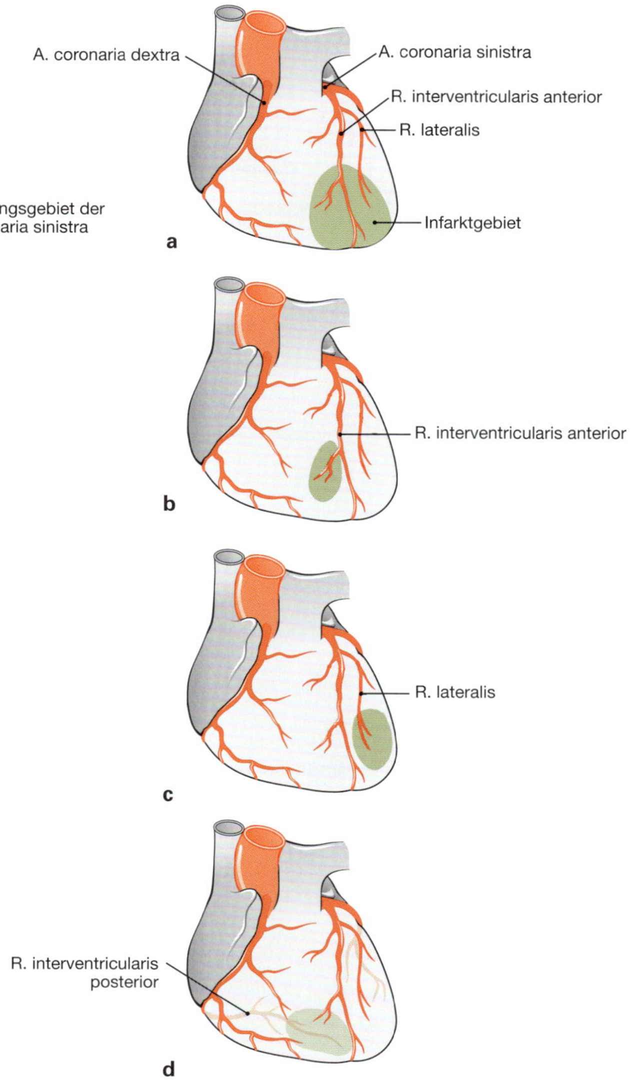

Abb. 5.40a bis c Versorgungsgebiete der A. coronaria dextra (hellrot) und sinistra (dunkelrot) im Querschnitt; Ansicht von kaudal. (nach [2])

- **a Ausgeglichener Versorgungstyp:** Die linke Herzkranzarterie versorgt über die Rr. interventriculares septales aus dem R. interventricularis anterior ungefähr die vorderen zwei Drittel des Septums. Entsprechende Äste aus dem R. interventricularis posterior der rechten Herzkranzarterie erreichen das hintere Drittel.
- **b Linksversorgungstyp:** Die linke Herzkranzarterie versorgt das gesamte Septum und auch den AV-Knoten.
- **c Rechtsversorgungstyp:** Zwei Drittel des Septums und große Teile der Rückseite des linken Ventrikels werden von der A. coronaria dextra mit Blut versorgt.

Dieses Verteilungsmuster hat Auswirkungen auf den Schweregrad eines Herzinfarkts bei Verschluss einer der Herzkranzarterien.

Abb. 5.41a bis d Infarktmuster bei Verschluss der Herzkranzarterien.

- **a** Bei isoliertem Verschluss des R. interventricularis anterior kommt es zum Vorderwandinfarkt.
- **b** Bei distalem Verschluss des R. interventricularis anterior resultiert ein Herzspitzeninfarkt.
- **c** Wenn nur der R. lateralis betroffen ist, führt dies zum Seitenwandinfarkt.
- **d** Ein Verschluss des R. interventricularis posterior führt zu einem Infarkt auf der unten gelegenen Facies diaphragmatica, der als Hinterwandinfarkt bezeichnet wird.

Klinik

Bei der **koronaren Herzerkrankung** (KHK) kommt es durch Arteriosklerose zu einer Verengung der Herzkranzgefäße. Dies kann aufgrund des Durchblutungsmangels zu Schmerzen in der Brust **(Angina pectoris)** mit Ausstrahlung in den Arm (meist links) oder in die Halsregion führen. Bei einem vollständigen Verschluss geht Muskelgewebe zugrunde **(Herzinfarkt).** Da die Herzkranzarterien funktionelle Endarterien sind, führt ein Verschluss einzelner Äste zu bestimmten Infarktmustern. Diese können häufig bereits im EKG in den verschiedenen Ableitungen festgestellt werden. Der sicherste Nachweis gelingt durch eine Herzkatheteruntersuchung mittels Röntgenkontrastmittel. Beim **Hinterwandinfarkt** ist typischerweise auch die Versorgung des AV-Knotens beeinträchtigt, da die versorgende Arterie meist am Abgang des R. interventricularis posterior entspringt (→ Abb. 5.38). Dies kann zusätzlich zu bradykarden Rhythmusstörungen führen. Meist (beim ausgeglichenen und Rechtsversorgungstyp) ist der R. interventricularis posterior der Endast der A. coronaria dextra. Da die Muskelwand des rechten Ventrikels aufgrund der Druckverhältnisse einen geringeren Sauerstoffbedarf aufweist als die des linken Ventrikels, kommt es auch bei einem proximalen Verschluss der A. coronaria dextra oft zu einem isolierten Hinterwandinfarkt. In diesem Fall kann aufgrund zusätzlicher Minderversorgung des Sinusknotens die Bradykardie sehr ausgeprägt sein.

Projektion der Luftröhre und der Bronchien

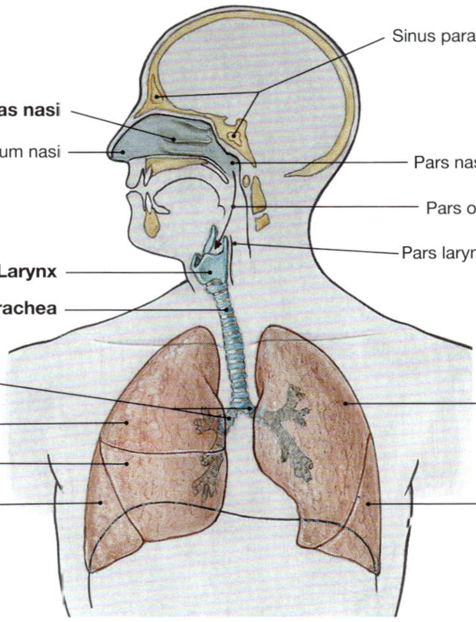

Abb. 5.42 Obere und untere Atemwege; schematische Darstellung.
Das Atmungssystem wird in obere und untere Atemwege eingeteilt. Zu den **oberen** Atemwegen zählen:
- Nasenhöhle (Cavitas nasi)
- Teil des Rachens (Pharynx)

Die **unteren** Atemwege setzen sich zusammen aus:
- Kehlkopf (Larynx)
- Luftröhre (Trachea)
- Lungen (Pulmones)

Die rechte Lunge (Pulmo dexter) besitzt drei Lappen, die linke Lunge (Pulmo sinister) zwei.

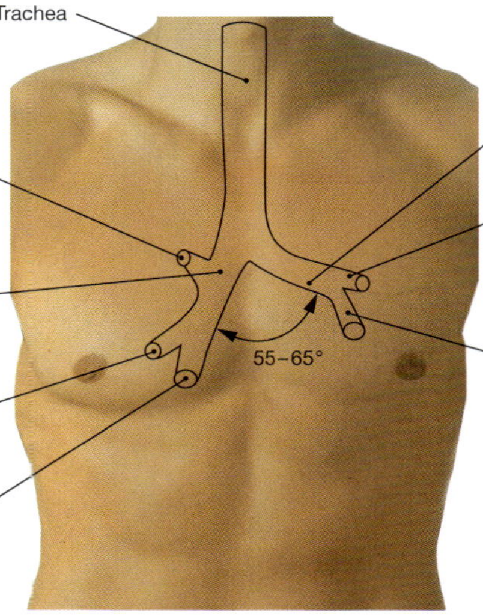

Abb. 5.43 Projektion der Luftröhre und der Hauptbronchien auf die vordere Brustwand.
Die Luftröhre (Trachea) ist 10–13 cm lang und verlängert sich bei tiefer Inspiration um bis zu 5 cm. Ihr Beginn am Ringknorpel des Kehlkopfs projiziert sich auf den 7. Halswirbel; die Bifurkation, an der sie sich in die beiden Hauptbronchien teilt, auf den 4. bis 5. Brustwirbel (II. bis III. Rippe). Der Winkel zwischen den Hauptbronchien beträgt zwischen 55° und 65°. Der **rechte Hauptbronchus** (Bronchus principalis dexter) ist stärker, 1–2,5 cm lang und steht **nahezu vertikal** während der **linke Hauptbronchus** (Bronchus principalis sinister) nahezu doppelt so lang ist und schräg steht.

Klinik

Wegen der steileren Stellung des rechten Hauptbronchus gelangt bei Einatmung **(Aspiration)** von Fremdkörpern das aspirierte Material meist in die **rechte Lunge.** Bei drohendem Ersticken kann dieses Wissen für den helfenden Arzt einen entscheidenden Zeitvorteil bringen!

Projektion der Lungen

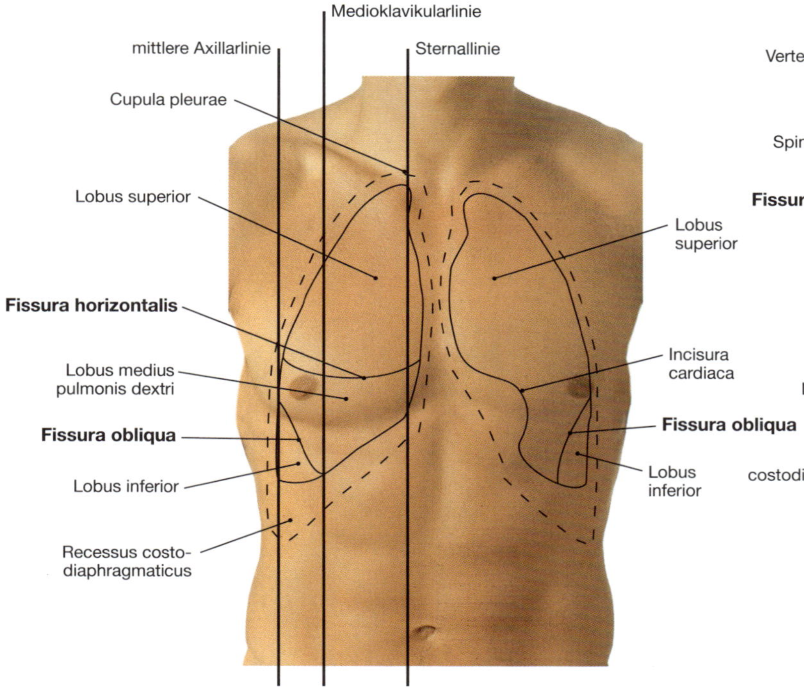

5.44

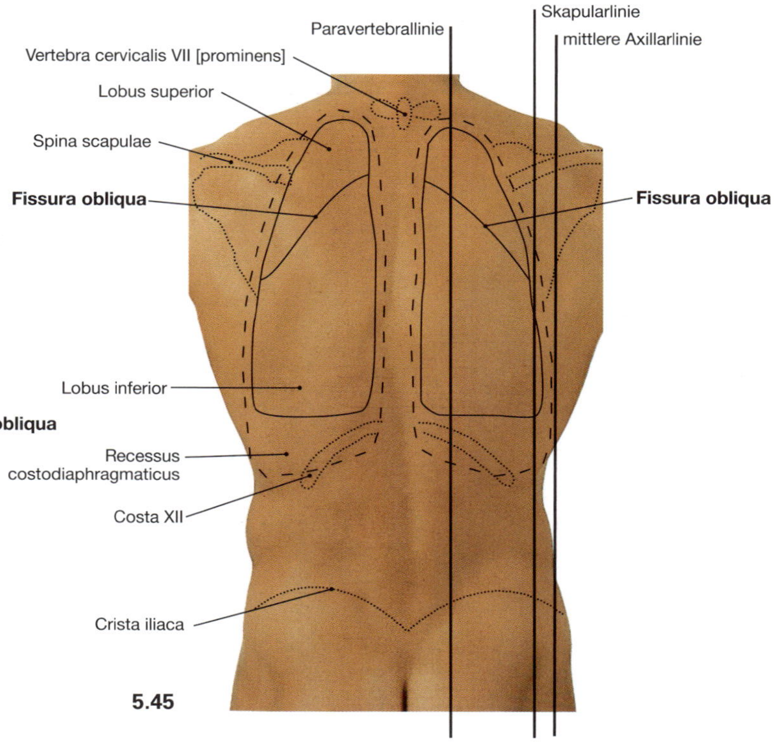

5.45

Abb. 5.44 und Abb. 5.45 Projektion von Lungen- und Pleuragrenzen auf die vordere Brustwand (→ Abb. 5.44) und auf den Rücken (→ Abb. 5.45).
Die **rechte Lunge** besitzt drei Lappen, die durch die **Fissura obliqua** und die **Fissura horizontalis** abgegrenzt werden. Dabei folgt die Fissura obliqua dorsalseitig der IV. Rippe und trennt dabei Ober- und Unterlappen. Ab der mittleren Axillarlinie steigt sie dann steiler ab und erreicht die VI. Rippe in der Medioklavikularlinie. Auf der Vorderseite der Lunge teilt die Fissura obliqua daher Mittel- und Unterlappen voneinander (→ Abb. 5.53 und 5.54). Vorn setzt die Fissura horizontalis den Verlauf entlang der IV. Rippe fort und trennt Ober- und Mittellappen.

Die **linke Lunge** hat nur zwei Lappen, die von der **Fissura obliqua** getrennt werden. Aufgrund der durch das Herz hervorgerufenen Ausdehnung des Mediastinums nach links (Incisura cardiaca) ist das Volumen der linken Lunge kleiner und ihre Lage unterscheidet sich in der Sternallinie und Medioklavikularlinie von der rechten Lunge (s. Tabelle).
Jede **Pleurahöhle** (Cavitas pleuralis) wird vom **Rippenfell** (Pleura parietalis) ausgekleidet. Die Pleura parietalis gliedert sich in Pars mediastinalis, Pars costalis und Pars diaphragmatica (→ Abb. 5.65). Die Pleurahöhlen weisen vier Reserveräume (Recessus pleurales) auf. Der größte ist der **Recessus costodiaphragmaticus,** der sich lateral in der mittleren Axillarlinie bis 5 cm tief ausdehnt.

	Lungengrenzen rechts	Lungengrenzen links
Sternallinie	VI. Rippe geschnitten	IV. Rippe geschnitten
Medioklavikularlinie	parallel VI. Rippe	VI. Rippe geschnitten
mittlere Axillarlinie	VIII. Rippe geschnitten	wie rechts
Skapularlinie	X. Rippe geschnitten	wie rechts
Paravertebrallinie	XI. Rippe geschnitten	wie rechts

Pleuragrenzen: jeweils eine Rippe tiefer

Klinik

Die Lungen- und die Pleuragrenzen spielen bei der körperlichen Untersuchung eine Rolle, um **Größe und Atemverschieblichkeit** der Lungen und die **Lokalisation pathologischer Veränderungen** bestimmen zu können, die auf eine Lungenentzündung (Pneumonie) oder eine Vermehrung von Flüssigkeit im Pleuraspalt (Pleuraerguss) hinweisen könnten. **Pleuraergüsse** werden im Recessus costodiaphragmaticus punktiert.

Nur die **Pleura parietalis** ist nozizeptiv innerviert und daher **schmerzempfindlich.** Wenn Pneumonien oder Lungentumoren mit Schmerzen im Brustkorb einhergehen, ist daher von einer Beteiligung der Pleura parietalis auszugehen.
Wenn Luft in den Pleuraspalt eindringt, kollabiert die Lunge ganz oder teilweise **(Pneumothorax).** Bei der Perkussion erhält man dann einen lauten (hypersonoren) Klopfschall.

Entwicklung

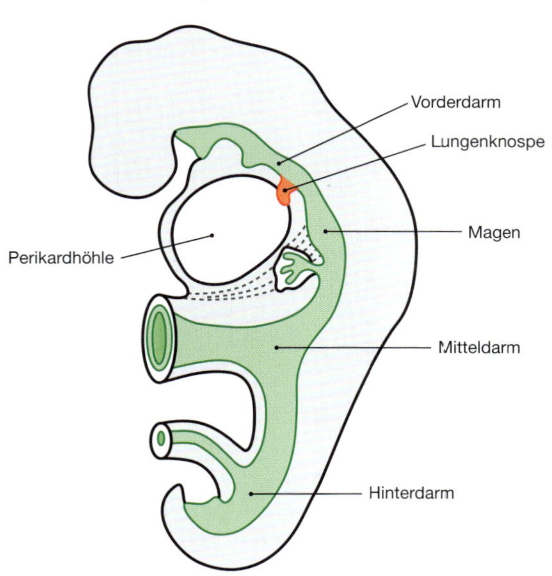

5.46

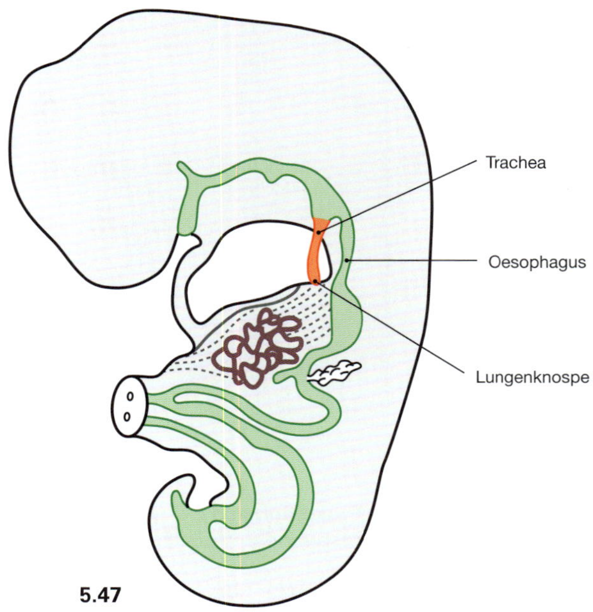

5.47

Abb. 5.46 und Abb. 5.47 Entwicklung der unteren Atemwege am 25. (→ Abb. 5.46) und 32. Tag (→ Abb. 5.47). (nach [3])

Die Epithelien von Kehlkopf, Luftröhre und Lungen entwickeln sich ab der 4. Woche aus dem Endoderm des Vorderdarms. Bindegewebe, glatte Muskulatur und Blutgefäße gehen aus dem umliegenden Mesoderm hervor.

Klinik

Eine Störung der Abgliederung von Oesophagus und Trachea kann zur Bildung von Kurzschlussverbindungen **(Ösophagotrachealfisteln)** führen, die oft mit einem blind endenden Oesophagus **(Ösophagusatresie)** einhergehen.
Ab der **28. Woche** wird in den Alveolen **Surfactant** produziert, ein Sekret, das die Oberflächenspannung der Alveolen herabsetzt. Ab der 35. Woche ist die Produktion meist ausreichend, um gegebenenfalls eine **Spontanatmung** zu ermöglichen. Bei ungenügender Produktion von Surfactant bildet sich ein **Atemnotsyndrom** (Respiratory distress syndrome, RDS), das die häufigste Todesursache bei Frühgeborenen darstellt. Bei Geburt vor der 30. Woche entwickeln bis zu 60% der Frühgeborenen ein RDS.
Da erst bei der Geburt die Lunge mit Luft gefüllt wird, kann der Rechtsmediziner mit der **Schwimmprobe** feststellen, ob das Kind tot geboren wurde (Lunge geht unter) oder nach der Geburt gestorben ist (Lunge schwimmt).

Entwicklung

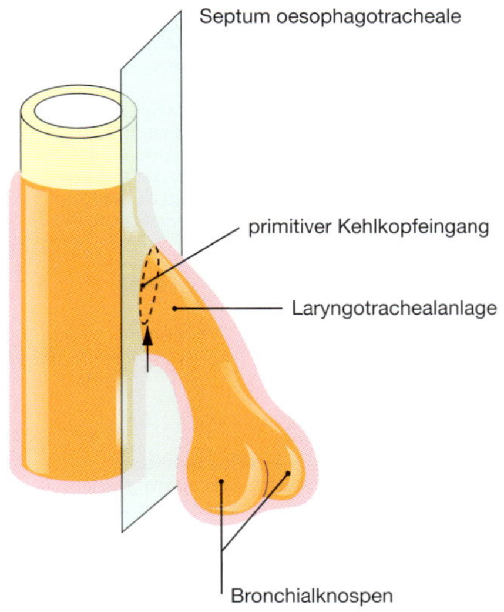

Abb. 5.48 Entwicklung des Septum oesophagotracheale. [20]
Während der 4. und 5. Woche bilden sich beidseits Mesenchymfalten, die sich zum Septum oesophagotracheale vereinen und dadurch die Anlage der unteren Atemwege vom Oesophagus abtrennen.

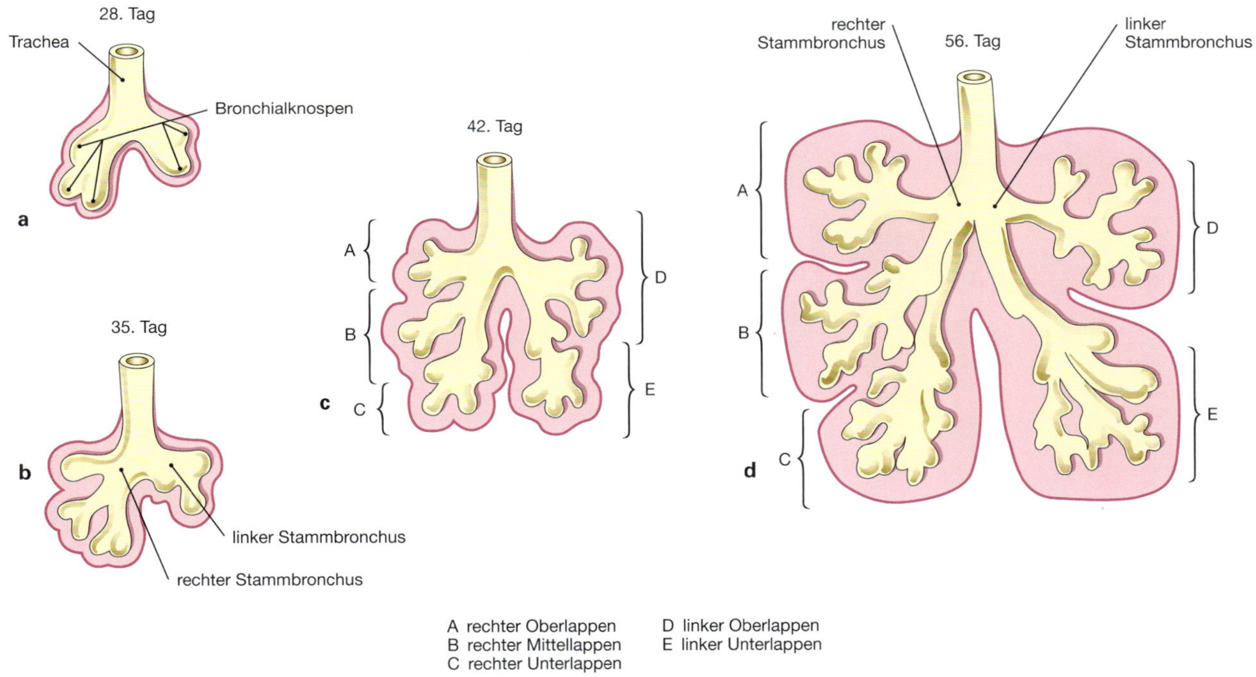

Abb. 5.49a bis d Stadien der Lungenentwicklung. [20]
Man unterscheidet drei Phasen der Lungenentwicklung, die sich teilweise überschneiden:

- **pseudoglanduläre Phase** (7.–17. Woche): Entstehung des luftleitenden Abschnitts der Atemwege
- **kanalikuläre Phase** (13.–26. Woche): Frühentwicklung des gasaustauschenden Abschnitts der Atemwege
- **alveoläre Phase** (23. Woche–8. Lebensjahr): Entstehung der Alveolen

Luftröhre und Bronchien

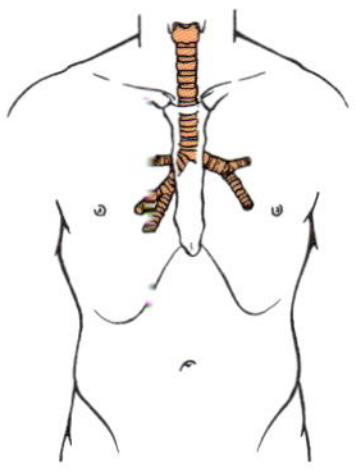

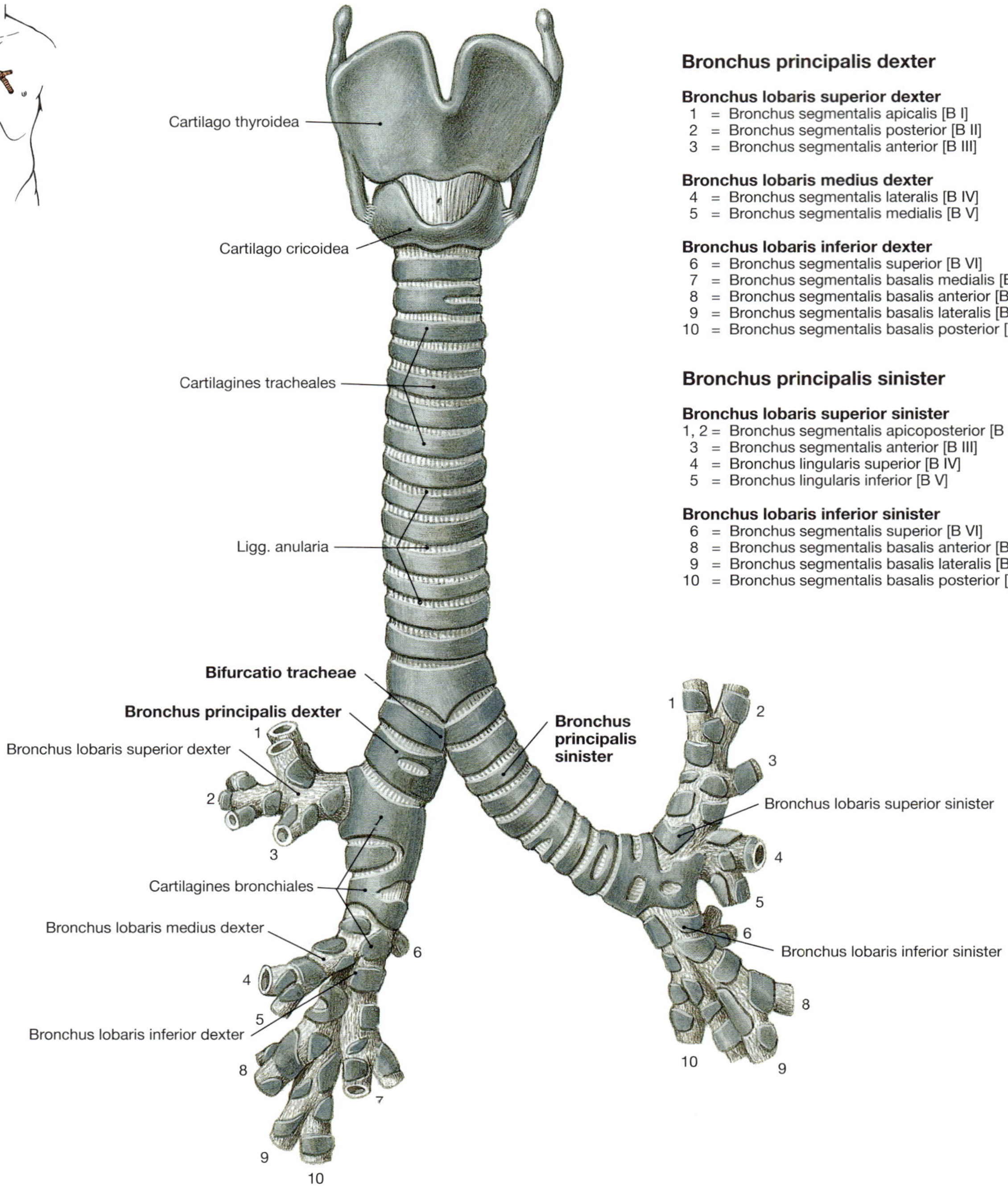

Bronchus principalis dexter

Bronchus lobaris superior dexter
1 = Bronchus segmentalis apicalis [B I]
2 = Bronchus segmentalis posterior [B II]
3 = Bronchus segmentalis anterior [B III]

Bronchus lobaris medius dexter
4 = Bronchus segmentalis lateralis [B IV]
5 = Bronchus segmentalis medialis [B V]

Bronchus lobaris inferior dexter
6 = Bronchus segmentalis superior [B VI]
7 = Bronchus segmentalis basalis medialis [B VII]
8 = Bronchus segmentalis basalis anterior [B VIII]
9 = Bronchus segmentalis basalis lateralis [B IX]
10 = Bronchus segmentalis basalis posterior [B X]

Bronchus principalis sinister

Bronchus lobaris superior sinister
1, 2 = Bronchus segmentalis apicoposterior [B I+II]
3 = Bronchus segmentalis anterior [B III]
4 = Bronchus lingularis superior [B IV]
5 = Bronchus lingularis inferior [B V]

Bronchus lobaris inferior sinister
6 = Bronchus segmentalis superior [B VI]
8 = Bronchus segmentalis basalis anterior [B VIII]
9 = Bronchus segmentalis basalis lateralis [B IX]
10 = Bronchus segmentalis basalis posterior [B X]

Abb. 5.50 Untere Atemwege mit Kehlkopf, Larynx, Luftröhre, Trachea, und Bronchien, Bronchi; Ansicht von ventral.

Die Luftröhre ist 10–13 cm lang und reicht vom Ringknorpel des Kehlkopfs (Larynx) bis zu ihrer Aufspaltung (Bifurcatio tracheae) in die beiden Hauptbronchien **(Bronchi principales).** Sie gliedert sich in einen Halsabschnitt (Pars cervicalis) und einen Brustabschnitt (Pars thoracica). Projektion und Topographie sind in → Abbildung 5.43 beschrieben. Die Hauptbronchien verzweigen sich rechts in drei und links in zwei Lappenbronchien **(Bronchi lobares).** Aus den Lappenbronchien gehen die Segmentbronchien **(Bronchi segmentales)** hervor. Auf der rechten Seite gibt es zehn Lungensegmente und damit zehn Segmentbronchien. Links dagegen fehlt das Segment 7 und damit auch der entsprechende Bronchus.

Die weitere Systematik des Bronchialbaums ist hier nicht dargestellt. Die Bronchien verzweigen sich sechs- bis zwölfmal und gehen dann in die **Bronchioli** über, die einen Durchmesser < 1 mm aufweisen und in ihrer Wand keine Knorpel und Drüsen mehr enthalten. Der Bronchiolus erster Ordnung versorgt ein Lungenläppchen (Lobulus pulmonis), in dem sich die Bronchioli drei- bis viermal bis zu den **Bronchioli terminales** aufzweigen. Bis zu diesen reicht der **luftleitende Abschnitt** der Atemwege, der ein Volumen von 150–170 ml umfasst. Ein Bronchiolus terminalis versorgt einen Lungenazinus **(Acinus pulmonis),** der zehn Generationen von Bronchioli respiratorii mit Ductus und Sacculi alveolares aufweist. Alle Abschnitte des Azinus besitzen Lungenbläschen (Alveolen) und zählen daher zum **gasaustauschenden Abschnitt** der Atemwege.

Klinik

Das Volumen der luftleitenden Abschnitte der Atemwege **(150–170 ml)** entspricht dem **anatomischen Totraum** und hat bei der **Reanimation** praktische Relevanz. Bei der Beatmung muss mehr Volumen ausgetauscht werden als 170 ml, da sonst keine sauerstoffreiche Luft die Alveolen erreicht, sondern nur die verbrauchte Luft in den Atemwegen bewegt wird. Daher sollte man lieber langsam mit mehr Volumen beatmen als schnell mit zu geringem Volumen.

Aufbau von Luftröhre und Bronchien

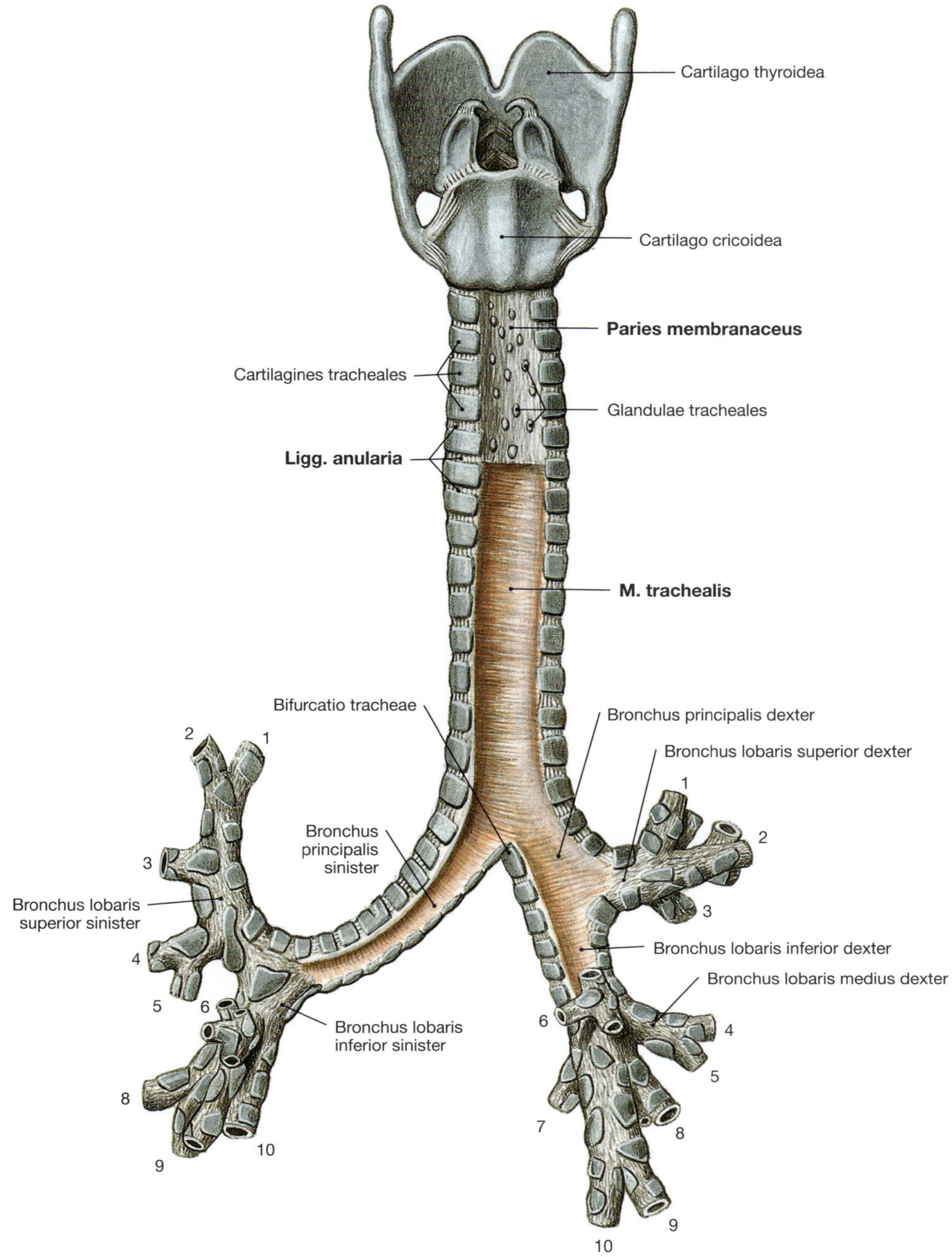

Abb. 5.51 Untere Atemwege mit Kehlkopf, Larynx, Luftröhre, Trachea, und Bronchien, Bronchi; Ansicht von dorsal.
Die Systematik des Bronchialbaums ist in → Abbildung 5.50 beschrieben. Bei Ansicht von dorsal fällt auf, dass die Rückwand der Luftröhre und der Hauptbronchien keine Knorpelspangen aufweist (Paries membranaceus), sondern weitgehend aus glatter Muskulatur (M. trachealis) besteht. Die einzelnen Spangen werden durch Ligg. anularia aus elastischem Bindegewebe verbunden, so dass sich die Trachea bei tiefer Einatmung um bis zu 5 cm verlängern kann.

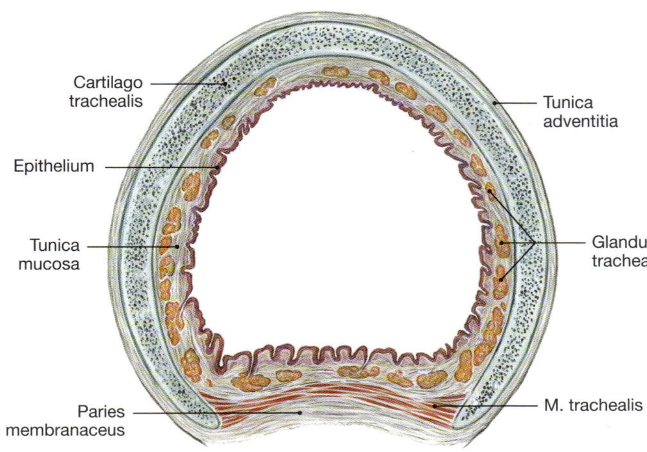

Abb. 5.52 Luftröhre, Trachea; Querschnitt, Lupenvergrößerung.
Die Wand der Luftröhre und der Hauptbronchien besteht innen aus einer Schleimhaut (Tunica mucosa), an die sich außen die Tunica fibromusculocartilaginea und die Tunica adventitia anschließen. Die Tunica fibromusculocartilaginea besteht aus 16 bis 20 hufeisenförmigen Spangen aus hyalinem Knorpel, die hinten offen sind und dort durch glatte Muskulatur (M. trachealis) verbunden werden.

Lunge

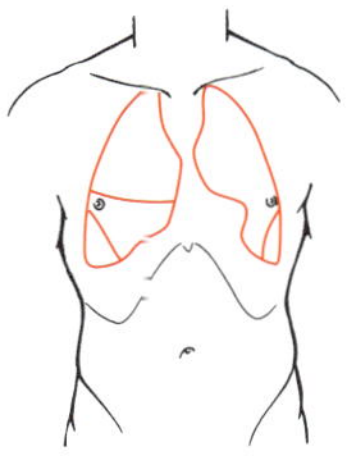

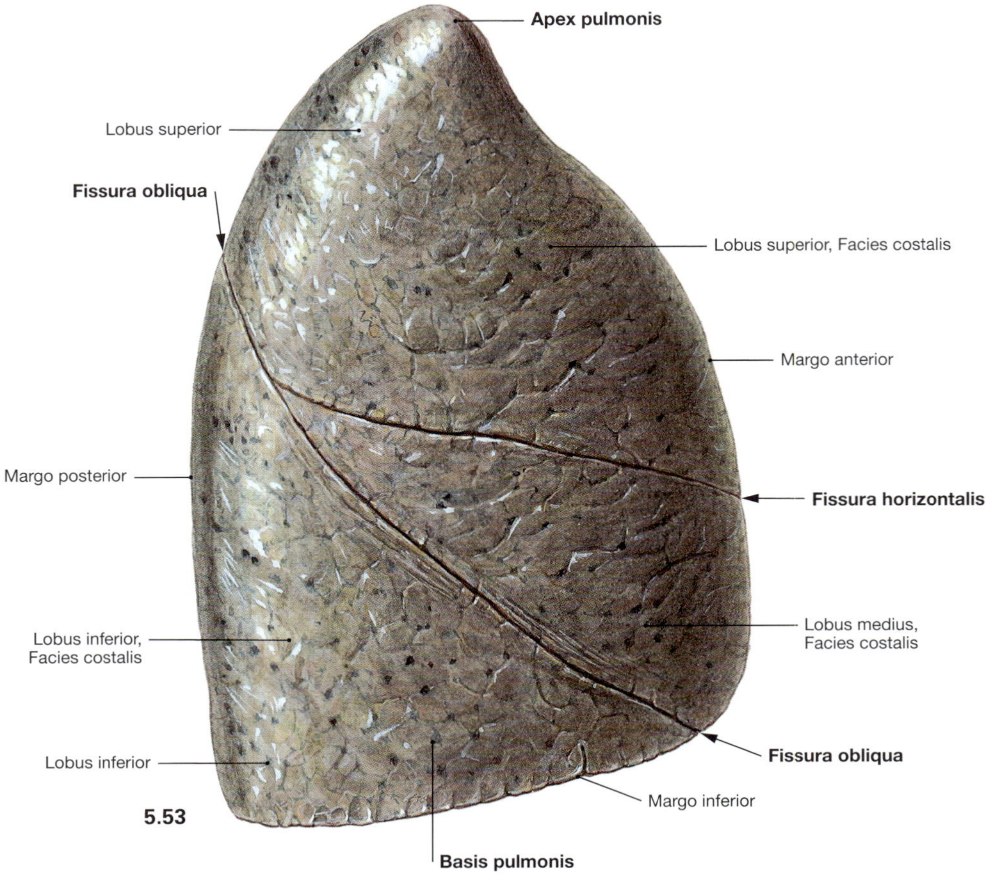

5.53

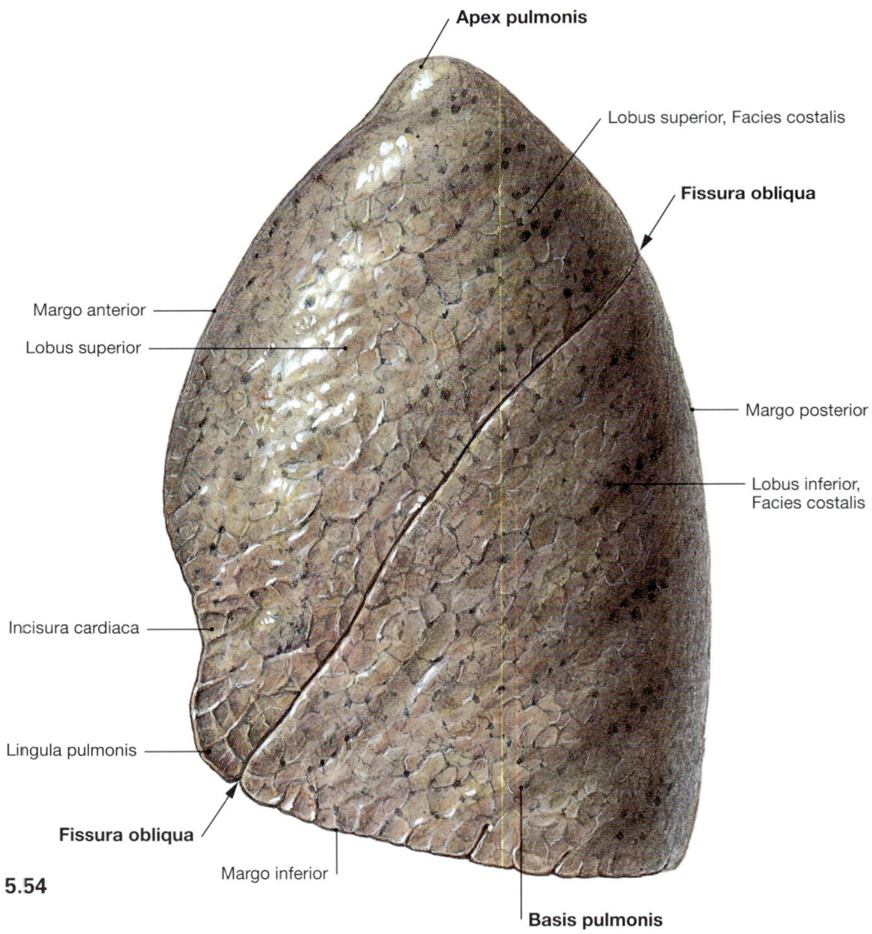

5.54

Abb. 5.53 und Abb. 5.54 Rechte Lunge, Pulmo dexter (→ Abb. 5.53), und linke Lunge, Pulmo sinister (→ Abb. 5.54); Ansicht von lateral.

Die rechte Lunge besitzt drei Lappen (Lobi superior, medius und inferior), die durch die Fissura obliqua und die Fissura horizontalis abgegrenzt werden. Die linke Lunge besteht dagegen aus zwei Lappen (Lobi superior und inferior) und weist nur eine Fissura obliqua auf. Dem Mittellappen entspricht die Lingula pulmonis des Oberlappens, die unterhalb der Incisura cardiaca einen zungenförmigen Ausläufer bildet.

Das Volumen der rechten Lunge umfasst 2–3 l, bei maximaler Inspiration sogar 5–8 l. Diesem Volumen entspricht eine Gasaustauschoberfläche von 70–140 m^2. Die linke Lunge hat aufgrund der Linksverlagerung des Herzens ein um 10–20% geringeres Volumen.

Die Lungen besitzen kranial eine Spitze (Apex pulmonis) und kaudal eine breitflächige Basis (Basis pulmonis). Die Oberfläche ist von Lungenfell (Pleura visceralis) bedeckt und lässt sich nach den Lagebeziehungen in drei Flächen gliedern. Die lateral liegende Facies costalis geht unten am Margo inferior in die Facies diaphragmatica über (→ Abb. 5.55 und 5.56), am Margo anterior und am stumpfen Margo posterior in die Facies mediastinalis auf der Medialseite.

Lunge

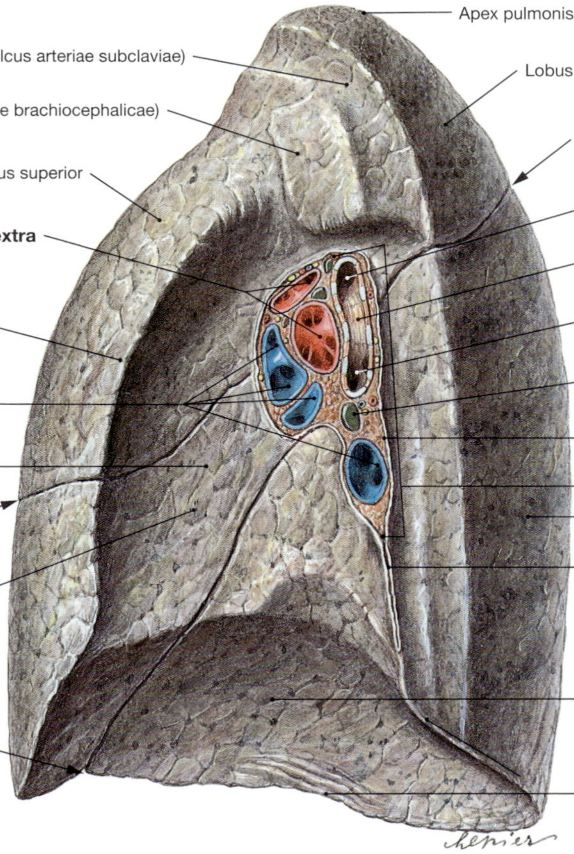

5.55

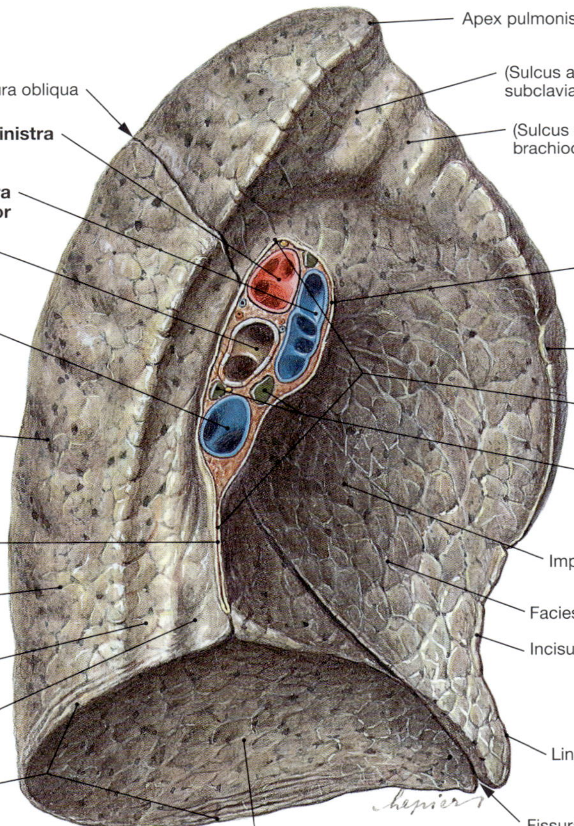

5.56

Abb. 5.55 und Abb. 5.56 Rechte Lunge, Pulmo dexter (→ Abb. 5.55), und linke Lunge, Pulmo sinister (→ Abb. 5.56);
Ansicht von medial.
Medial liegt die Lungenpforte (Hilum pulmonis), an der die Hauptbronchien und die Leitungsbahnen der Lunge als sog. Lungenwurzel (Radix pulmonis) ein- und austreten. Am Hilum geht auch das Lungenfell (Pleura visceralis) von der Lungenoberfläche auf das Rippenfell (Pleura parietalis) über, das die Pleurahöhle auskleidet. Diese Umschlagfalte ist nach unten zum Lig. pulmonale ausgezogen.
Die Anordnung der Hauptbronchien und der großen Gefäße im Lungenhilum ist bei beiden Lungen charakteristisch. An der **rechten Lunge** liegt der **Bronchus principalis** am weitesten **oben**, während er auf der linken Seite unterhalb der A. pulmonalis gelegen ist. Die Vv. pulmonales liegen vorne und unten. Im Bereich der Pforte sind bei Durchtrennung der Lungenwurzel meist auch einige Lymphknoten (Nodi lymphoidei tracheobronchiales) angeschnitten, die aufgrund von Kohlestaubablagerungen meist schwarz gefärbt sind. Die Facies mediastinalis ist (links stärker als rechts) durch das Herz (Impressio cardiaca) konkav. Beide Lungen weisen oft Einsenkungen auf, die durch anliegende Blutgefäße oder auf der linken Seite durch den Oesophagus hervorgerufen werden. Diese Einbuchtungen sind wie die Ränder der Lunge nur an der fixierten Lunge sichtbar (Fixierungsartefakt), verdeutlichen aber die Lagebeziehungen der Lungen.

Klinik

Da die Lungenspitze die obere Thoraxapertur um bis zu 5 cm überragt, besteht bei Anlage eines **zentralen Venenkatheters** (ZVK) über die V. subclavia die Gefahr, die Lunge zu verletzen und durch Eröffnung des Pleuraspalts einen **Pneumothorax** mit Lungenkollaps zu „stechen", wie der Kliniker sagt. Obwohl diese Gefahr prinzipiell auch bei einem ZVK der V. jugularis interna am Hals gegeben ist, da man dabei in Richtung auf das Sternoklavikulargelenk und damit die Lungenspitze zusticht, ist die Gefahr bei einem ZVK der V. subclavia weitaus größer, da diese direkt mit der Pleurahöhle in Kontakt steht (→ Abb. 5.99), bevor sie sich in die V. brachiocephalica fortsetzt.

Lungensegmente

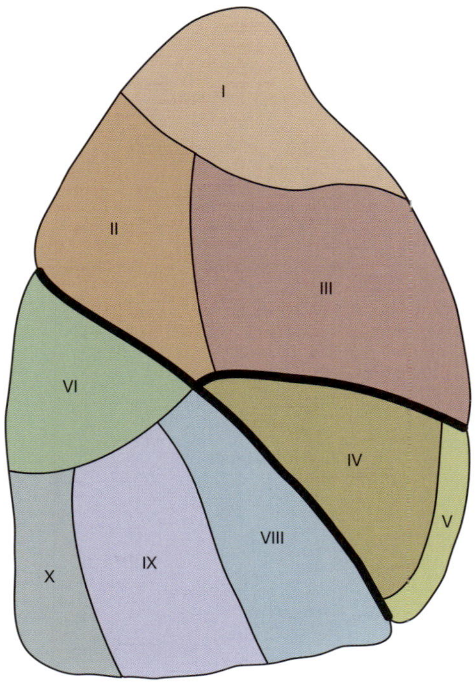

5.57

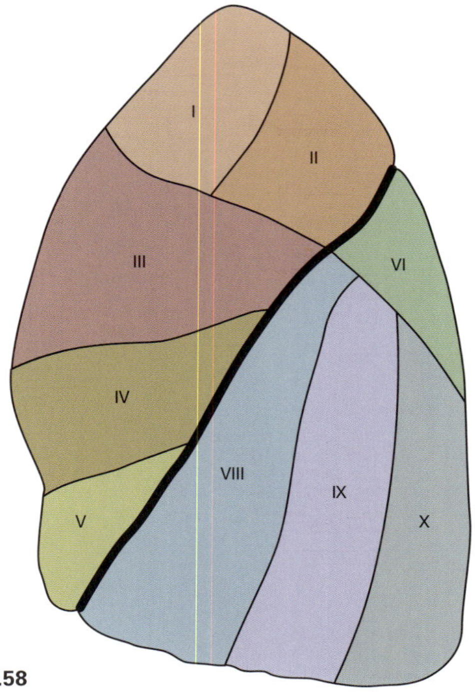

5.58

Pulmo dexter

Lobus superior

- Segmentum apicale [SI]
- Segmentum posterius [SII]
- Segmentum anterius [SIII]

Lobus medius

- Segmentum laterale [SIV]
- Segmentum mediale [SV]

Lobus inferior

- Segmentum superius [SVI]
- Segmentum basale mediale [cardiacum] [S VII]
- Segmentum basale anterius [SVIII]
- Segmentum basale laterale [SIX]
- Segmentum basale posterius [SX]

Pulmo sinister

Lobus superior

- Segmentum apicoposterius [SI + II]
- Segmentum anterius [SIII]
- Segmentum lingulare superius [SIV]
- Segmentum lingulare inferius [SV]

Lobus inferior

- Segmentum superius [SVI]
- Segmentum basale anterius [SVIII]
- Segmentum basale laterale [SIX]
- Segmentum basale posterius [SX]

Abb. 5.57 und Abb. 5.58 Lungensegmente, Segmenta bronchopulmonalia, der rechten (→ Abb. 5.57) und der linken (→ Abb. 5.58) Lunge; Ansicht von lateral.
Die Lungenlappen untergliedern sich in kegelförmige Lungensegmente, die durch Bindegewebesepten unvollständig voneinander getrennt sind, so dass die Segmentgrenzen an der Lungenoberfläche nicht zu erkennen sind. Die Segmente besitzen eigene **Segmentbronchien** und segmentale Äste der Pulmonalarterien. Die **rechte Lunge** hat **zehn Segmente,** drei im Oberlappen, zwei im Mittellappen und fünf im Unterlappen. Die **linke Lunge** hat nur **neun Segmente,** da aufgrund der größeren Ausdehnung des Mediastinums auf der linken Seite das VII. Segment (Segmentum basale mediale, → Abb. 5.59) fehlt bzw. stark verkleinert und mit dem Segment VIII verschmolzen ist. Ansonsten ist die Segmentaufteilung relativ ähnlich, da die Segmente des Mittellappens auf der rechten Seite links zwei Segmenten in der Lingula pulmonis entsprechen.

Lungensegmente

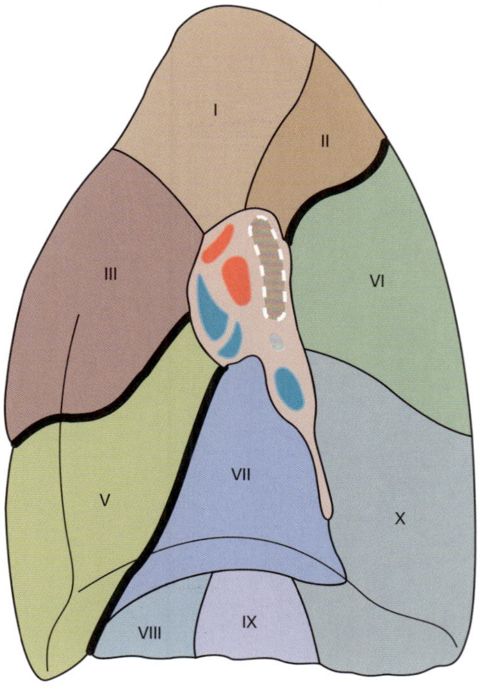

5.59

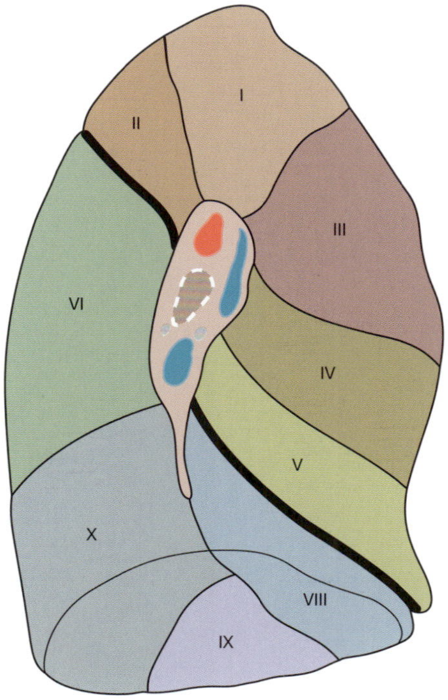

5.60

Abb. 5.59 und Abb. 5.60 Lungensegmente, Segmenta bronchopulmonalia, der rechten (→ Abb. 5.59) und der linken (→ Abb. 5.60) Lunge; Ansicht von medial.

Die rechte Lunge hat zehn Segmente. Dagegen hat die linke Lunge nur neun Segmente, da das VII. Segment (Segmentum basale mediale) fehlt.

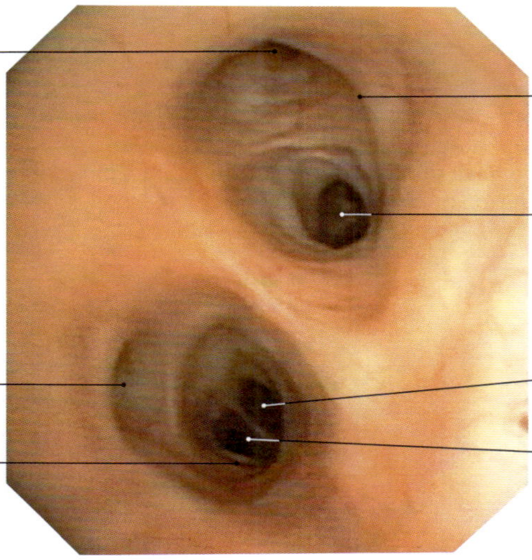

Abb. 5.61 Bronchien, Bronchi; Bronchoskopie mit Blick auf die Segmentbronchien links. Wie man erkennt, fehlt auf der linken Seite das Segmentbronchus VII (→ Abb. 5.60).

Klinik

Um sich bei der Durchführung einer Lungenspiegelung **(Bronchoskopie)** orientieren zu können, ist die Kenntnis der Lungensegmente wichtig. Eine Bronchoskopie wird durchgeführt, wenn in der bildgebenden Diagnostik unklare Raumforderungen aufgefallen sind, die durch Biopsie abgeklärt werden müssen, um z. B. einen Tumor auszuschließen oder nachzuweisen. Eine andere Indikation ist eine therapieresistente Lungenentzündung. Hier ist es das Ziel, den Erreger nachzuweisen.

Blutgefäße der Lunge

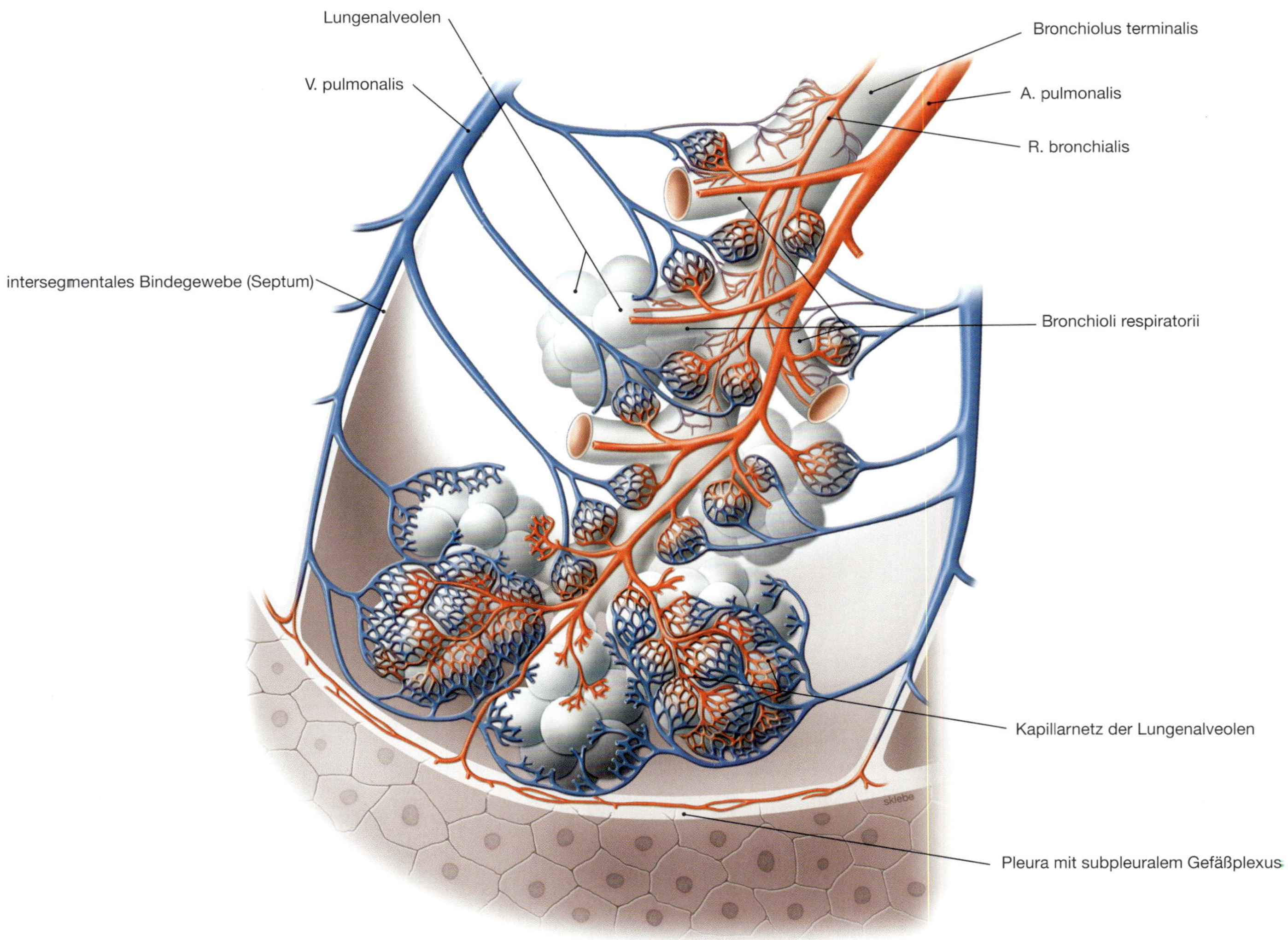

Abb. 5.62 Lungenazinus, Acinus pulmonis, mit Blutversorgung.
Die Lunge besitzt zwei Gefäßsysteme, deren Endäste in den Wänden der Lungenbläschen (Alveolarsepten) kommunizieren. Die Aa. und Vv. pulmonales des Lungenkreislaufs bilden die **Vasa publica,** die dem Gasaustausch des Bluts dienen. Die Äste der Aa. pulmonales verlaufen im peribronchialen und subpleuralen Bindegewebe und bringen das sauerstoffarme Blut vom rechten Herzen zu den Alveolen. Die Vv. pulmonales liegen dagegen im intersegmentalen Bindegewebe und bringen das sauerstoffreiche Blut zum linken Vorhof.
Die **Vasa privata** der Lunge dienen der Versorgung des Lungengewebes selbst. Die arteriellen Rr. bronchiales und die Vv. bronchiales verlaufen zusammen mit den Bronchien.

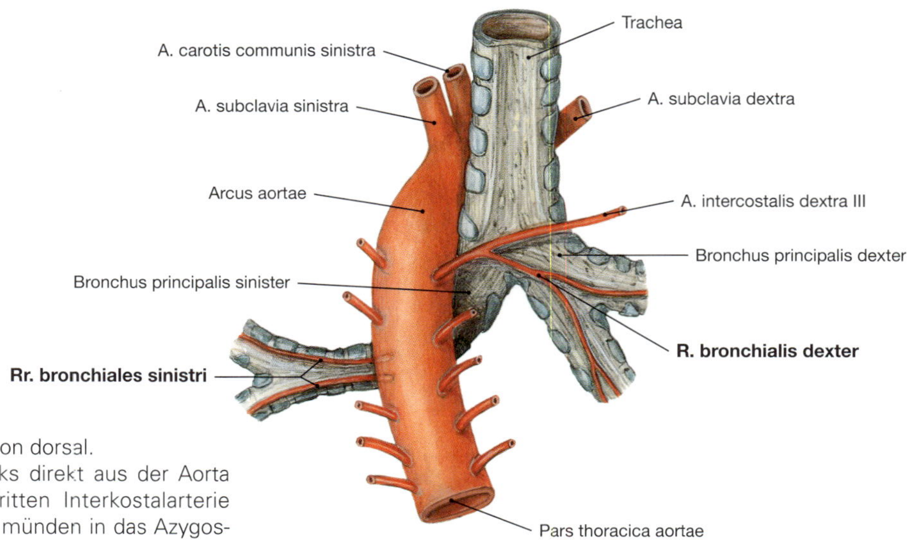

Abb. 5.63 Vasa privata der Lunge; Ansicht von dorsal.
Die arteriellen Rr. bronchiales entspringen links direkt aus der Aorta thoracica, rechts dagegen meist aus der dritten Interkostalarterie (A. intercostalis dextra III). Die Vv. bronchiales münden in das Azygossystem (hier nicht gezeigt).

Lymphgefäße und Lymphknoten der Lunge

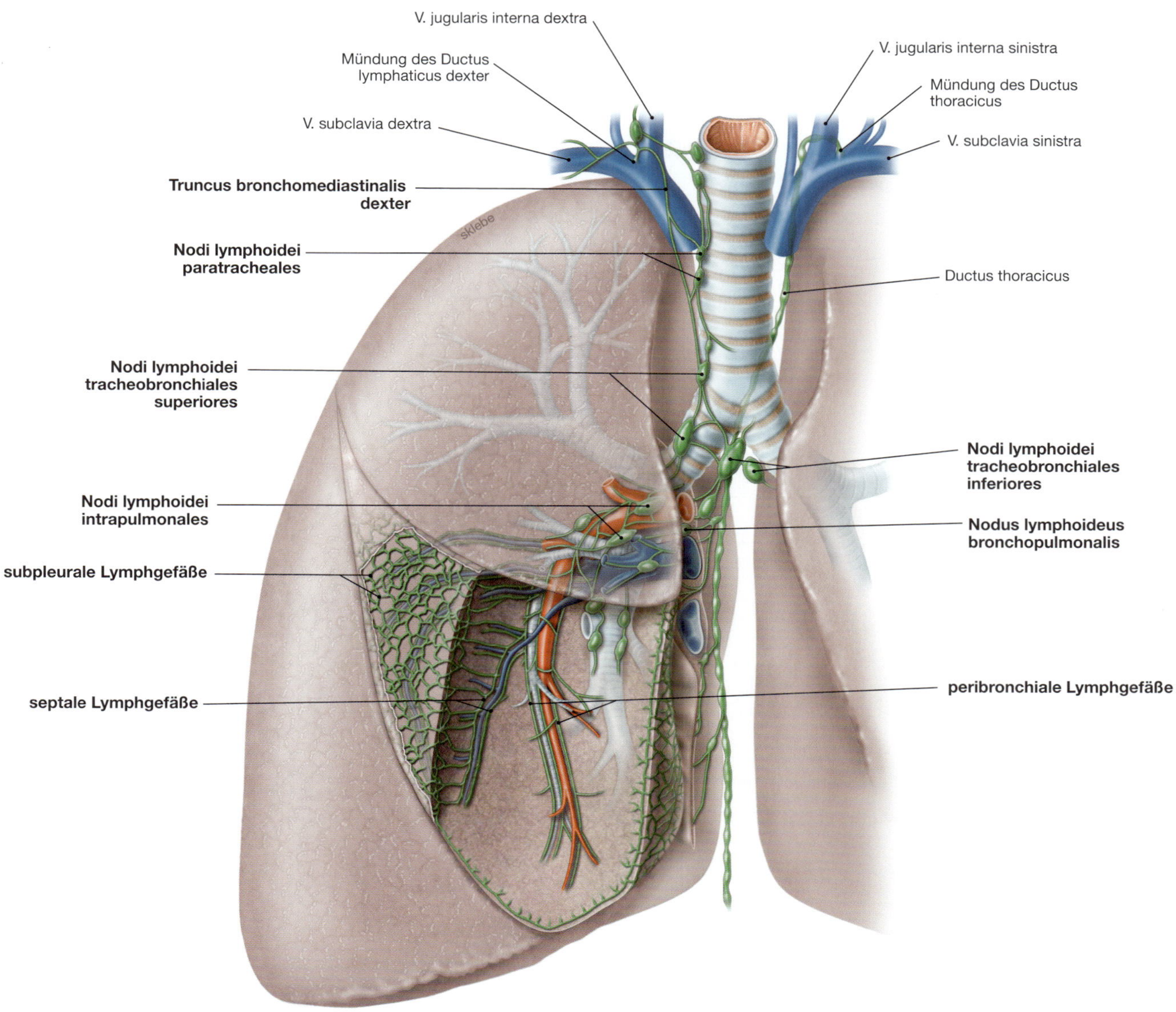

Abb. 5.64 Lymphgefäße, Vasa lymphatica, und Lymphknoten, Nodi lymphoidei, der Lunge; Ansicht von ventral; schematische Darstellung.

Die Lunge besitzt zwei Lymphgefäßsysteme, die sich am Hilum vereinigen. Das **peribronchiale System** folgt den Bronchien und enthält auf seinem Weg mehrere Lymphknotenstationen. Die erste Station sind die Nodi lymphoidei intrapulmonales, die an der Aufzweigung der Lappen- in die Segmentbronchien liegen. Die zweite Station sind die Nodi lymphoidei bronchopulmonales im Lungenhilum. Die nachfolgenden Nodi lymphoidei tracheobronchiales liegen bereits in der Lungenwurzel. Man unterscheidet Nodi lymphoidei tracheobronchiales superiores und inferiores ober- und unterhalb der Trachealbifurkation. Von dort fließt die Lymphe in Nodi lymphoidei paratracheales oder in die Trunci bronchiomediastinales beider Seiten, so dass keine strenge Seitenzuordnung der Lymphbahnen gegeben ist.

Das **subpleurale** und das **septale Lymphgefäßsystem** dagegen besitzen als erste Station die Nodi lymphoidei tracheobronchiales. Die feinen Lymphbahnen bilden ein polygonales Netzwerk auf der Lungenoberfläche, dessen Maschen den Grenzen der einzelnen Lungenläppchen entsprechen. Durch Kohlestaubablagerungen (Autoabgase und Zigarettenrauch) sind die Lymphbahnen und damit die Läppchengrenzen am Präparat meist gut sichtbar.

Klinik

Die Kliniker bezeichnen meist alle Lymphknoten der Lunge zusammenfassend als **Hilumlymphknoten.** Das täuscht darüber hinweg, dass die Nodi lymphoidei intrapulmonales relativ weit in das Lungenparenchym hineinreichen. Diese sprachliche Unschärfe kann dazu führen, dass Raumforderungen im Parenchym vorschnell für eigenständige Krankheitsprozesse und nicht für Vergrößerungen der Lymphknoten gehalten und überflüssige diagnostische Schritte zu deren Abklärung eingeleitet werden.

Lunge und Pleurahöhlen

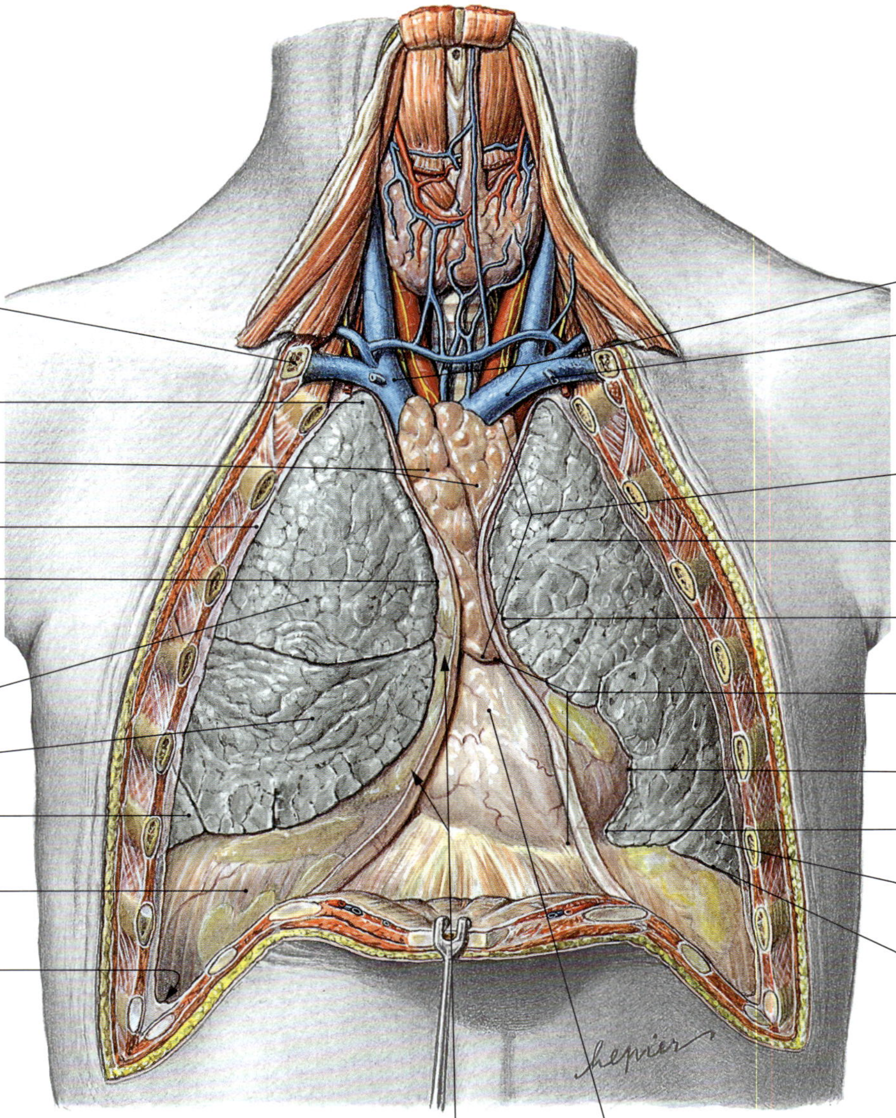

Abb. 5.65 Lungen, Pulmones, und Pleurahöhlen, Cavitates pleurales, eines Jugendlichen; Ansicht von ventral; nach Entfernung der Brustwand.

Die Pleurahöhle (Cavitas pleuralis) wird vom Rippenfell **(Pleura parietalis)** bedeckt. Die Pleura parietalis gliedert sich in Pars mediastinalis, Pars costalis und Pars diaphragmatica. Das Lungenfell **(Pleura visceralis)** bedeckt die äußere Oberfläche der Lungen. Beide Pleurablätter bilden einen kapillären Spaltraum, der insgesamt 5 ml seröse Flüssigkeit enthält, die die Haftung der Lunge an der Rumpfwand vermittelt.

Oben überragen die Pleurahöhlen auf beiden Seiten mit der Pleurakuppel **(Cupula pleurae)** die obere Thoraxapertur um bis zu 5 cm. Die medialen Pleuragrenzen lassen oben das Trigonum thymicum und unten das Trigonum pericardiacum zwischen sich frei. Die Pleurahöhlen weisen vier paarige Reserveräume (Recessus pleurales) auf, in die sich die Lunge bei tiefer Inspiration ausdehnt:

- **Recessus costodiaphragmaticus:**
  lateral, in der mittleren Axillarlinie bis 5 cm tief
- **Recessus costomediastinalis:**
  beidseits ventral zwischen Mediastinum und Brustwand
- **Recessus phrenicomediastinalis:**
  kaudal zwischen Zwerchfell und Mediastinum
- **Recessus vertebromediastinalis:**
  dorsal neben der Wirbelsäule (→ Abb. 5.104)

Klinik

Eine Vermehrung der Flüssigkeit im Pleuralspalt **(Pleuraergüsse)** kann durch entzündliche Beteiligung bei Lungenentzündung (Pleuritis), durch Rückstau bei (Links-)Herzinsuffizienz oder bei Tumoren der Lunge und der Pleura auftreten. Daneben gibt es chylöse Pleuraergüsse, bei denen sich Lymphe aus dem Ductus thoracicus in die Pleurahöhle ergießt. Pleuraergüsse verursachen einen dumpfen Klopfschall. Sie werden im Recessus costodiaphragmaticus punktiert, um die Ursache abzuklären und die Atemexkursion zu verbessern.

Brusteingeweide, Röntgen

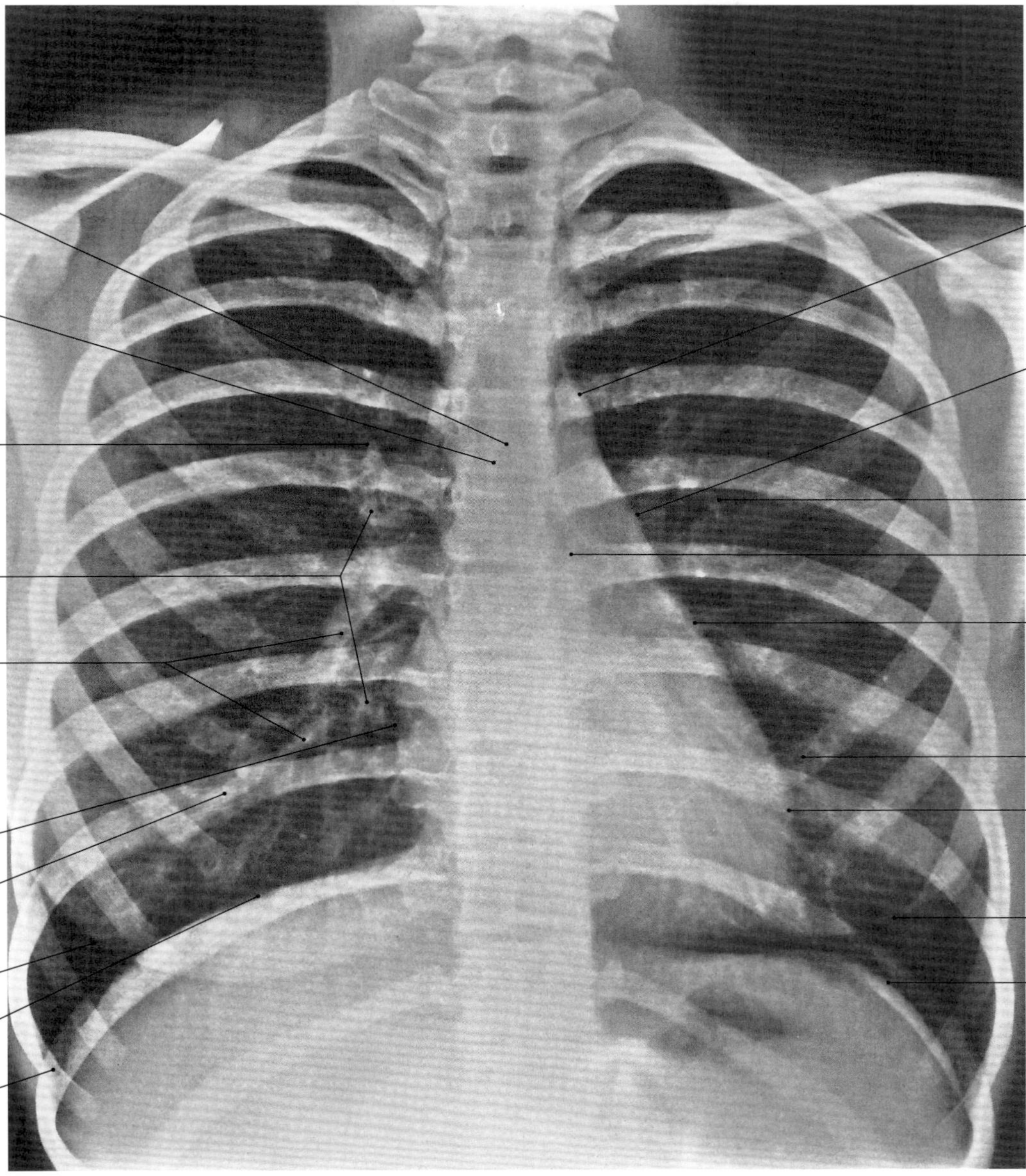

Abb. 5.66 Brustkorb, Cavea thoracis, mit Brusteingeweiden; Röntgenbild im postero-anterioren (pa) Strahlengang. [27]

Die Bronchien sind teilweise im Verlauf zu erkennen. Auf der rechten Seite sind außerdem Lymphknotenansammlungen im Bereich des Lungenhilums zu erkennen.

* Mammaschatten (Kontur)
** klin.: Hilumlymphknoten

Klinik

Übersichtsaufnahmen des Thorax werden häufig bei Verdacht auf **Krankheitsprozesse** der Lungen und der Pleura, wie Entzündungen (Pneumonie, Pleuritis) oder Tumoren (Bronchialkarzinom), durchgeführt. Veränderungen im Parenchym fallen oft als „Verschattungen" auf, da die Strahlendurchlässigkeit meist geringer ist als bei intaktem Lungengewebe. Bei einem Pleuraerguss ist bei aufrechter Körperhaltung der Recessus costodiaphragmaticus verstrichen, so dass es zu einer horizontalen Spiegelbildung kommt.

Projektion der Speiseröhre

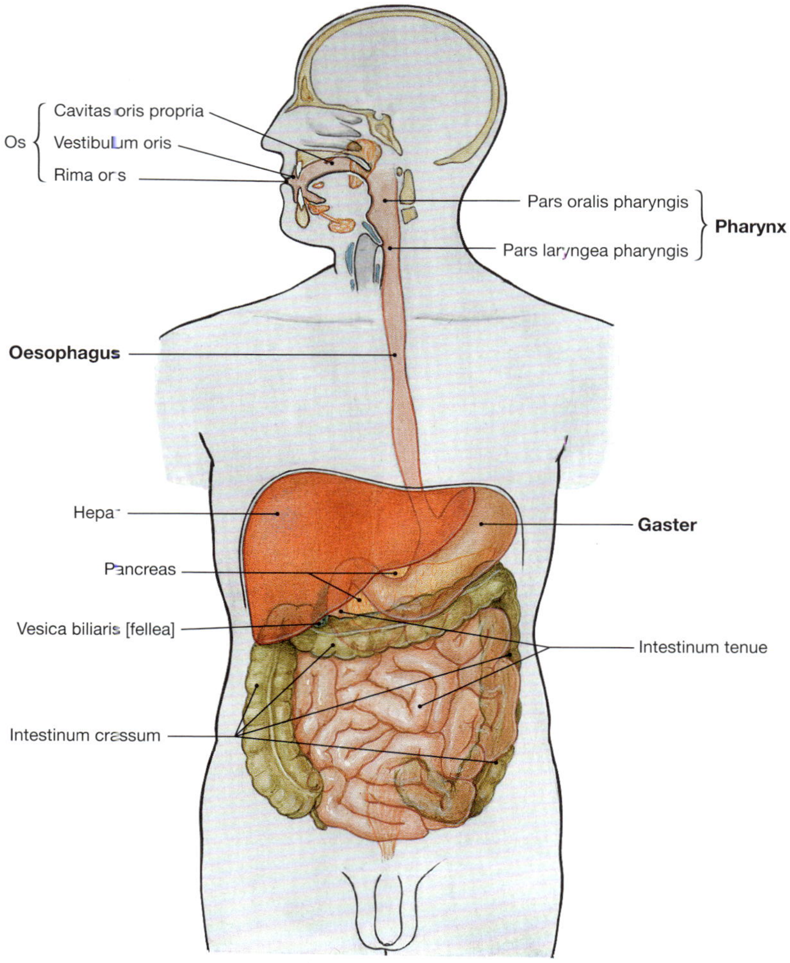

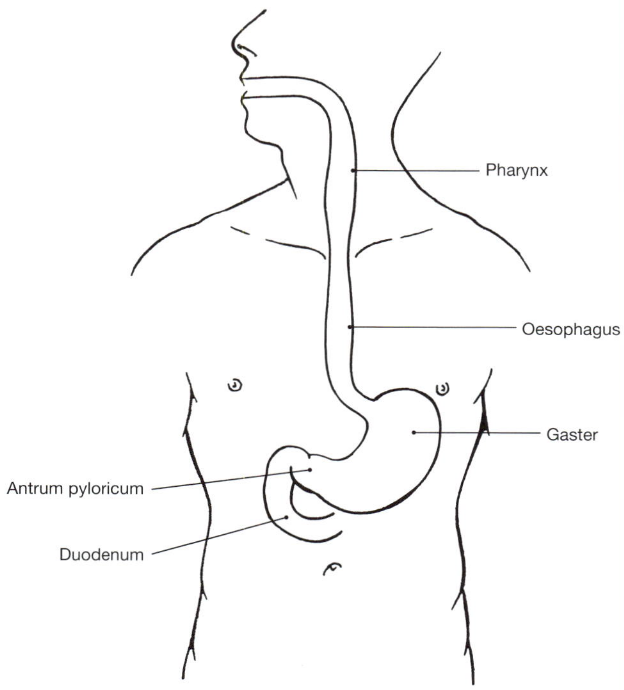

Abb. 5.67 Übersicht über den Verdauungstrakt. Die Speiseröhre (Oesophagus) ist ein Muskelschlauch, der den Rachen (Pharynx) mit dem Magen (Gaster) verbindet und der Beförderung der geschluckten Nahrung dient.

Abb. 5.68 Projektion der Speiseröhre auf die vordere Brustwand. Die Speiseröhre (Oesophagus) ist 25 cm lang und reicht vom Ringknorpel des Kehlkopfes, der sich auf den 6. Halswirbel projiziert, bis zum Mageneingang (Cardia) in Höhe des 10. Brustwirbels (unterhalb des Proc. xiphoideus des Brustbeins).

Klinik

Die Projektion des Oesophagus macht verständlich, warum eine durch Magensaft hervorgerufene Entzündung **(Refluxösophagitis)** Schmerzen und retrosternales Brennen in einer ähnlichen Lokalisation verursacht wie ein Herzinfarkt. Von beiden Organen gelangen die afferenten Nervenfasern in die gleichen Rückenmarksegmente wie Nervenfasern von der vorderen Rumpfwand, so dass das Gehirn nicht sicher differenzieren kann, ob die Schmerzen von der Körperoberfläche oder von einem der inneren Organe stammen. Solche organbezogenen Hautareale bezeichnet man als HEAD-Zonen.

Speiseröhre

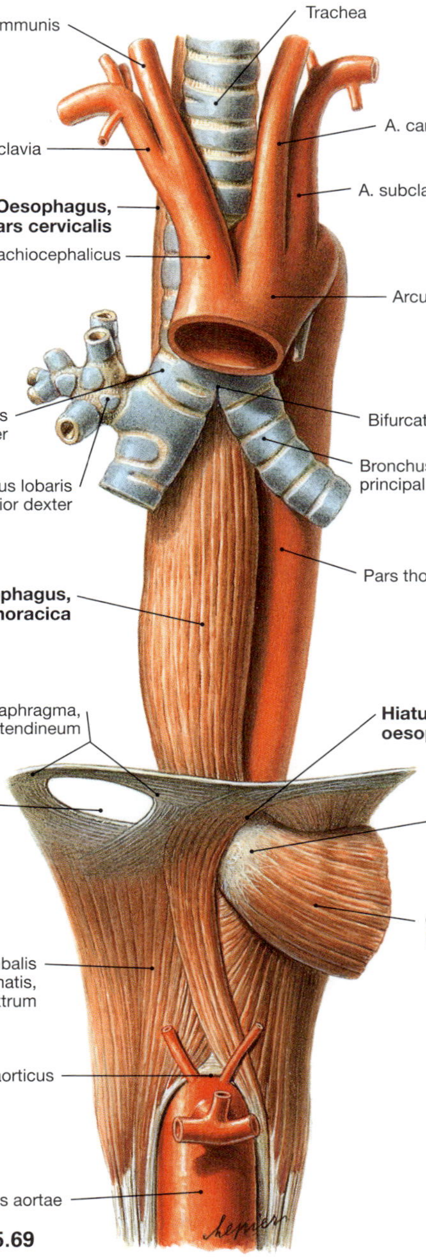

5.69

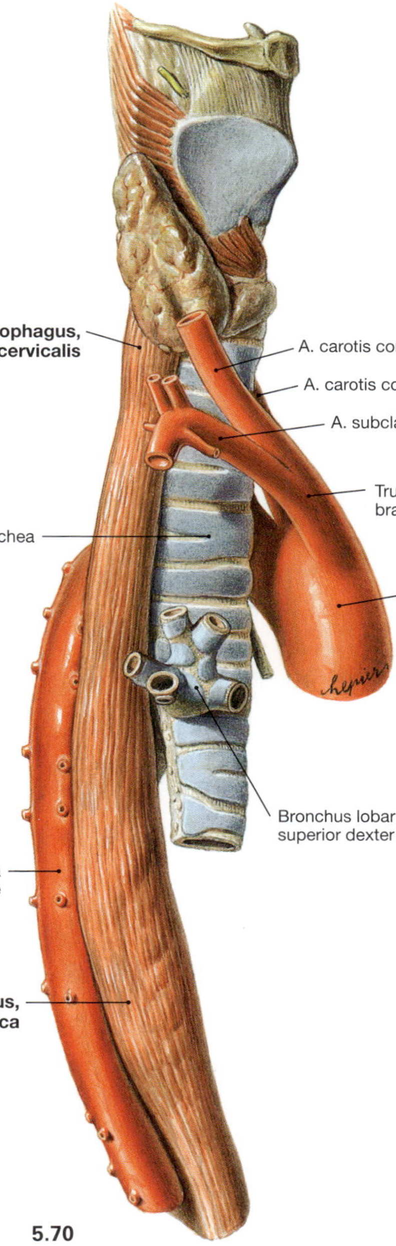

5.70

Abb. 5.69 und Abb. 5.70 Speiseröhre, Oesophagus, Luftröhre, Trachea, und Brustaorta, Pars thoracica aortae; Ansicht von ventral (→ Abb. 5.69) und von rechts (→ Abb. 5.70).
Die Speiseröhre ist 25 cm lang und gliedert sich in drei Abschnitte:
- Pars cervicalis (5–8 cm)
- Pars thoracica (16 cm)
- Pars abdominalis (1–4 cm)

Die **Pars cervicalis** liegt der Wirbelsäule an. Die **Pars thoracica** kreuzt den Aortenbogen, der sich von links dorsal anlagert, zieht am linken Hauptbronchus vorbei und entfernt sich im weiteren Verlauf zunehmend nach ventral von der Wirbelsäule. Bei Ansicht von dorsal wird deutlich, dass die Pars thoracica direkt Kontakt zum Perikard hat und daher in räumliche Nähe zum linken Vorhof gelangt (→ Abb. 5.71). Nach Durchtritt durch den Hiatus oesophageus des Zwerchfells beginnt die kurze intraperitoneal gelegene **Pars abdominalis.**

Aufbau der Speiseröhre

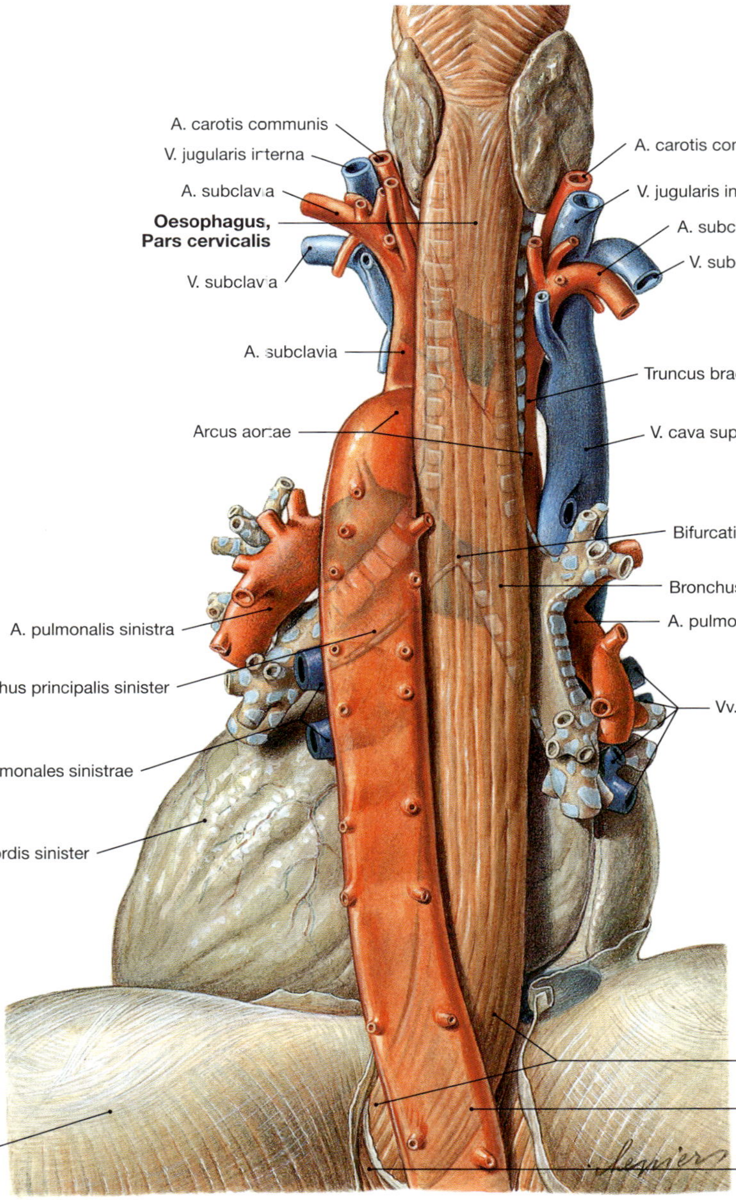

Abb. 5.71 Speiseröhre, Oesophagus, Herzbeutel, Pericardium, und Brustaorta, Pars thoracica aortae; Ansicht von dorsal.

Der kaudale Teil der Pars thoracica der Speiseröhre liegt nur durch das Perikard getrennt dem linken Vorhof an.

Abb. 5.72 Wandbau der Speiseröhre, Oesophagus; Lupenvergrößerung.

Die Wand der Speiseröhre besteht wie der gesamte Rumpfdarm aus einer innen gelegenen Schleimhaut **(Tunica mucosa),** die durch eine bindegewebige Verschiebeschicht **(Tela submucosa)** von der Muskelschicht **(Tunica muscularis)** getrennt wird. In den Partes cervicalis und thoracica folgt außen die **Tunica adventitia.** Nur in der intraperitoneal gelegenen Pars abdominalis wird die äußere Oberfläche durch Bauchfell (Peritoneum viscerale) bedeckt, das eine **Tunica serosa** bildet.

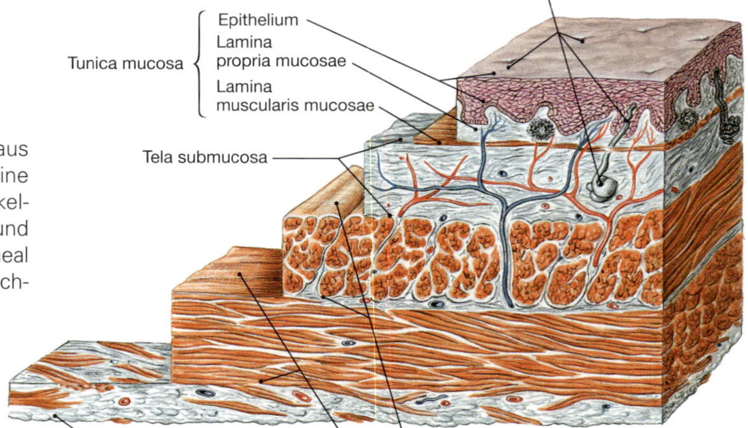

Engstellen und Divertikel der Speiseröhre

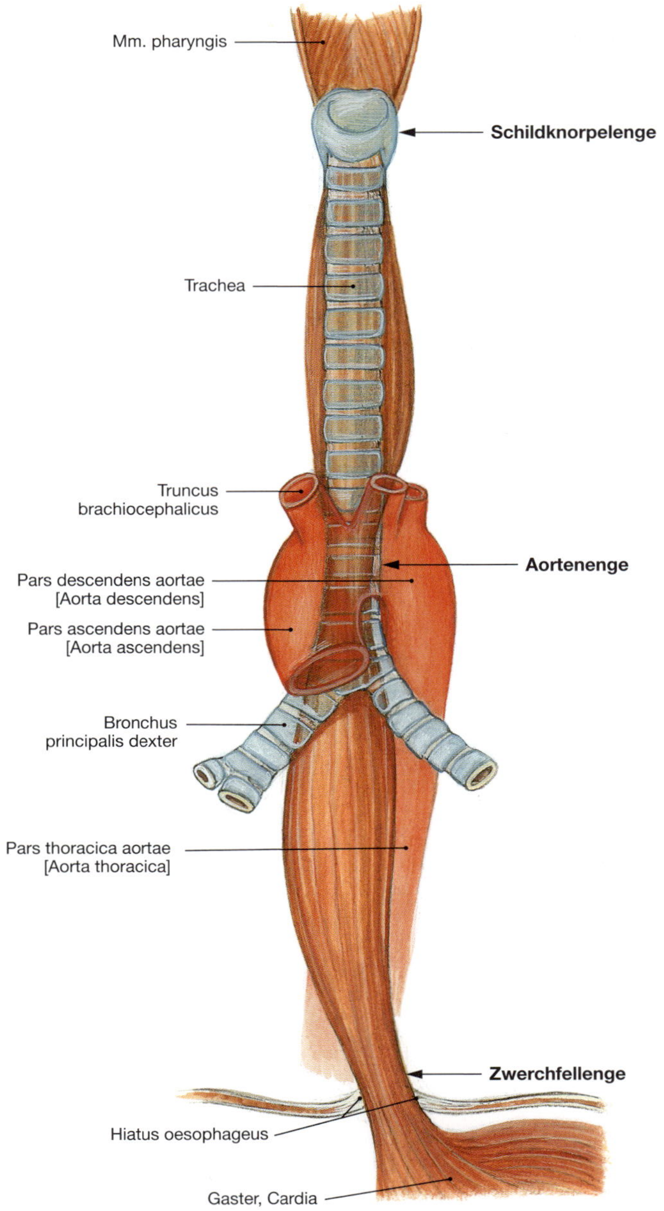

Abb. 5.73 Engstellen, Angustiae, der Speiseröhre; Ansicht von ventral.

Die Speiseröhre weist drei Engstellen auf:

- Schildknorpelenge (Angustia cricoidea)
- Aortenenge (Angustia aortica)
- Zwerchfellenge (Angustia diaphragmatica)

Die **Schildknorpelenge** ist die engste Stelle im Bereich des oberen Ösophagussphinkters auf Höhe des 6. Halswirbels. Die **Aortenenge** wird durch die Anlagerung des Aortenbogens von links dorsal hervorgerufen (Höhe 4. Brustwirbel). Die **Zwerchfellenge** liegt im Hiatus oesophageus des Zwerchfells (Höhe 10. Brustwirbel). Hier gibt es keinen echten Sphinkter, sondern nur einen angiomuskulären Dehnverschluss. Außen wird der Oesophagus durch elastisches Bindegewebe (Lig. phrenicooesophageale) im Hiatus oesophageus fixiert.

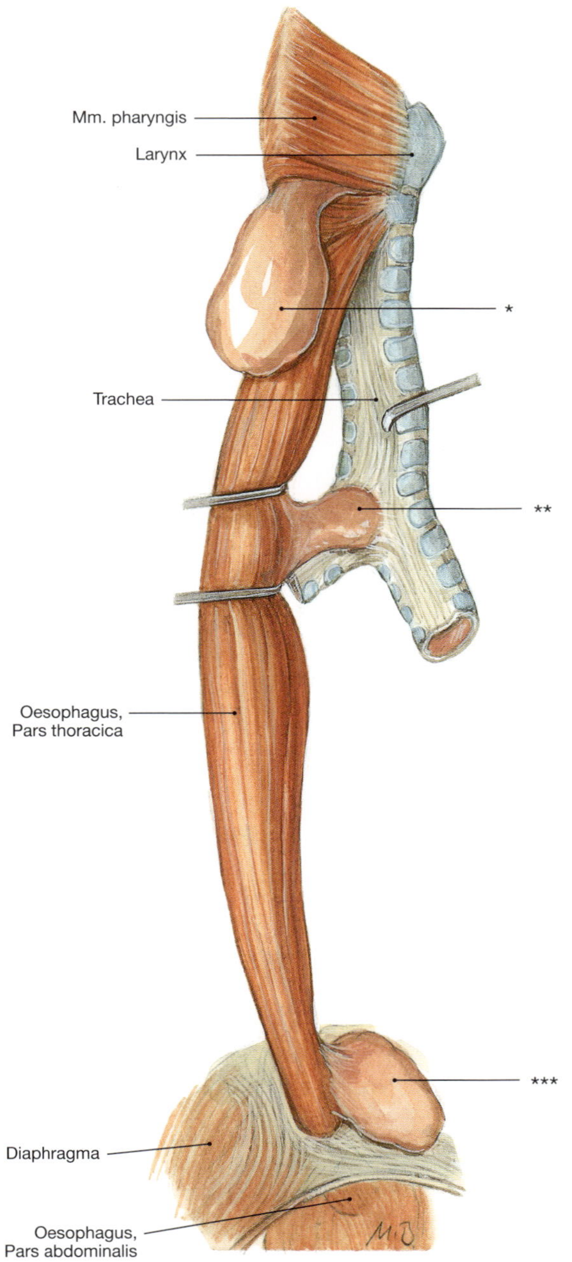

Abb. 5.74 Aussackungen, Divertikel, der Speiseröhre; Ansicht von dorsal rechts.

* klin.: ZENKER-Divertikel
** klin.: Traktionsdivertikel
*** klin.: epiphrenisches Divertikel

Klinik

An den Engstellen können **verschluckte Fremdkörper** (z. B. Fischgräten) stecken bleiben. Aussackungen (Divertikel) der gesamten Ösophaguswand können an verschiedenen Stellen vorkommen. Die häufigsten sind die **ZENKER-Divertikel** (70 %). Diese Divertikel treten durch das KILLIAN-Dreieck des Hypopharynx und werden nur fälschlicherweise zu den Ösophagusdivertikeln gezählt. Ursache ist ein fehlerhaftes Erschlaffen des unteren Schlundschnürers. **Traktionsdivertikel** (22 %) sind entwicklungsgeschichtlich durch eine fehlerhafte Trennung von Oesophagus und Trachea bedingt (→ Abb. 5.48). **Epiphrenische Divertikel** (8 %) werden anscheinend durch eine Störung des unteren angiomuskulären Dehnverschlusses hervorgerufen.

Gefäßversorgung der Speiseröhre

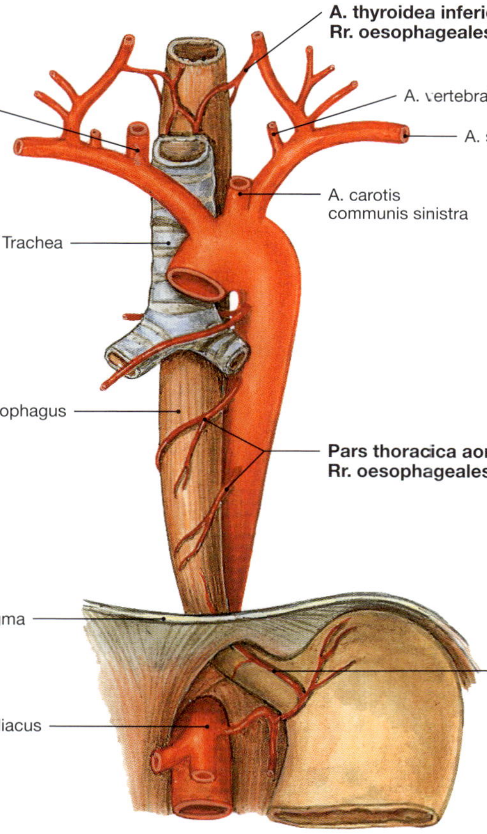

Abb. 5.75 Arterien der Speiseröhre; Ansicht von ventral.
Die einzelnen Abschnitte der Speiseröhre werden von umliegenden Arterien versorgt:

- **Pars cervicalis:** A. thyroidea inferior
- **Pars thoracica:** Rr. oesophageales der Aorta thoracica
- **Pars abdominalis:** A. gastrica sinistra und A. phrenica inferior

Die arterielle und venöse Versorgung der Luftröhre entspricht den Blutgefäßen des Hals- und Brustteils der Speiseröhre.

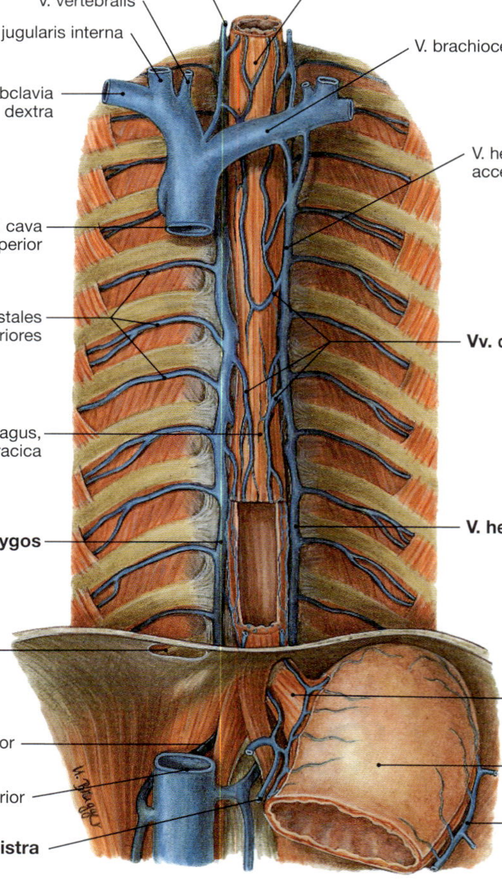

Abb. 5.76 Venen der Speiseröhre, Vv. oesophageae; Ansicht von ventral
Das starke Venengeflecht in der Tunica adventitia wird in unterschiedliche Venen drainiert:

- **Pars cervicalis:** V. thyroidea inferior
- **Pars thoracica** und **Pars abdominalis:** über V. azygos und V. hemiazygos in V. cava superior

Die unteren Abschnitte haben über die Magenvenen (V. gastrica sinistra) **Anschluss an das Pfortadersystem.** Diese Verbindungen können bei erhöhtem Druck in der V. portae hepatis (portale Hypertonie) als **portokavale Anastomosen** genutzt werden (→ Abb. 5.77).

Klinik

Die **Speiseröhre** hat im Unterschied zu den anderen Organen des Gastrointestinaltrakts **keine eigenen Arterien,** sondern wird durch Blutgefäße in ihrer Umgebung versorgt. Das erschwert die Operabilität und trägt dazu bei, dass die Ösophaguschirurgie als anspruchsvoll angesehen wird.

Venen der Speiseröhre

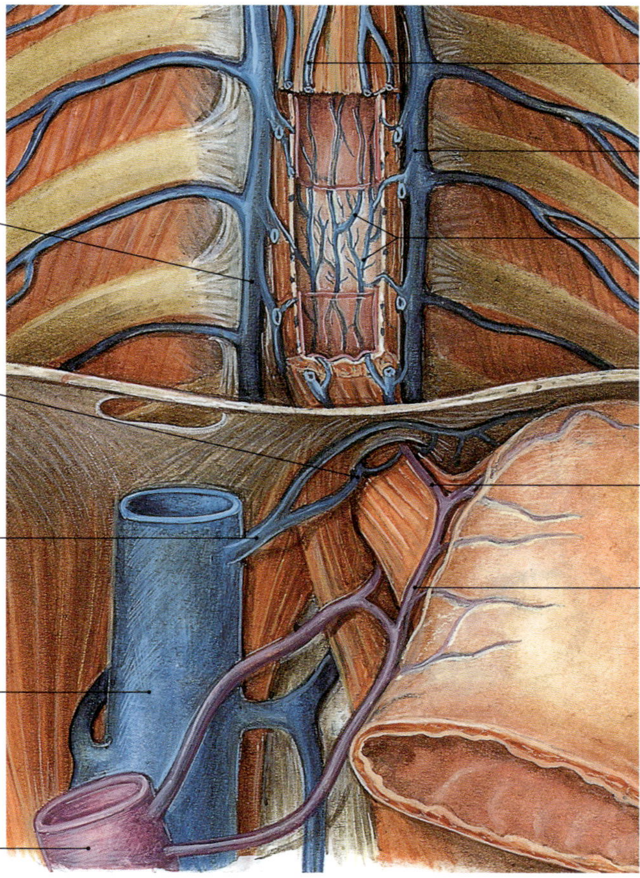

Abb. 5.77 Venen der Speiseröhre, Vv. oesophageae, mit Darstellung der portokavalen Anastomosen zwischen Pfortader, V. portae hepatis, und V. cava superior; Ansicht von ventral.
Das starke Venengeflecht in der Tunica adventitia hat Verbindungen zu den submukösen Venen (Plexus venosus submucosus). Das Blut fließt über die V. azygos (rechts) und die V. hemiazygos (links) nach oben zur V. cava superior. In den unteren Abschnitten des Oesophagus besteht außerdem nach unten über die Venen der kleinen Magenkurvatur (V. gastrica sinistra) Anschluss an die V. portae hepatis.

Klinik

Wenn der Druck im Pfortadersystem steigt **(portale Hypertonie),** z. B. weil der Strömungswiderstand in der Leber durch narbige Umorganisation (Leberzirrhose) erhöht ist, wird das Blut durch Kurzschlussverbindungen der oberen und der unteren Hohlvene zugeleitet **(portokavale Anastomosen).** Die klinisch wichtigsten portokavalen Anastomosen sind die Verbindungen über die Magenvenen zum Oesophagus, da diese zu Erweiterungen der submukösen Venen führen können (**Ösophagusvarizen** → Abb. 5.81). Die Ruptur solcher Varizen geht mit einer Letalität von ca. 50% einher und stellt damit die häufigste Todesursache bei Leberzirrhose dar. Bei Ruptur nach innen ist der Magen mit meist schwarzem Blut angefüllt, bei der selteneren Ruptur nach außen fließt das Blut in die Bauchhöhle.

Lymphgefäße der Speiseröhre

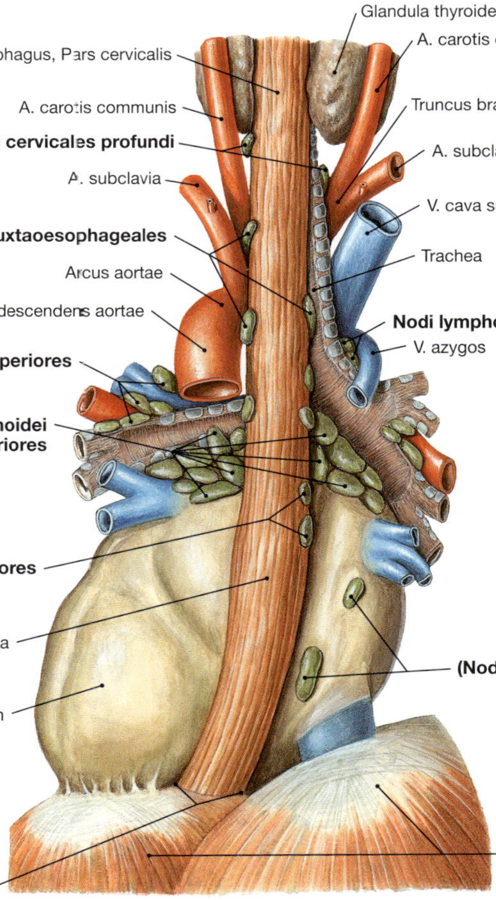

Abb. 5.78 Lymphknoten, Nodi lymphoidei, des hinteren Mediastinums, Ansicht von dorsal.
Die Lymphe des Oesophagus wird über die direkt am Oesophagus gelegenen Lymphknoten (Nodi lymphoidei juxtaoesophageales) drainiert in:
- **Pars cervicalis:** Nodi lymphoidei cervicales profundi
- **Pars thoracica** und **Pars abdominalis:** Lymphknoten des Mediastinums (Nodi lymphoidei mediastinales posteriores, Nodi lymphoidei tracheobronchiales und paratracheales) sowie der Bauchhöhle (Nodi lymphoidei phrenici inferiores auf der Zwerchfellunterseite und Nodi lymphoidei gastrici an der kleinen Magenkurvatur)

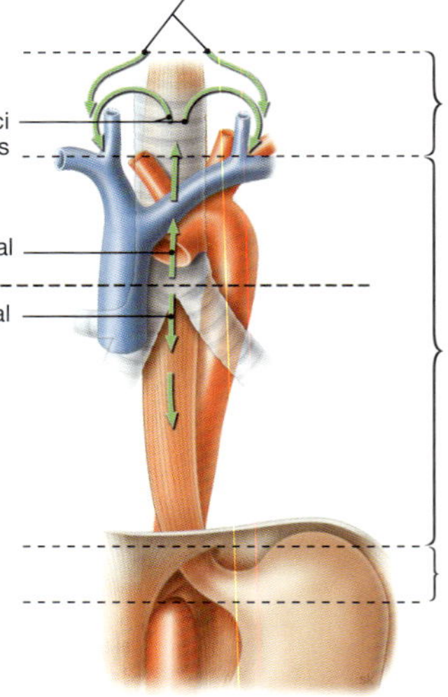

Abb. 5.79 Lymphabfluss der Speiseröhre; Ansicht von ventral.
Die Lymphe der Pars cervicalis gelangt über die tiefen Halslymphknoten zum **Truncus jugularis.** In der Pars thoracica gibt es zwei Strömungsrichtungen: Die obere Hälfte oberhalb der Trachealbifurkation drainiert nach oben in die mediastinalen Lymphknoten und von dort in den **Truncus bronchiomediastinalis.** Die untere Hälfte unterhalb der Trachealbifurkation hat Verbindungen zu den Lymphknoten der Bauchhöhle, die auch für die Pars abdominalis die regionären Lymphknoten darstellen. Von hier gelangt die Lymphe über Nodi lymphoidei coeliaci in den **Truncus intestinalis.**

Klinik

Die Richtung der Lymphdrainage spielt bei der Metastasierung von **Ösophagus- und Magenkarzinomen** eine Rolle. Bei Tumoren der unteren Ösophagushälfte ist eine Metastasierung in die Lymphknoten des Bauchraums möglich. Ähnliche Stromgebiete scheint es auch für das venöse Blut des Oesophagus zu geben, da Ösophaguskarzinome unterhalb der Trachealbifurkation häufiger Lebermetastasen verursachen, während bei Tumoren oberhalb der Trachealbifurkation Lungenmetastasen häufiger sind.

Speiseröhre, Ösophagoskopie

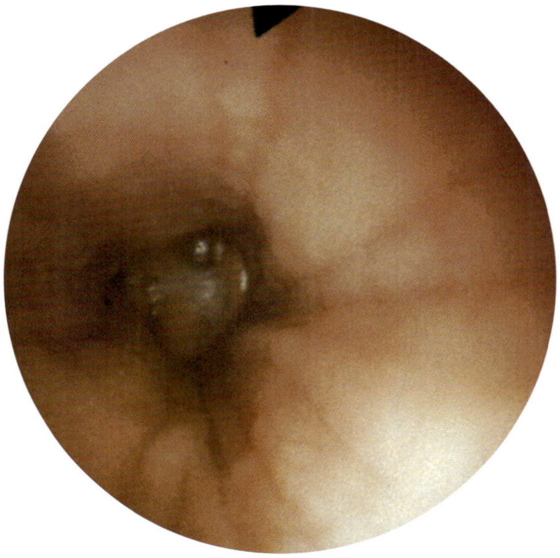

Abb. 5.80 Speiseröhre, Oesophagus; Ösophagoskopie, Normalbefund. [12]

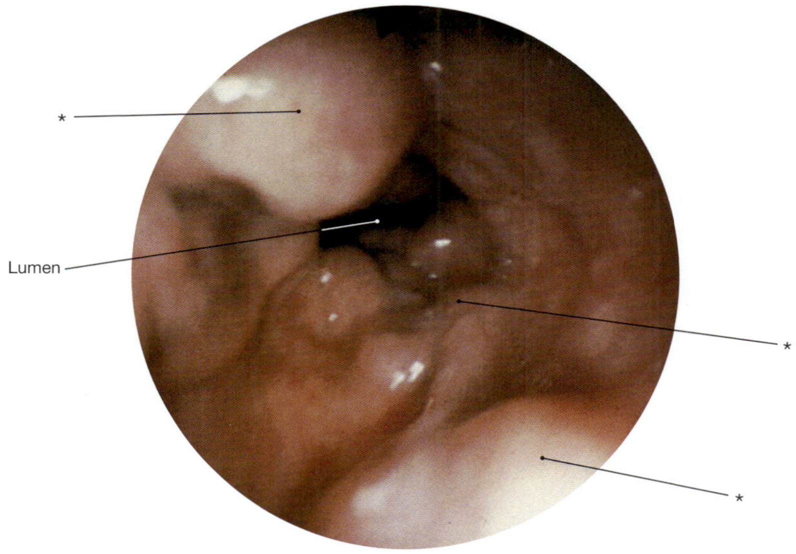

Abb. 5.81 Speiseröhre, Oesophagus; Ösophagoskopie, Ösophagusvarizen bei Leberzirrhose. [12]

* klin.: Varize

Klinik

Bei **portaler Hypertonie** kommt es zur Ausblildung **portokavaler Anastomosen** zu den Venen des Oesophagus, die sich zu **Ösophagusvarizen** erweitern können. Eine Ruptur dieser Varizen führt oft zu **lebensgefährlichen Blutungen.** Daher werden Ösophagusvarizen prophylaktisch abgebunden (Gummibandligatur) oder mit gefäßverödenden Substanzen unterspritzt (sklerosiert).

Thymus

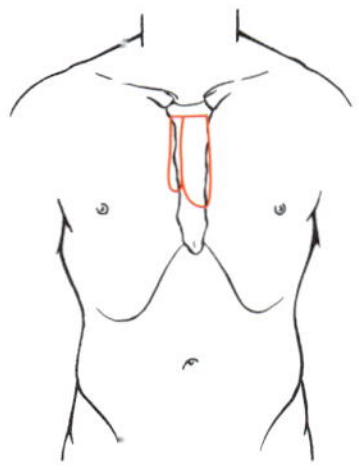

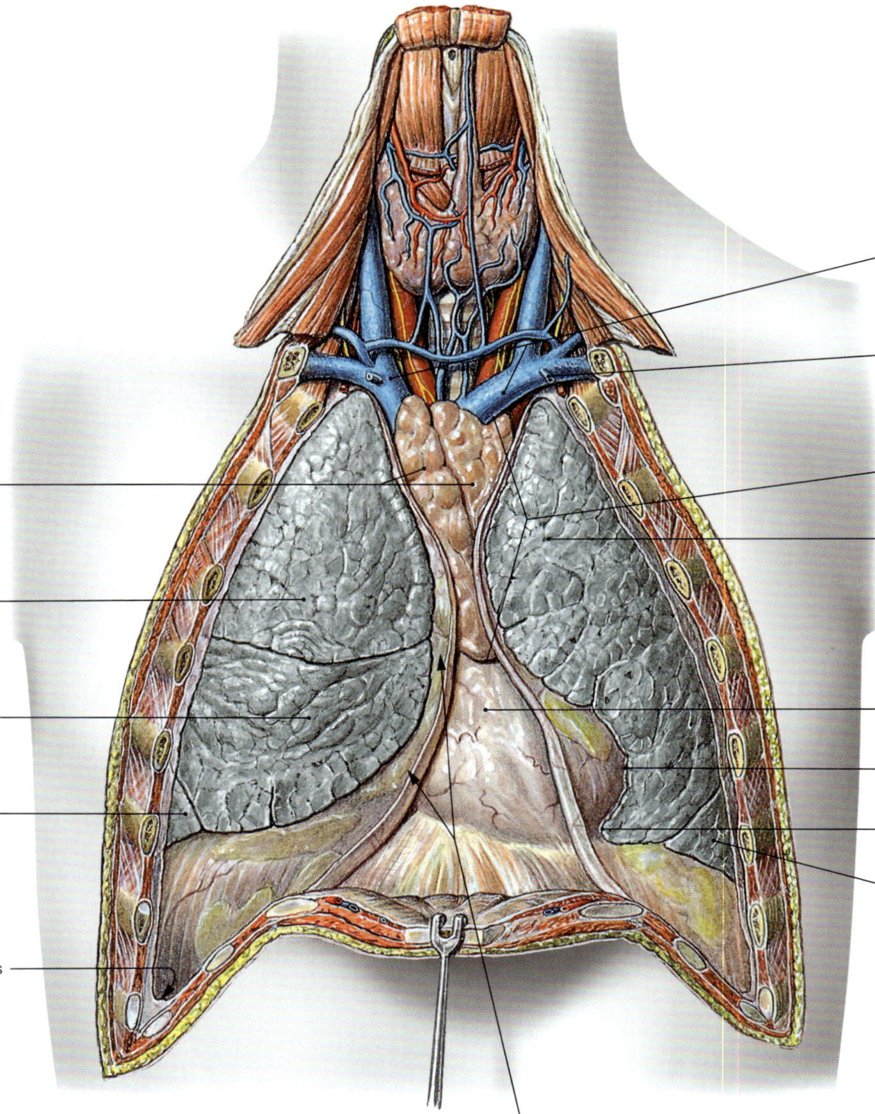

Abb. 5.82 Bries, Thymus, Mediastinum und Pleurahöhlen, Cavitates pleurales, eines Jugendlichen; Ansicht von ventral; nach Entfernung der vorderen Rumpfwand.

Das Bries (Thymus) liegt im Trigonum thymicum zwischen den medialen Rändern der Pleurahöhlen. Bei einem jungen Erwachsenen ist der Thymus relativ groß. Beim alten Menschen ist er fast vollständig durch zwei Fettlappen ersetzt. Daher findet man an den Präparaten oft nur Thymusrestkörper, die makroskopisch nur anhand kleiner arterieller Äste aus der A. thoracica interna und venöser Verbindungen zu den Vv. brachiocephalicae identifiziert werden können.

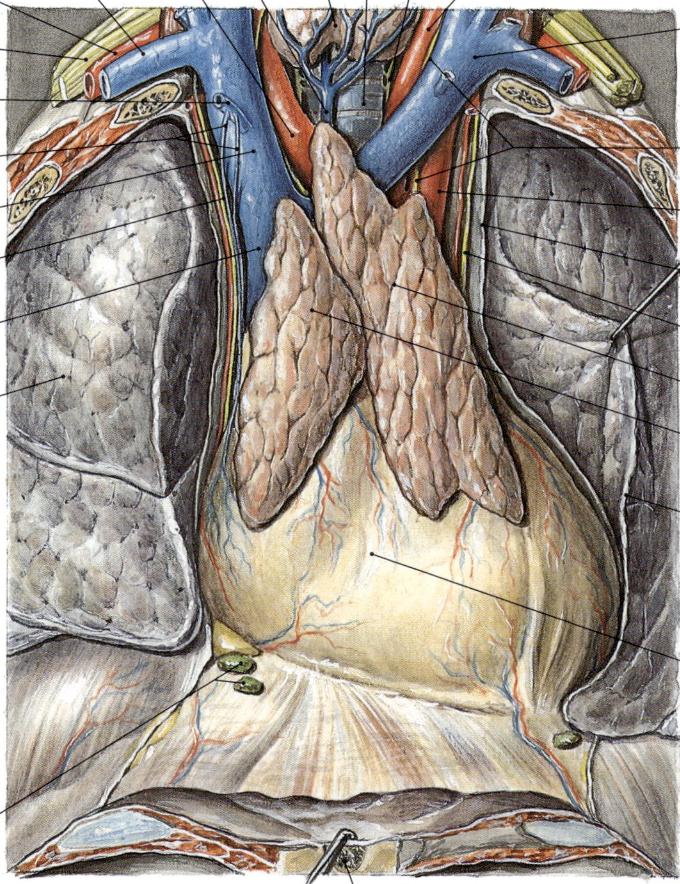

Abb. 5.83 Bries, Thymus, eines Jugendlichen; Ansicht von ventral. Der Thymus ist ein **primäres lymphatisches Organ.** Er dient der Vermehrung und Selektion von T-Lymphozyten, die anschließend den Thymus verlassen, um in den sekundären lymphatischen Organen die spezifische zelluläre Immunabwehr zu übernehmen.

Der Thymus entwickelt sich aus dem Endoderm der 3. Schlundtasche und dem Ektoderm der 3. Schlundfurche. Makroskopisch besteht er aus zwei Lappen (Lobi dexter und sinister), die im vorderen Abschnitt des oberen Mediastinums den großen Gefäßen aufliegen. Diese Lappen sind mikroskopisch in Läppchen untergliedert.

Der Thymus verändert sich zeitlebens in seiner geweblichen Zusammensetzung. Da er sein Gesamtvolumen dabei kaum ändert, ist er beim Neugeborenen relativ gesehen viel größer als beim Erwachsenen (→ Abb. 5.84). Nach der Pubertät wird das spezifische Thymusgewebe zunehmend durch Fettgewebe ersetzt, so dass der Thymus als Organ beim alten Menschen oft schwer zu identifizieren ist. Trotzdem bleibt immer spezifisches Thymusgewebe erhalten, um eine Immunabwehr zu ermöglichen.

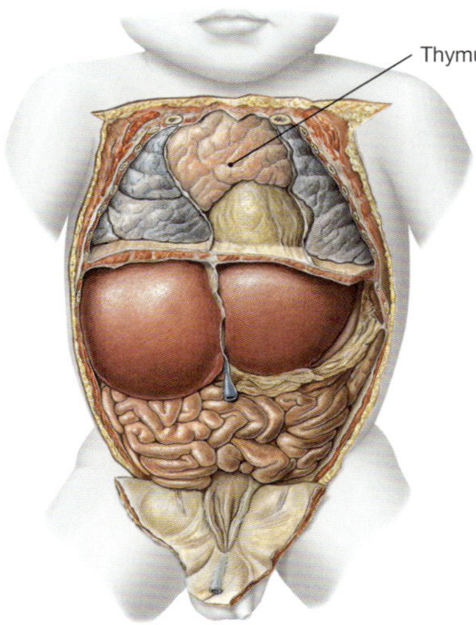

Abb. 5.84 Lage des Bries, Thymus, eines Neugeborenen; Ansicht von ventral; nach Entfernung der vorderen Rumpfwand.

Mediastinum

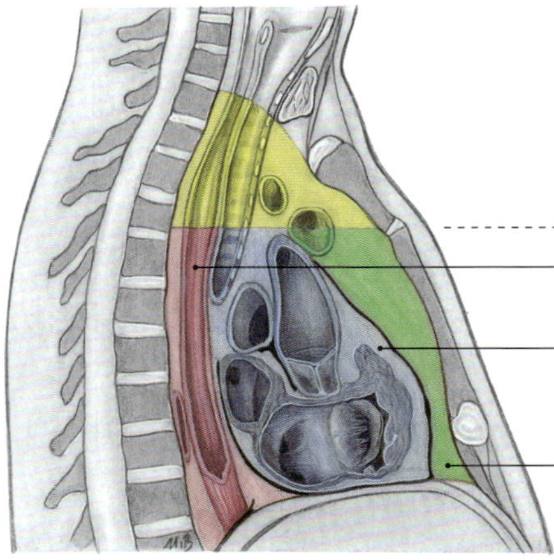

Abb. 5.85 Gliederung des Mediastinums.
Das Mediastinum gliedert sich in ein Mediastinum inferius, in dem das Herz liegt, und in ein Mediastinum superius. Das untere Mediastinum wird weiter in ein Mediastinum anterius vor dem Herzen, in ein Mediastinum medium mit dem Herzbeutel und in ein Mediastinum posterius hinter dem Herzbeutel eingeteilt.

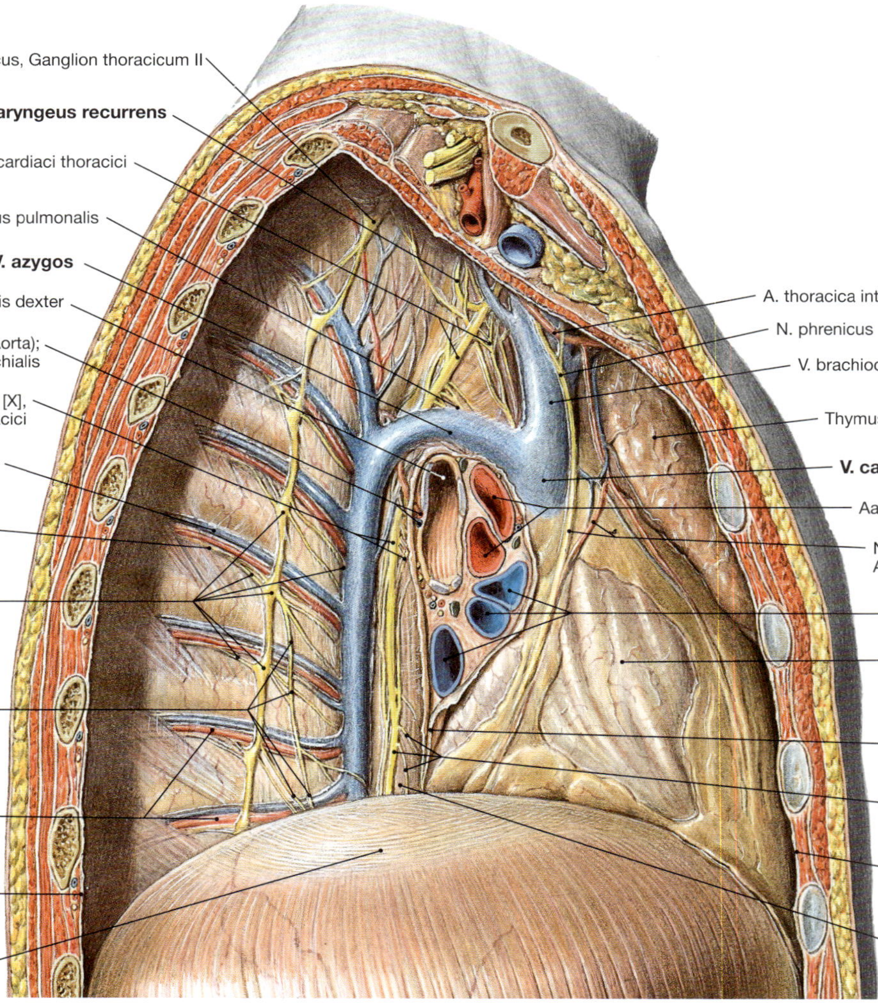

Abb. 5.86 Mediastinum und Pleurahöhle, Cavitas pleuralis, eines Jugendlichen; Ansicht von rechts; nach Entfernung der seitlichen Brustwand und der rechten Lunge.
Bei Ansicht von rechts fällt im hinteren Mediastinum besonders die **V. azygos** auf, die neben der Wirbelsäule aufsteigt, die rechte Lungenwurzel überquert und dann auf Höhe des 4./5. Brustwirbels von dorsal in die V. cava superior einmündet. Rechts zieht der N. laryngeus recurrens nach seinem Abgang aus dem N. vagus [X] von hinten um die A. subclavia nach oben.

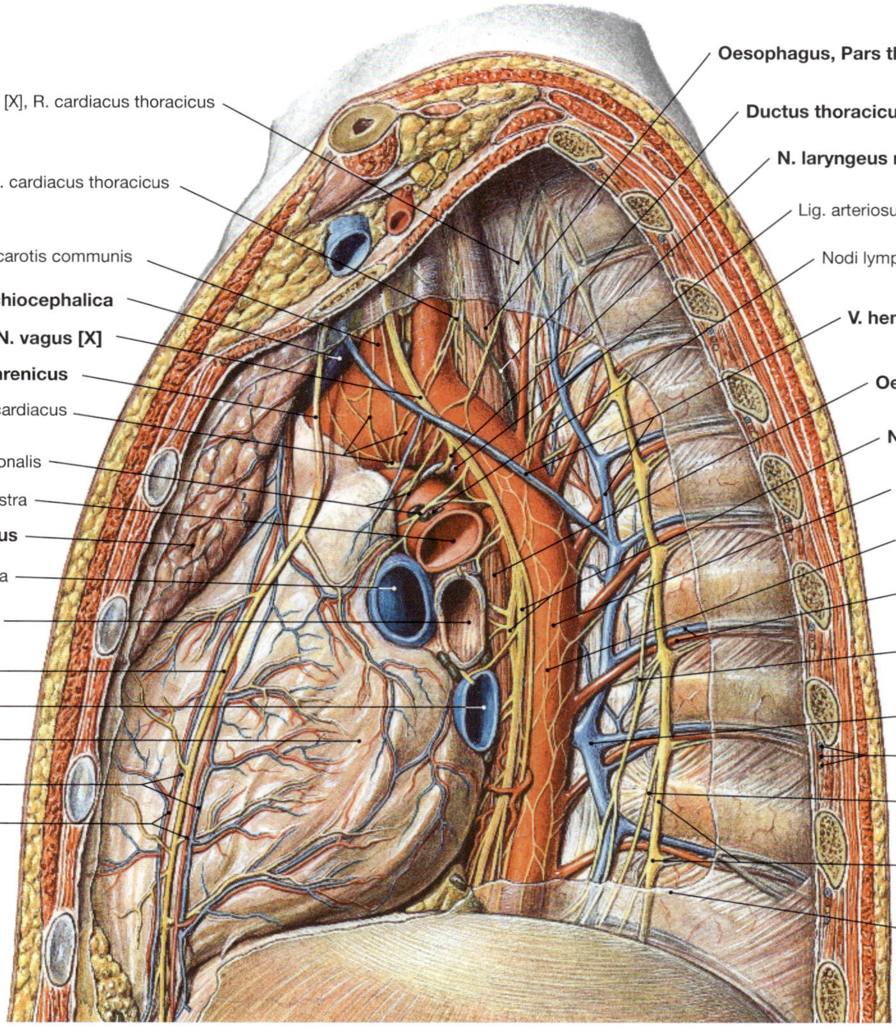

Abb. 5.87 Mediastinum und Pleurahöhle, Cavitas pleuralis, eines Jugendlichen; Ansicht von links; nach Entfernung der seitlichen Brustwand und der linken Lunge.
Bei Ansicht von links fällt im hinteren Mediastinum besonders die Aorta thoracica auf, die links vor der Wirbelsäule absteigt. Seitlich auf den Wirbelkörpern liegt die V. hemiazygos, die zwischen dem 10. und 7. Brustwirbel in die V. azygos mündet. Sie kommuniziert meist mit der V. hemiazygos accessoria, die das Blut der oberen Interkostalvenen aufnimmt. Noch weiter lateral, auf den Köpfchen der Rippen, liegen die Ganglien des Truncus sympathicus, aus denen N. splanchnicus major und minor abgehen. Der N. vagus [X] zieht hinter der Lungenwurzel an den Oesophagus heran, nachdem er den N. laryngeus recurrens abgegeben hat, der sich auf der linken Seite um den Aortenbogen herumschlingt. Im mittleren Mediastinum liegt der Herzbeutel und auf diesem der N. phrenicus, der von den Vasa pericardiacophrenica begleitet wird. Im oberen Mediastinum bedeckt der Thymus die großen Gefäße von ventral.

Inhalt des Mediastinum superius	Inhalt des Mediastinum inferius
• Thymus • Trachea • Oesophagus • Aorta und Truncus pulmonalis • Vv. brachiocephalicae und V. cava superior • Lymphbahnen: Lymphstämme (Ductus thoracicus, Trunci bronchiomediastinales) und mediastinale Lymphknoten • vegetatives Nervensystem (Truncus sympathicus, N. vagus [X] mit N. laryngeus recurrens) • N. phrenicus	• **Mediastinum anterius:** retrosternale Lymphabflüsse der Brustdrüse • **Mediastinum medium:** Herzbeutel mit herznahen Gefäßen, N. phrenicus mit Vasa pericardiacophrenica • **Mediastinum posterius:** Aorta, Oesophagus mit Plexus oesophageus des N. vagus, Ductus thoracicus, Truncus sympathicus mit Nn. splanchnici, V. azygos und V. hemiazygos sowie interkostale Leitungsbahnen

N. phrenicus

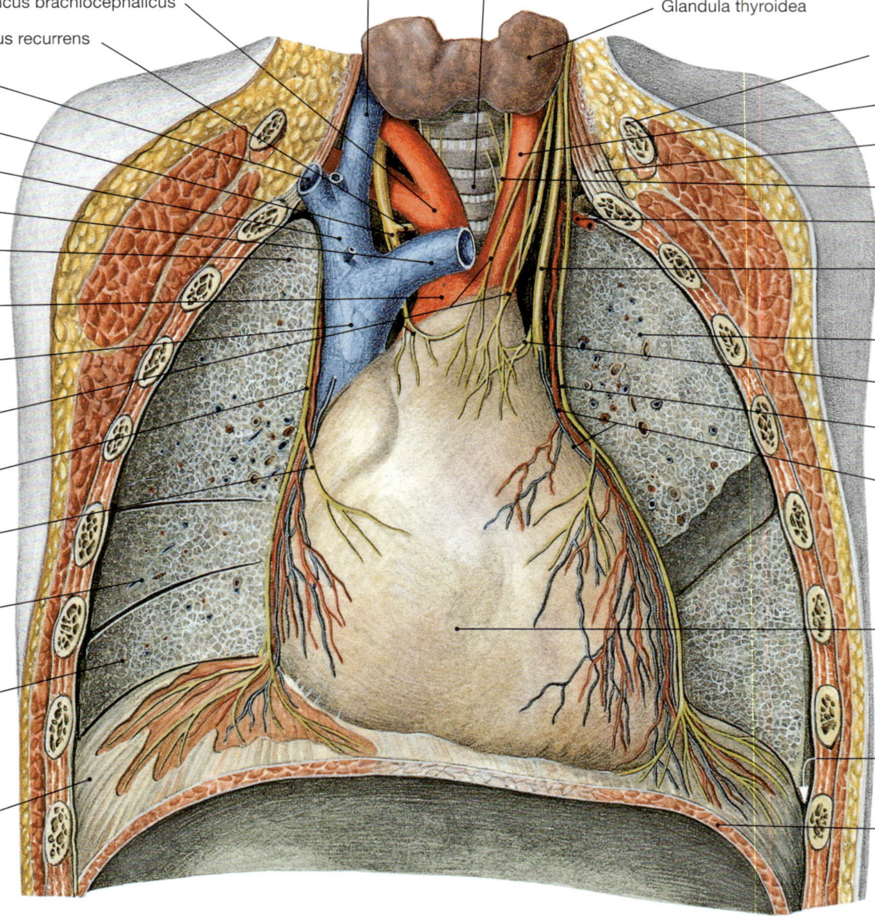

Abb. 5 88 Mittleres Mediastinum; Ansicht von ventral; nach Entfernung der vorderen Brustwand, Lungen in der Frontalebene durchgeschnitten.

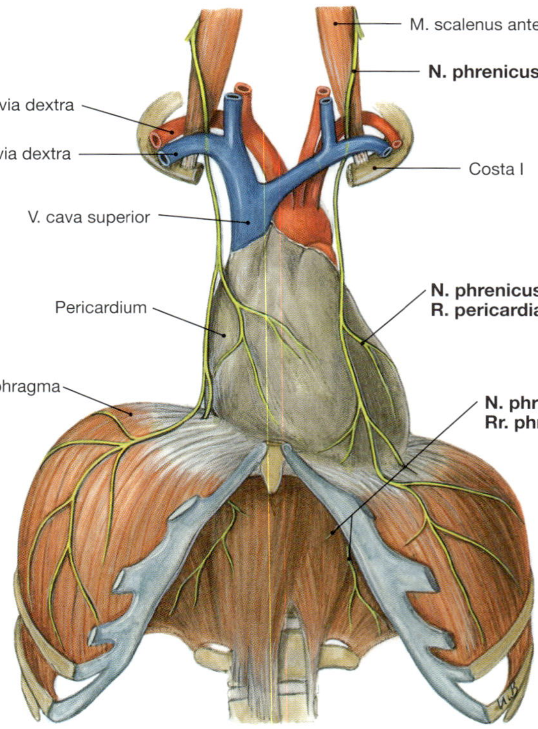

Abb. 5.39 Verlauf des N. phrenicus.
Der N. phrenicus entspringt den Segmenten C3 bis C5 (hauptsächlich C4) des Plexus cervicalis, zieht am Hals auf dem M. scalenus anterior nach kaudal (Leitmuskel!) und gelangt dann vor der Lungenwurzel auf den Herzbeutel, wo er in Begleitung der Vasa pericardiacophrenica, bedeckt von der Pleura mediastinalis, zum Zwerchfell absteigt, das er moto-risch innerviert. Daneben besitzt er sensorische Äste zum Herzbeutel (R. pericardiacus), für die Pleura diaphragmatica sowie das Peritoneum parietale auf der Unterseite des Zwerchfells (Rr. phrenicoabdominales . Die Rr. phrenicoabdominales innervieren auch das Peritoneum viscerale auf Leber und Gallenblase.

Klinik

Der entwicklungsgeschichtlich bedingte Verlauf des N. phrenicus hat bei **Querschnittslähmungen** klinische Bedeutung. Schädigungen des Rückenmarks kaudal von C4 führen nicht zu Atemstörungen, während eine Verletzung des Segments C4 zum Ersticken führen kann.

Die Innervation von **Leber und Gallenblase** durch die Rr. phrenicoabdominales kann zu einer **Schmerzübertragung in die rechte Schulter** (bei Leberpunktion, Entzündung der Gallenblase) führen. Bei Rupturen der Milz gibt es eine ähnliche Schmerzausstrahlung in die linke Schulter.

Aortenbogen

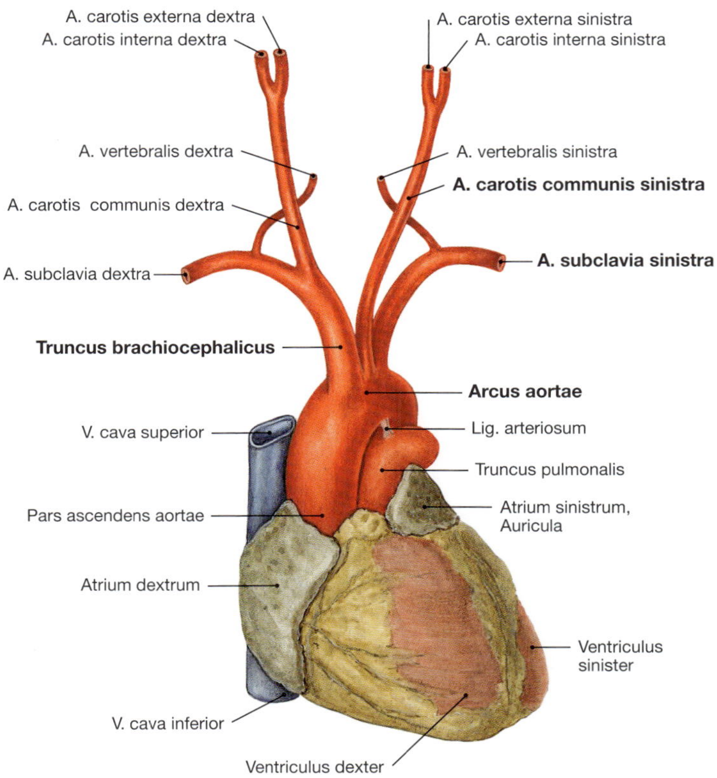

Ab. 5.90 Herz, Cor, und Aortenbogen, Arcus aortae, mit Abgängen der großen Arterien; Ansicht von ventral.
Die aufsteigende Aorta (Pars ascendens) geht in den Aortenbogen über, der über das Lig. arteriosum mit dem Truncus pulmonalis verbunden ist, und setzt sich dann in den absteigenden Schenkel (Pars descendens) der Aorta thoracica fort (→ Abb. 5.92). Der Aortenbogen gibt folgende Äste ab:
- Truncus brachiocephalicus (rechts), der sich in die A. subclavia dextra und A. carotis communis dextra aufzweigt
- A. carotis communis sinistra
- A. subclavia sinistra

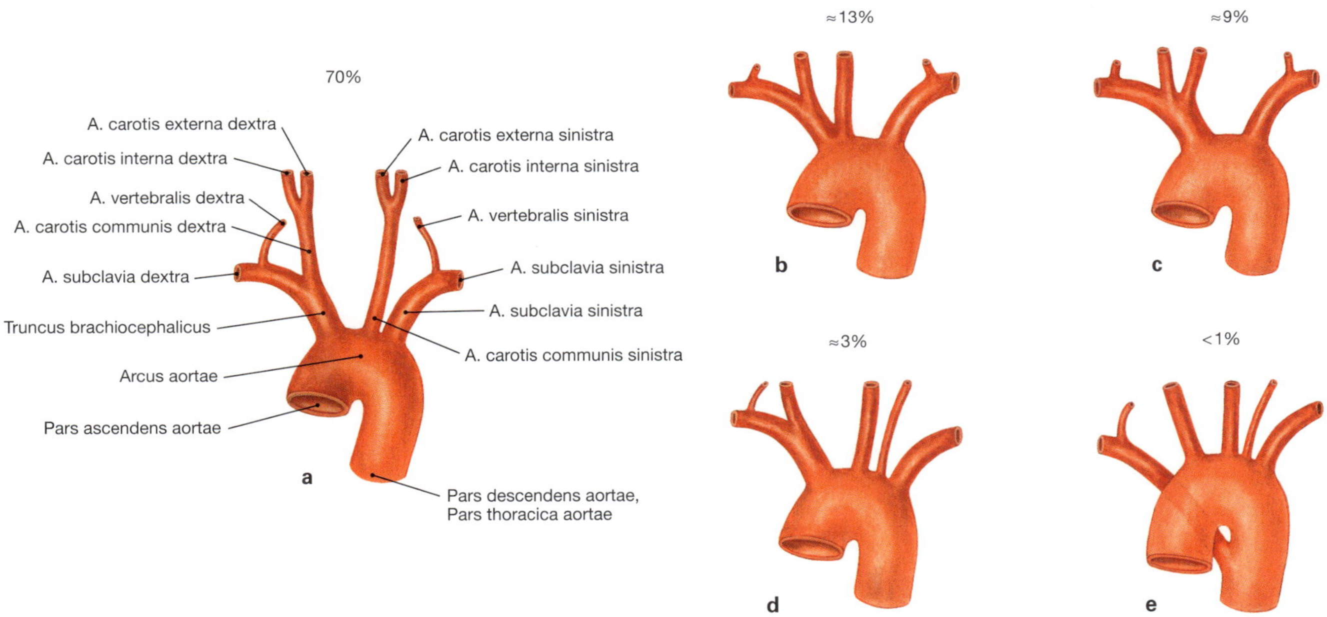

Abb. 5.91 a bis e Varietäten der Abgänge der großen Arterien vom Aortenbogen.
- **a** „Lehrbuchfall"
- **b** gemeinsamer Ursprung von Truncus brachiocephalicus und A. carotis communis sinistra
- **c** gemeinsamer Stamm für Truncus brachiocephalicus und A. carotis communis sinistra
- **d** selbstständiger Abgang der A. vertebralis sinistra aus dem Arcus aortae
- **e** Abgang der A. subclavia dextra als letzter Ast aus dem Arcus aortae. Diese abnorme Arterie verläuft meist hinter dem Oesophagus nach rechts und kann Schluckbeschwerden hervorrufen (Dysphagia lusoria).

Das Vorkommen einer eigenständigen, zur Schilddrüse ziehenden **A. thyroidea ima,** die dem Truncus brachiocephalicus oder als zweiter Ast dem Aortenbogen entspringt, ist relativ selten.

Arterien des hinteren Mediastinums

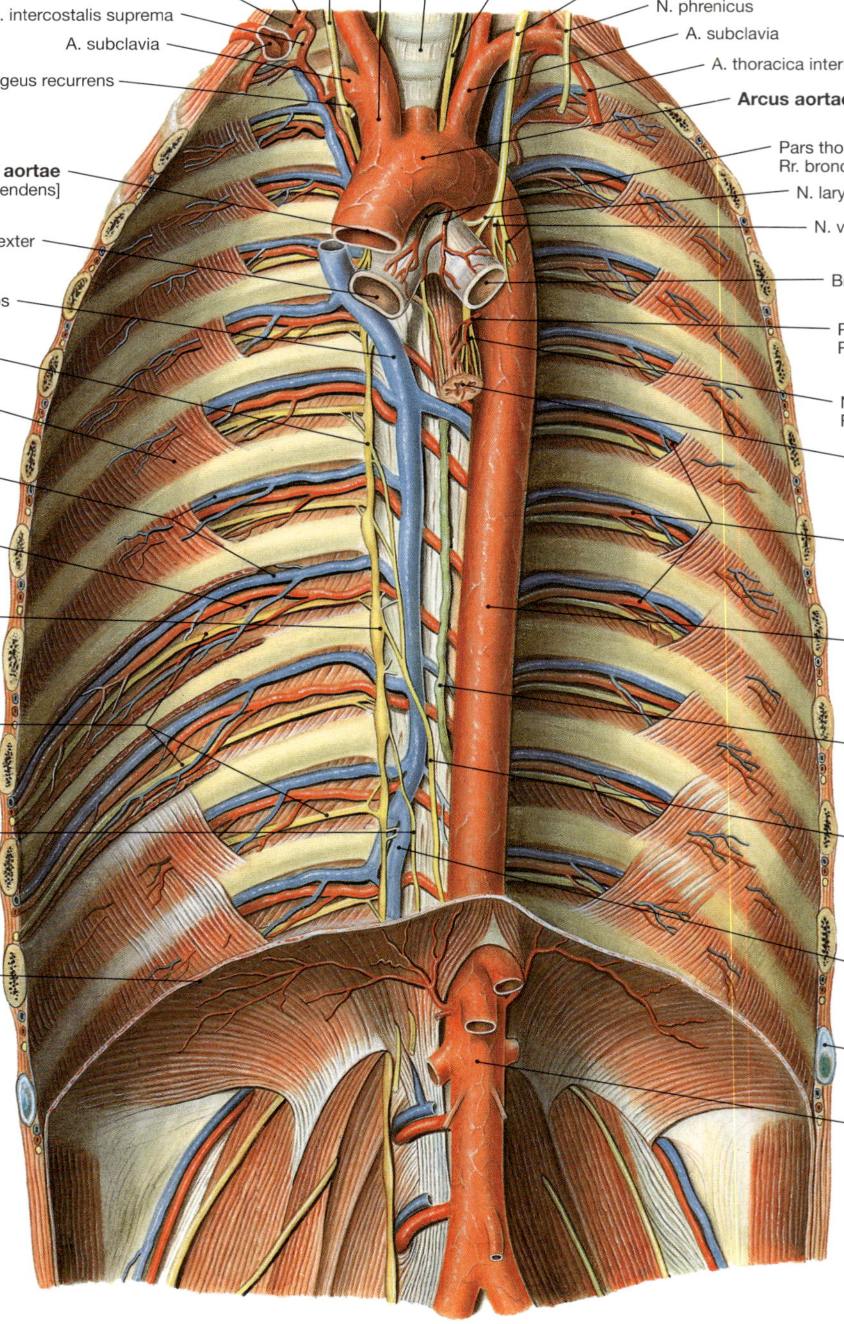

Abb. 5.92 Aorta mit ihren Ästen; Ansicht von ventral auf die hintere Rumpfwand.
Die Pars descendens der Aorta steigt im hinteren Mediastinum ab (Pars thoracica) und tritt dann durch das Zwerchfell (Pars abdominalis).

Äste der Pars thoracica aortae	
parietale Äste zur Rumpfwand	• Aa. intercostales posteriores: 9 Paare (die ersten beiden sind Äste des Truncus costocervicalis der A. subclavia) • A. subcostalis: das letzte Paar unter der XII. Rippe • A. phrenica superior: zur Oberseite des Zwerchfells
viszerale Äste zu den Brusteingeweiden	• Rr. bronchiales: Vasa privata der Lunge (rechts meist aus der A. intercostalis posterior dextra III) • Rr. oesophageales: 3–6 Äste zur Speiseröhre • Rr. mediastinales: kleine Äste zu Mediastinum und Perikard

Venen des hinteren Mediastinums

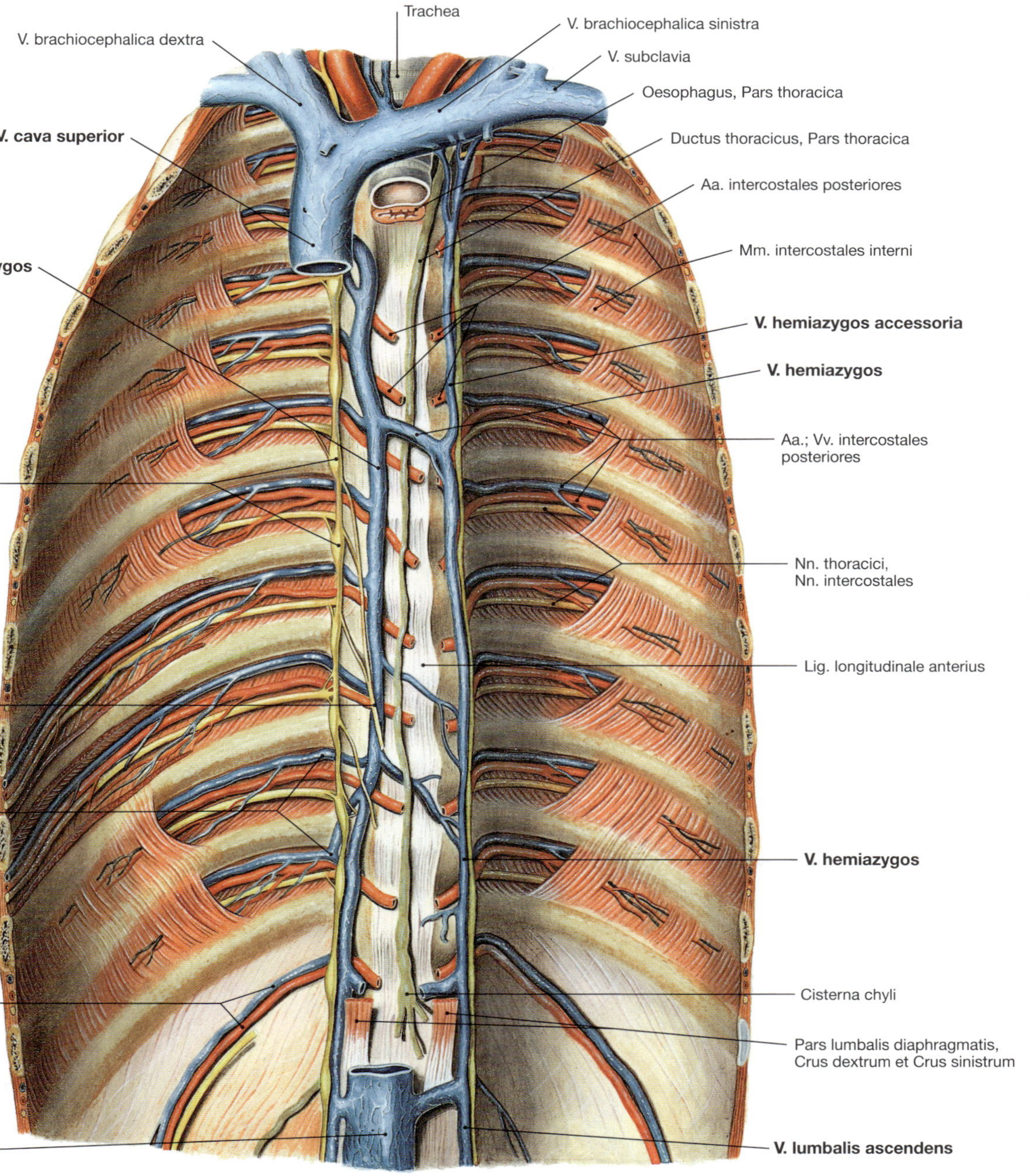

Abb. 5.93 Venen des Azygossystems; Ansicht von ventral auf die hintere Rumpfwand; nach Entfernung des Zwerchfells.

Das Azygossystem verbindet die V. cava superior und inferior miteinander und entspricht in seinen Zuflüssen den Ästen der Brustaorta. Auf der **rechten Seite** der Wirbelsäule steigt die **V. azygos** auf und mündet auf Höhe des 4./5. Brustwirbels von dorsal in die V. cava superior. **Links** entspricht ihr die **V. hemiazygos,** die ihrerseits zwischen dem 10. und 7. Brustwirbel in die V. azygos mündet. Aus den oberen Interkostalvenen nimmt eine **V. hemiazygos accessoria** das Blut auf. Unterhalb des Zwerchfells setzen rechts und links eine V. lumbalis ascendens den Verlauf der Azygosvenen fort und haben Anschluss an die V. cava inferior.

Zuflüsse:
- Vv. mediastinales: von den Organen des Mediastinums (Vv. oesophageales, Vv. bronchiales, Vv. pericardiacae)
- Vv. intercostales posteriores und V. subcostalis: von der hinteren Rumpfwand

Nerven des hinteren Mediastinums

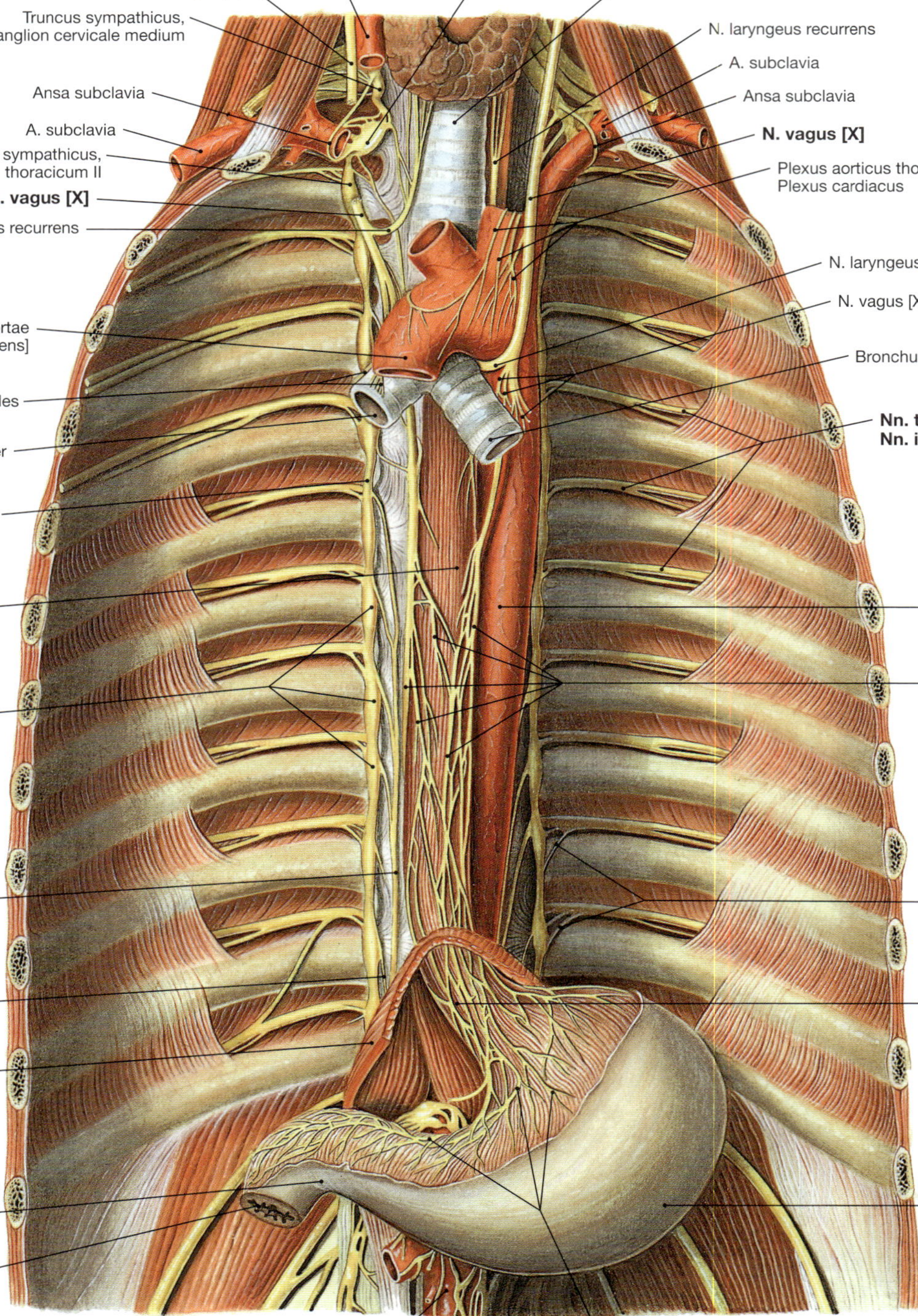

Abb. 5.94 Nerven des hinteren Mediastinums; Ansicht von ventral auf die hintere Rumpfwand; nach Entfernung des Zwerchfells.

Im hinteren Mediastinum liegen zum einen die Interkostalnerven (Nn. intercostales) des **somatischen Nervensystems** und zum anderen Abschnitte des Sympathicus (Truncus sympathicus) und des Parasympathicus (Nn. vagi) als Bestandteile des **vegetativen Nervensystems.** Der **Grenzstrang** (Truncus sympathicus) bildet im hinteren Mediastinum eine paravertebrale Kette aus zwölf thorakalen Ganglien, die über Rr. interganglionares verbunden sind. Die präganglionären Neurone des Sympathicus sitzen in den Seitenhörnern (C8–L3) des Rückenmarks und treten mit den Spinalnerven aus dem Wirbelkanal aus. Die Rr. communicantes albi führen die Fasern zu den Ganglien des Truncus sympathicus, in denen die Perikarya der postganglionären Neurone sitzen. Deren Axone gelangen über Rr. communicantes grisei zu den Spinalnerven und ihren Ästen zurück. Einige präganglionäre Neurone werden nicht im Grenzstrang umgeschaltet, sondern ziehen mit den Nn. splanchnici major und minor zu den Nervengeflechten auf der Aorta abdominalis, wo die Umschaltung erfolgt. Die präganglionären Neurone der **Nn. vagi** ziehen hinter der Lungenwurzel an die Speiseröhre heran und bilden hier den Plexus oesophageus. Aus diesem formieren sich zwei Stämme (Trunci vagales anterior und posterior), die mit der Speiseröhre durch das Zwerchfell zu den vegetativen Nervengeflechten der Bauchaorta verlaufen. Hier erfolgt allerdings keine Verschaltung da die postganglionären Neurone meist in der Umgebung der jeweiligen Organe liegen.

Lymphgefäße und Lymphknoten des Mediastinums

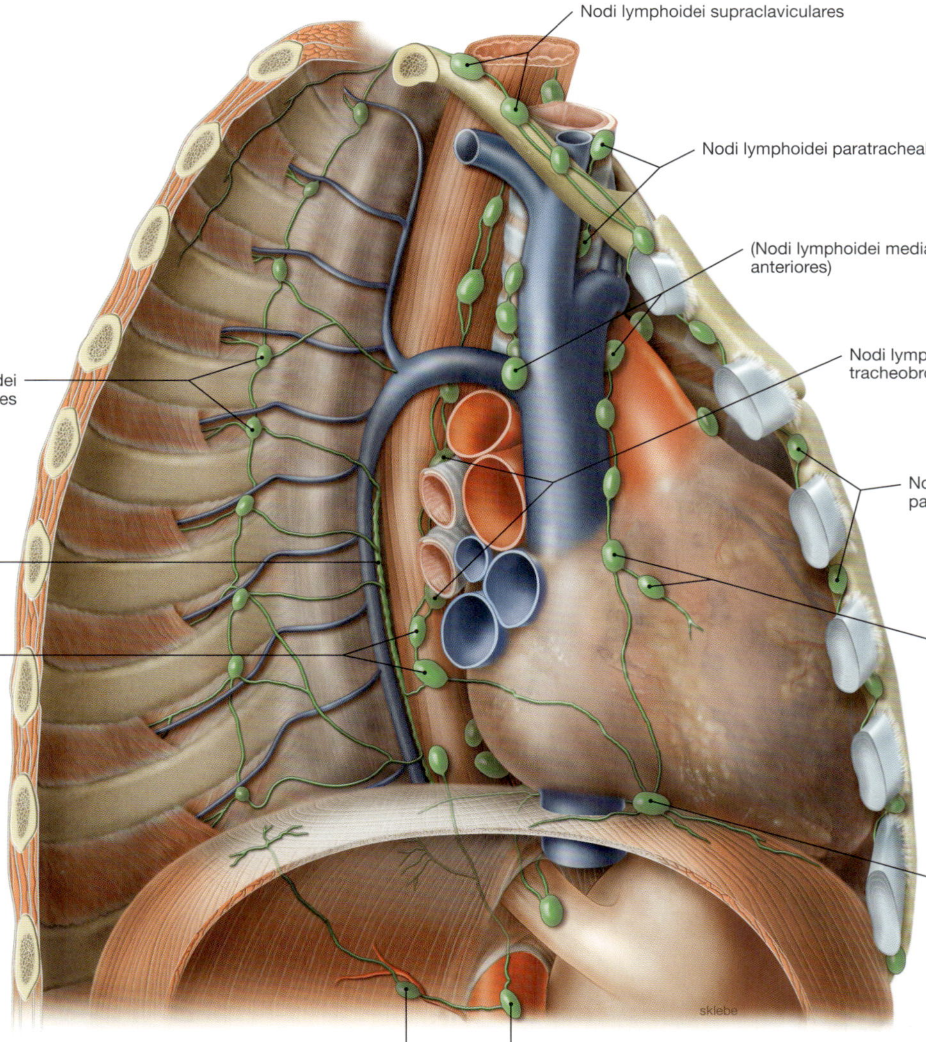

Abb. 5.95 Lymphgefäße und Lymphknoten des Mediastinums; Ansicht von rechts ventrolateral nach Entfernung der seitlichen Brustwand. (nach [2])

Im Mediastinum liegen verschiedene Gruppen von Lymphknoten, die man in parietale Lymphknoten (Drainage der Rumpfwände) und viszerale Lymphknoten (Drainage der Brusteingeweide) einteilen kann. Von dort fließt die Lymphe in die großen Lymphstämme.

Parietale Lymphknoten:

- Nodi lymphoidei parasternales: beidseits des Brustbeins. Sie nehmen Lymphe aus der vorderen Rumpfwand, der Brustdrüse und vom Zwerchfell auf. Von ihnen gelangt die Lymphe in den Truncus subclavius.
- Nodi lymphoidei intercostales: zwischen den Rippenköpfchen. Sie filtern Lymphe der hint eren Brustwand. Die efferenten Lymphbahnen münden direkt in den Ductus thoracicus.

Viszerale Lymphknoten mit Anschluss an die Trunci bronchomediastinales:

- Nodi lymphoidei mediastinales anteriores: beidseits der großen Gefäße, Zufluss aus Lunge und Pleura, Zwerchfell (Nodi lymphoidei phrenici superiores) Herz und Perikard (Nodi lymphoidei pericardiaci) sowie Thymus
- Nodi lymphoidei mediastinales posteriores: an Bronchien und Trachea (Nodi lymphoidei tracheobronchiales und paratracheales) und Oesophagus (Nodi lymphoidei juxtaoesophageales)

Lymphstämme:

Der Ductus thoracicus tritt vorne auf der Wirbelsäule (→ Abb. 5.93) durch das Zwerchfell und steigt im hinteren Mediastinum zunächst hinter der Aorta und dann hinter dem Oesophagus bis zum 7. Halswirbel auf, überquert die linke Pleurakuppel und mündet von dorsal in den Bereich des linken Venenwinkels (zwischen V. subclavia und V. jugularis interna). Kurz vor seiner Einmündung nimmt er den Truncus bronchiomediastinalis sinister auf, der eigenständig im Mediastinum verläuft, sowie den Truncus subclavius sinister (vom Arm) und den Truncus jugularis sinister (vom Hals). Rechts vereinigt meist ein kurzer (1 cm) Ductus lymphaticus dexter die entsprechenden Lymphstämme und mündet in den rechten Venenwinkel.

Obere Thoraxapertur

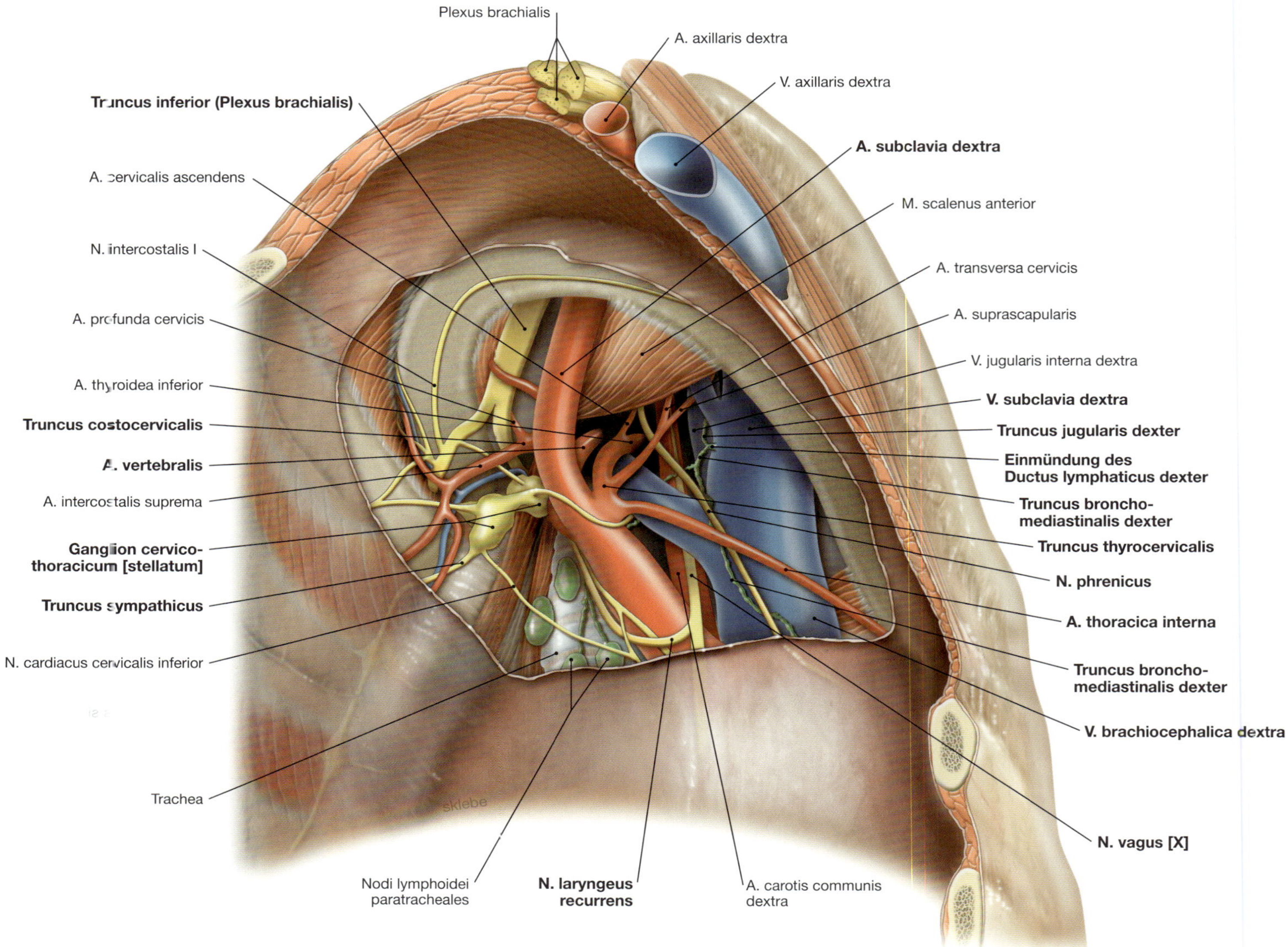

Abb. 5.36 Leitungsbahnen der oberen Thoraxapertur, rechts; Ansicht von kaudal; nach Entfernung der Pleurakuppel.

Die Pleurakuppel wird vor dem M. scalenus anterior von der V. subclavia und hinter dem Muskel **(Skalenuslücke)** von der A. subclavia und dem Plexus brachialis überbrückt. Der A. subclavia entspringen die A. thoracica interna, die zur Seitenfläche des Brustbeins absteigt, die A. vertebralis sowie der Truncus thyrocervicalis mit seinen Ästen. Dorsal des M. scalenus anterior geht der Truncus costocervicalis hervor, der sich in die A. profunda cervicis und die A. intercostalis suprema teilt. Der N. phrenicus liegt ventral auf der V. brachiocephalica. Weiter dorsal gibt der N. vagus auf seinem Verlauf den N. laryngeus recurrens ab, der sich auf der rechten Seite um die A. subclavia herumschlingt, bevor er wieder zum Hals aufsteigt. Hinter der A. subclavia liegt der Truncus sympathicus mit seinem Ganglion cervicothoracicum (stellatum). Am schwierigsten zu identifizieren ist der kurze Ductus lymphaticus dexter, der nach Vereinigung des Truncus bronchiomediastinalis und des Truncus subclavius in den rechten Venenwinkel (zwischen V. subclavia und V. jugularis interna) einmündet.

Obere Thoraxapertur

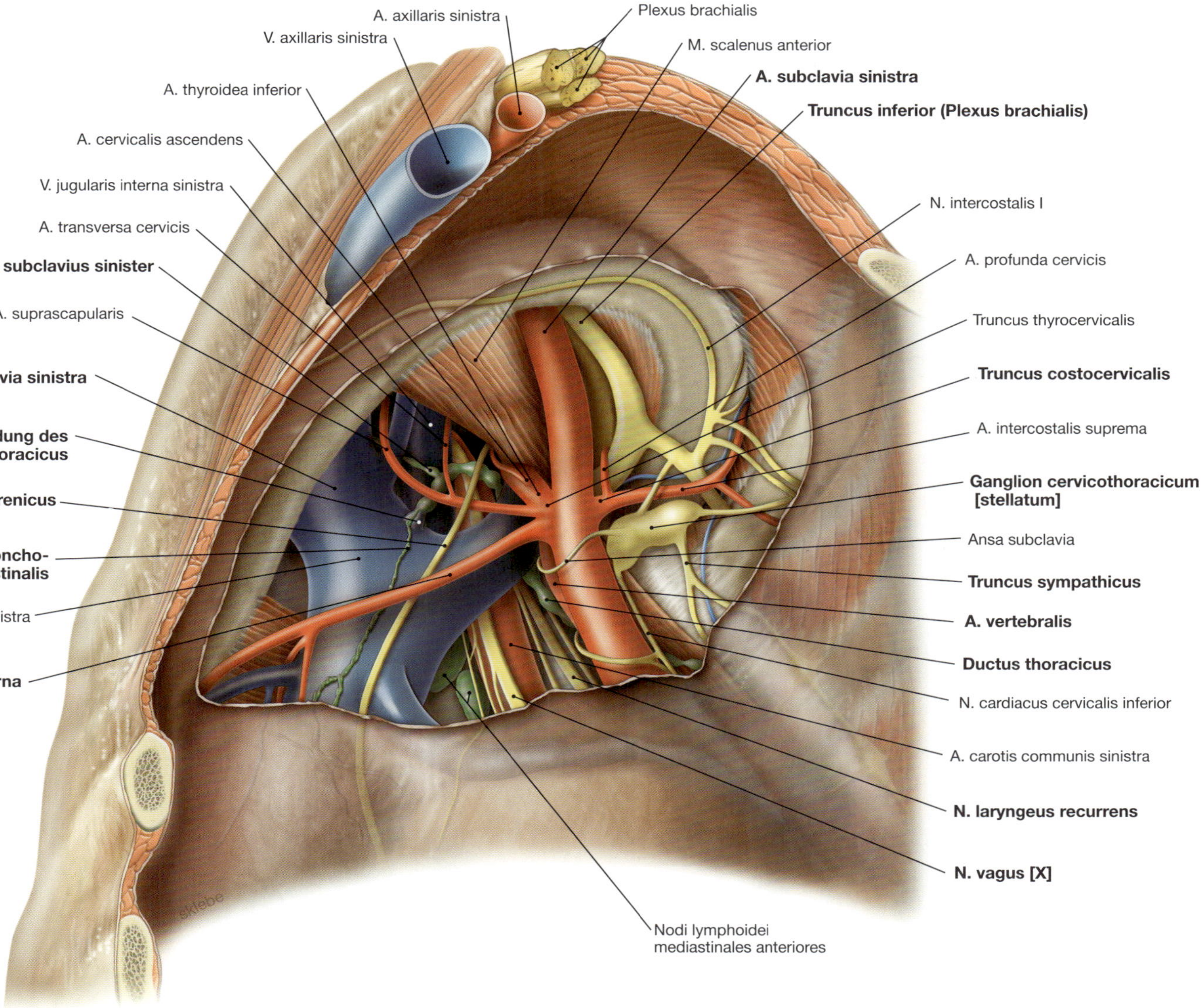

Abb. 5.97 Leitungsbahnen der oberen Thoraxapertur, links; Ansicht von kaudal; nach Entfernung der Pleurakuppel.
Hier werden nur die Strukturen beschrieben, die sich im Verlauf von den Leitungsbahnen der rechten Seite (→ Abb. 5.96) unterscheiden. Auf der linken Körperseite steigt der **N. vagus [X]** weiter nach kaudal ab, bevor er seinen N. laryngeus recurrens abgibt, der sich um den Aortenbogen herumschlingt (nicht zu sehen), bevor er wieder zum Hals aufsteigt. Auf den Verlauf des **Ductus thoracicus** ist besonders zu achten, da er bei der Präparation in diesem Gebiet oft verletzt wird. Der **Ductus thoracicus** steigt im hinteren Mediastinum auf und zieht über die linke Pleurakuppel, bevor er von dorsal im Bereich des linken Venenwinkels (zwischen V. subclavia und V. jugularis interna) einmündet. Vor seiner Mündung nimmt er den Truncus bronchomediastinalis, den Truncus subclavius und den Truncus jugularis (nicht zu sehen) auf.

Brusthöhle, Mediansagittalschnitt

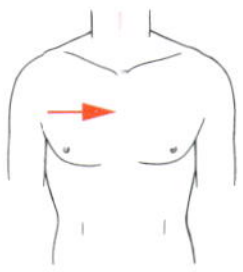

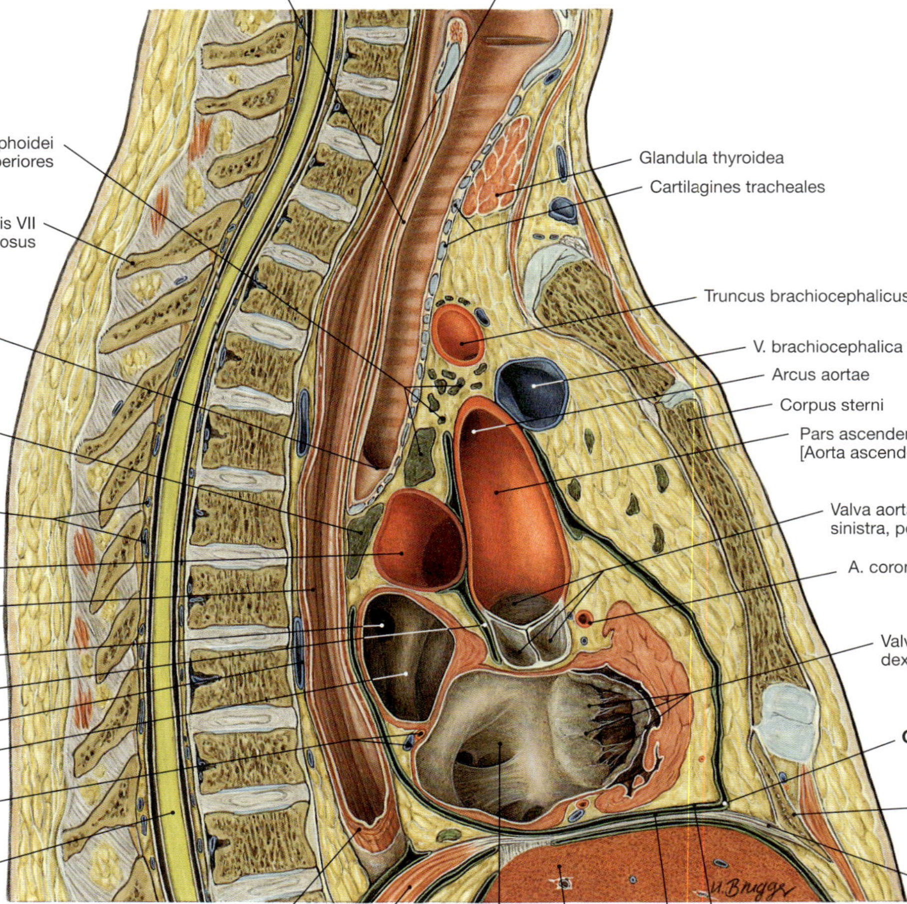

Abb. 5.98 Brusthöhle, Cavitas thoracis; Mediansagittalschnitt; Ansicht von lateral rechts.
Bei dieser Schnittführung wird besonders die Nähe des Oesophagus zum linken Vorhof des Herzens (Atrium sinistrum) im hinteren Mediastinum deutlich. Beide Strukturen werden nur durch die Perikardhöhle (Cavitas pericardiaca) getrennt.

Klinik

Bei der **transösophagealen Echokardiographie** wird die räumliche Nähe des Oesophagus zum Herzen genutzt. Mit einer in den Oesophagus eingeführten Ultraschallsonde gelingt die Darstellung des Herzens und besonders der Herzklappen viel genauer als bei der Untersuchung von der Außenseite des Brustkorbs.

Brusthöhle, Transversalschnitte

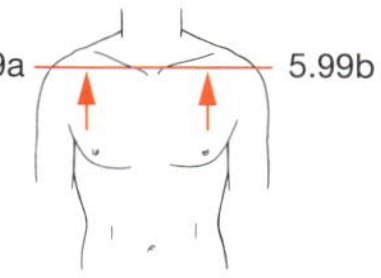

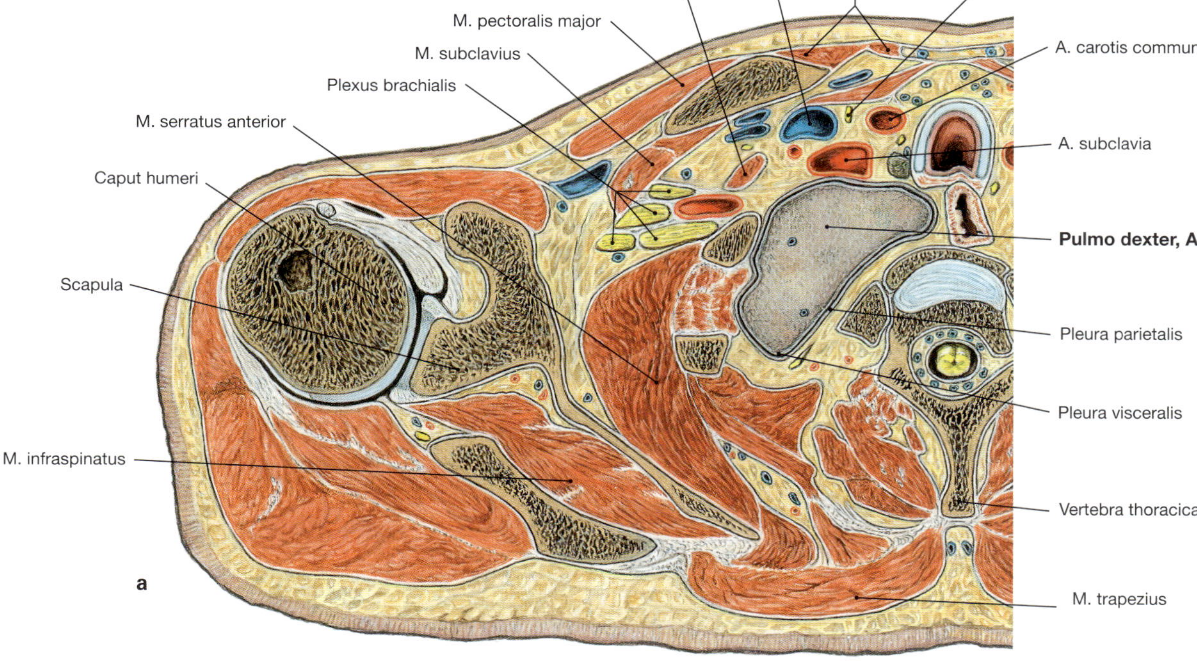

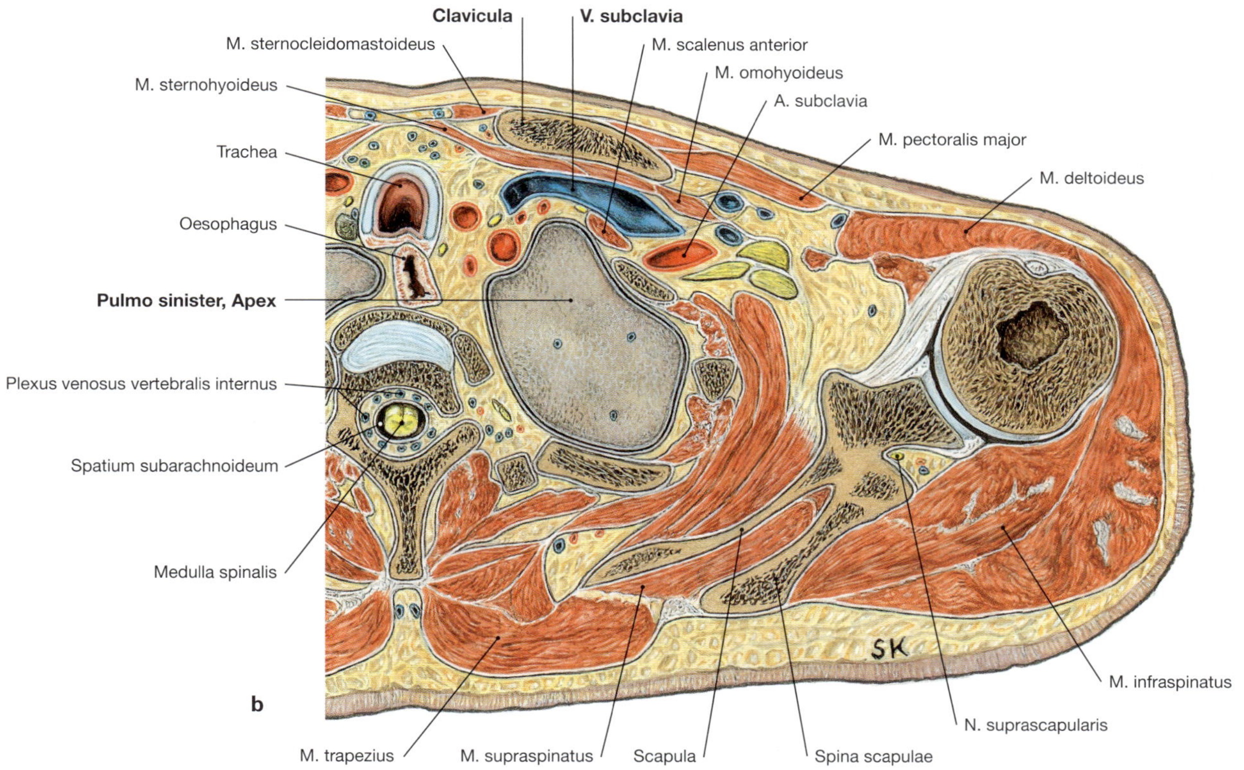

Abb. 5.99a und b Pleurakuppel, Cupula pleurae; Transversalschnitte; auf Höhe des Schultergelenks; Ansicht von kaudal.
Bei dieser Schnittführung ist erkennbar, dass sich die Pleurakuppel hinter dem Gefäß-Nerven-Strang des Arms über die obere Thoraxapertur ausdehnt. Dadurch gelangt die Lungenspitze unmittelbar hinter die V. und A. subclavia.

Klinik

Die Ausdehnung der Pleurakuppel muss beim Legen eines **zentralen Venenkatheters** (ZVK) in die **V. subclavia** bedacht werden. Dabei sticht man am Unterrand an der vorderen Konvexität der Clavicula in Richtung auf das Sternoklavikulargelenk ein. Wenn die Kanüle zu steil gestellt wird, besteht die Gefahr, die Pleurahöhle zu verletzen, was durch Eindringen von Luft zum Kollaps der Lunge **(Pneumothorax)** führen kann.

Brusthöhle, Transversalschnitte

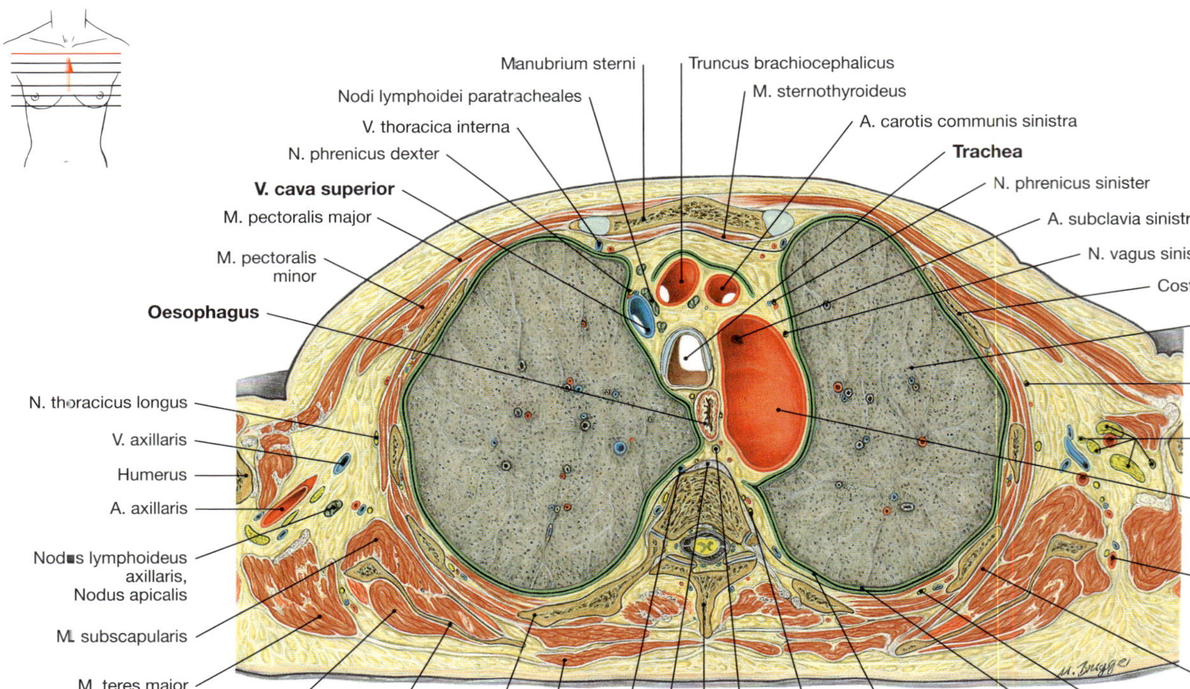

5.100

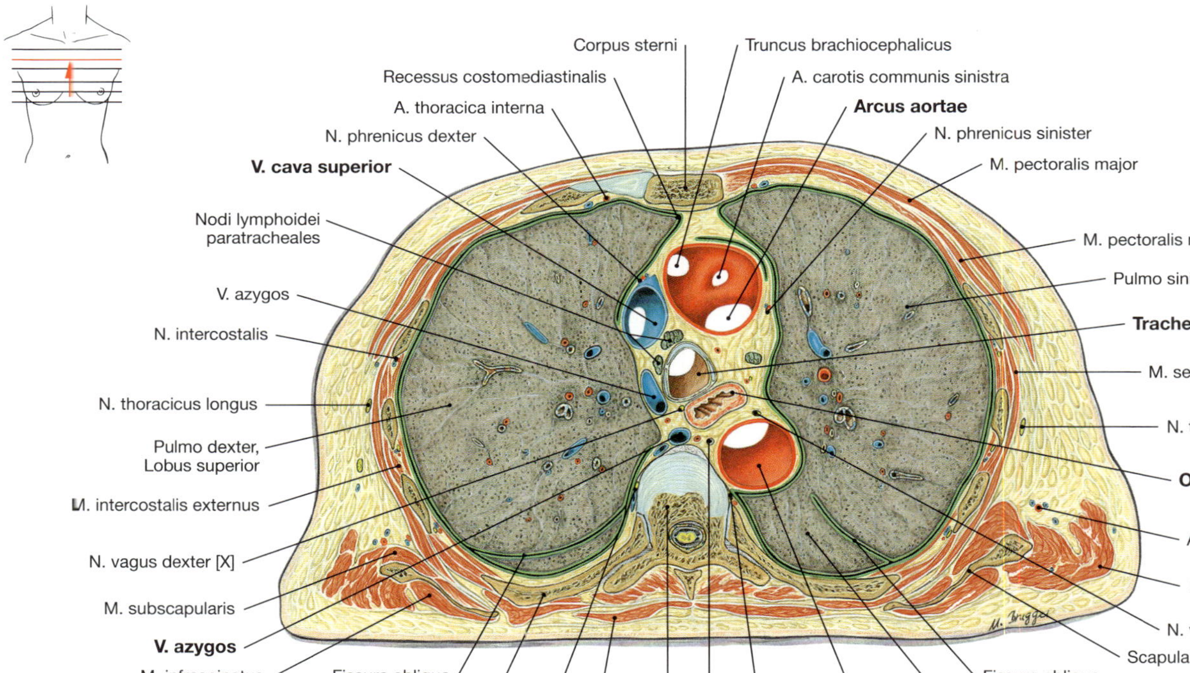

5.101

Abb. 5.100 und Abb. 5.101 Brusthöhle, Cavitas thoracis; Transversalschnitte auf Höhe des Aortenbogens; Ansicht von kaudal. Im oberen Mediastinum liegt vorne der Aortenbogen und rechts davon die V. cava superior. Dahinter folgen die Luftröhre und nach links versetzt der Oesophagus und die Pars thoracica der Aorta. Nach hinten grenzt die Aorta an den Recessus vertebromediastinalis der Pleurahöhle. Direkt auf der Wirbelsäule liegen rechts die V. azygos und links davon der Ductus thoracicus.

Brusthöhle, Transversalschnitte

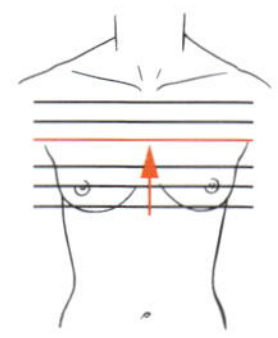

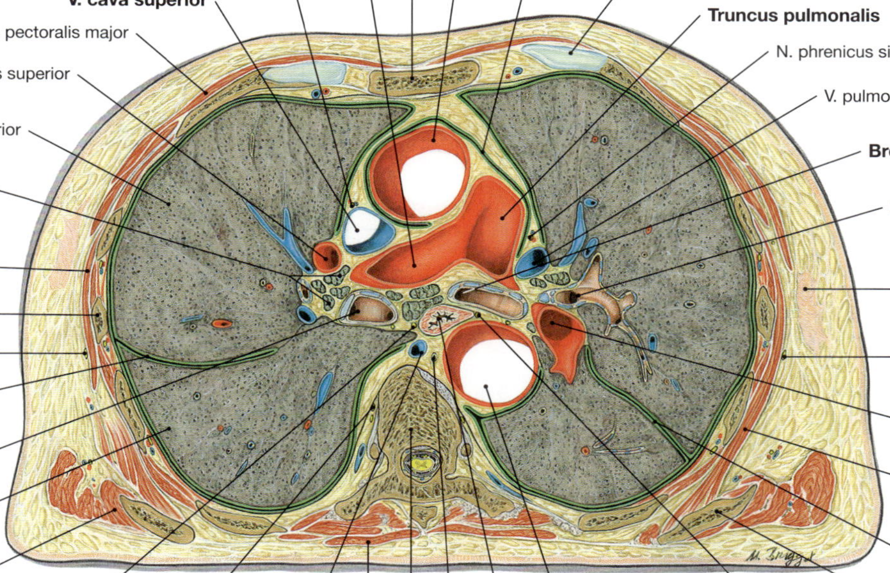

5.102

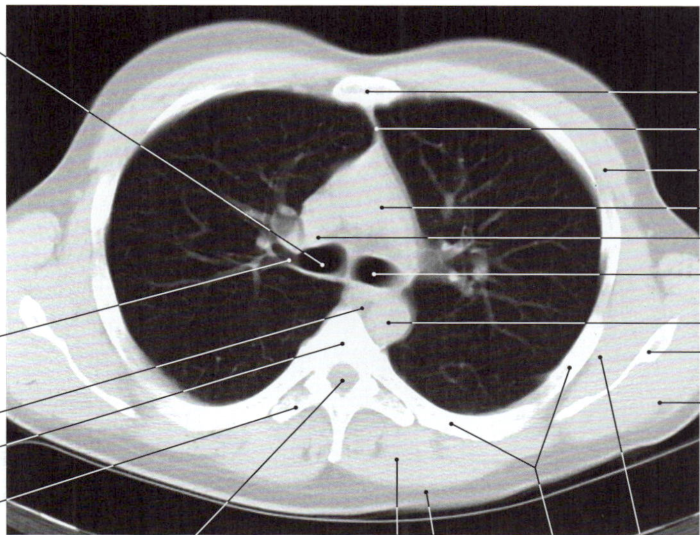

5.103

Abb. 5.102 und Abb. 5.103 Brusthöhle, Cavitas thoracis; Transversalschnitt auf Höhe der Aorta ascendens (→ Abb. 5.102) und computertomographischer Querschnitt (CT; → Abb. 5.103); Ansicht von kaudal.

Am weitesten ventral im oberen Mediastinum liegt die Aorta ascendens, links dahinter der Truncus pulmonalis mit Aufzweigung in die Lungenarterien, rechts der Aorta die V. cava superior. Hinter den Lungenarterien (Aa. pulmonales) folgen die Hauptbronchien (Bronchi principales) und der Oesophagus. Links neben der Wirbelsäule steigt die Aorta descendens ab, rechts vor der Wirbelsäule ist die V. azygos angeschnitten.

Klinik

Die Schnittbilddarstellung durch die **Computertomographie** (CT; → Abb. 5.103) oder die **Magnetresonanztomographie** (MRT) hat einen großen Stellenwert in der medizinischen Diagnostik. Per Konvention werden die Bilder immer mit Blickrichtung von kaudal wiedergegeben.

Der Vorteil der **Computertomographie (CT)** gegenüber konventionellen Röntgenaufnahmen besteht u.a. darin, dass es sich hierbei nicht um Summationsbilder handelt, bei denen sich alle Strukturen übereinanderprojizieren, sondern alle Strukturen einzeln in ihrer räumlichen Ausdehnung auf einem Satz von Schnitten mit einer Dicke von wenigen Millimetern zu erkennen sind. Die Dichte der Strukturen lässt bei krankhaften Veränderungen bereits Aussagen über die gewebliche Zusammensetzung zu. Mittels **CT-gesteuerter Punktion** können Biopsien selbst aus einzelnen vergrößerten Lymphknoten gewonnen werden. Damit wird eine pathologische und mikrobiologische Diagnose möglich.

Brusthöhle, Transversalschnitt

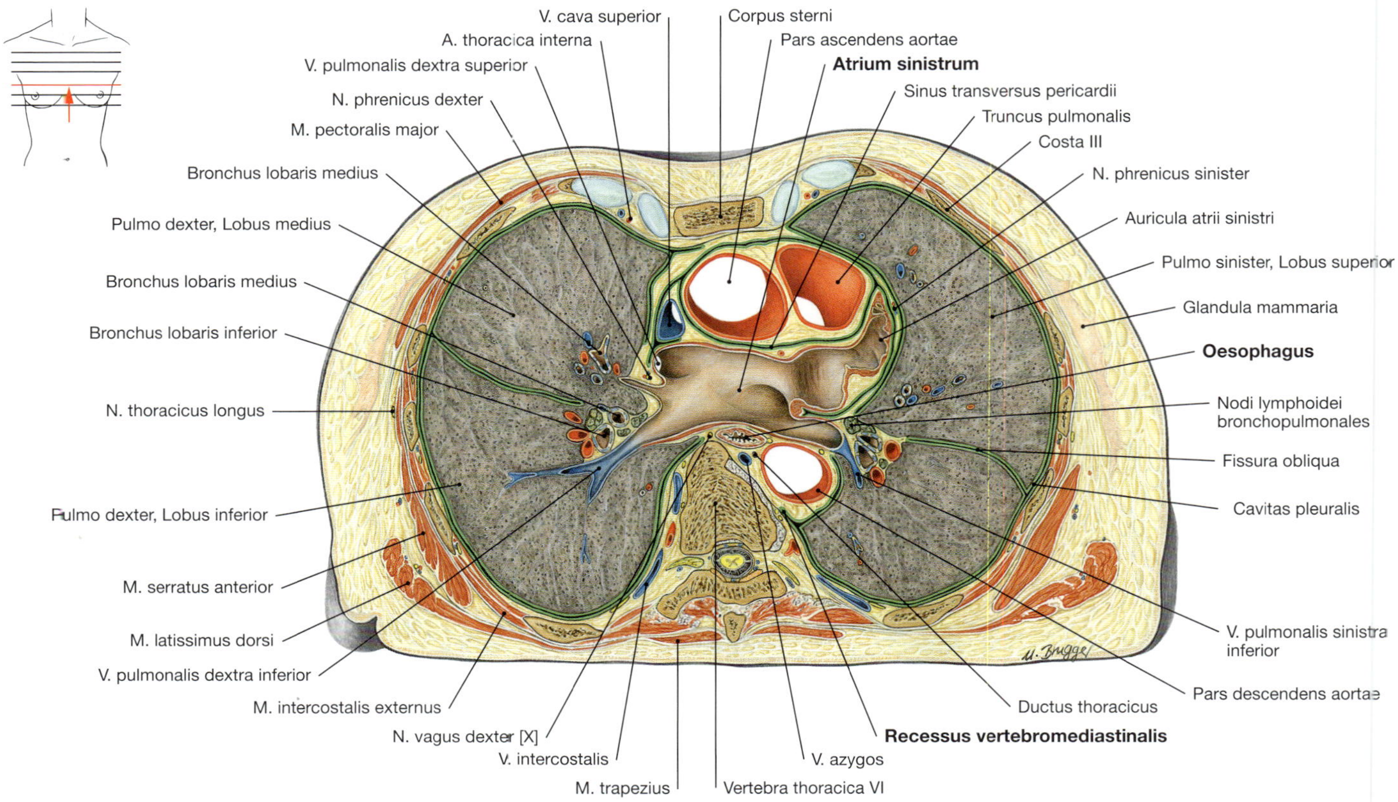

Abb. 5.104 Brusthöhle, Cavitas thoracis; Transversalschnitt auf Höhe des linken Vorhofs; Ansicht von kaudal.

Der linke Vorhof des Herzens (Atrium sinistrum) reicht weiter nach kranial als der rechte Vorhof und liegt hinter den großen Gefäßen. Dorsal liegt dem linken Vorhof der Oesophagus direkt an.

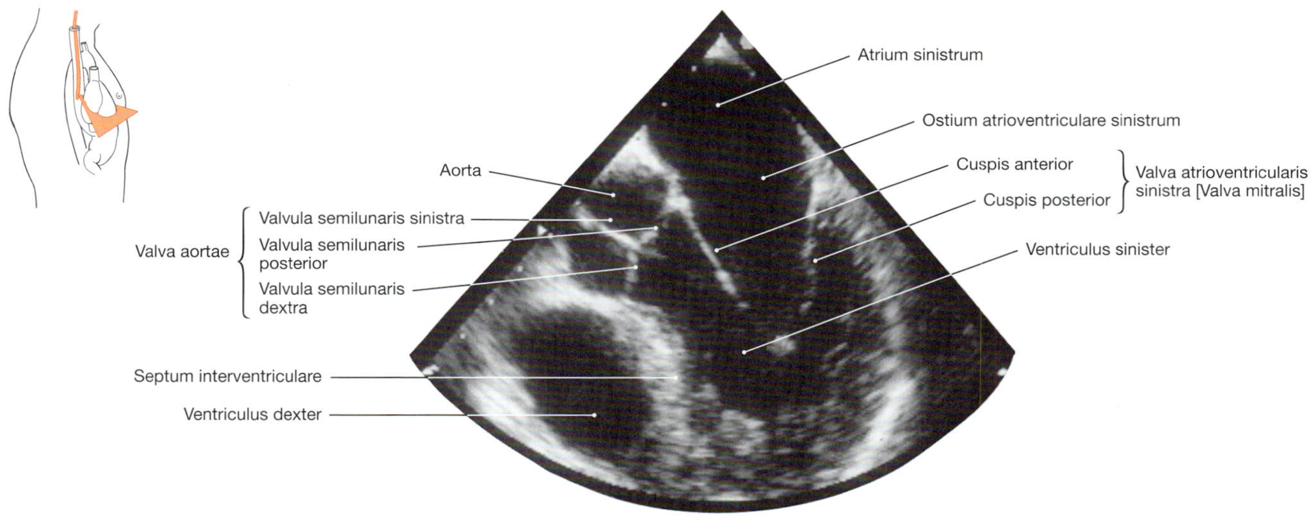

Abb. 5.105 Herz, Cor; Ultraschallbild vom Oesophagus aus (transösophageale Echokardiographie).

Klinik

Bei der **transösophagealen Echokardiographie** wird die räumliche Nähe des Oesophagus zum Herzen genutzt (→ Abb. 5.98). Mit einer in den Oesophagus eingeführten Ultraschallsonde gelingt die Darstellung des Herzens und besonders der Herzklappen viel genauer als bei der Untersuchung von der Außenseite des Brustkorbs.

Brusthöhle, Transversalschnitte

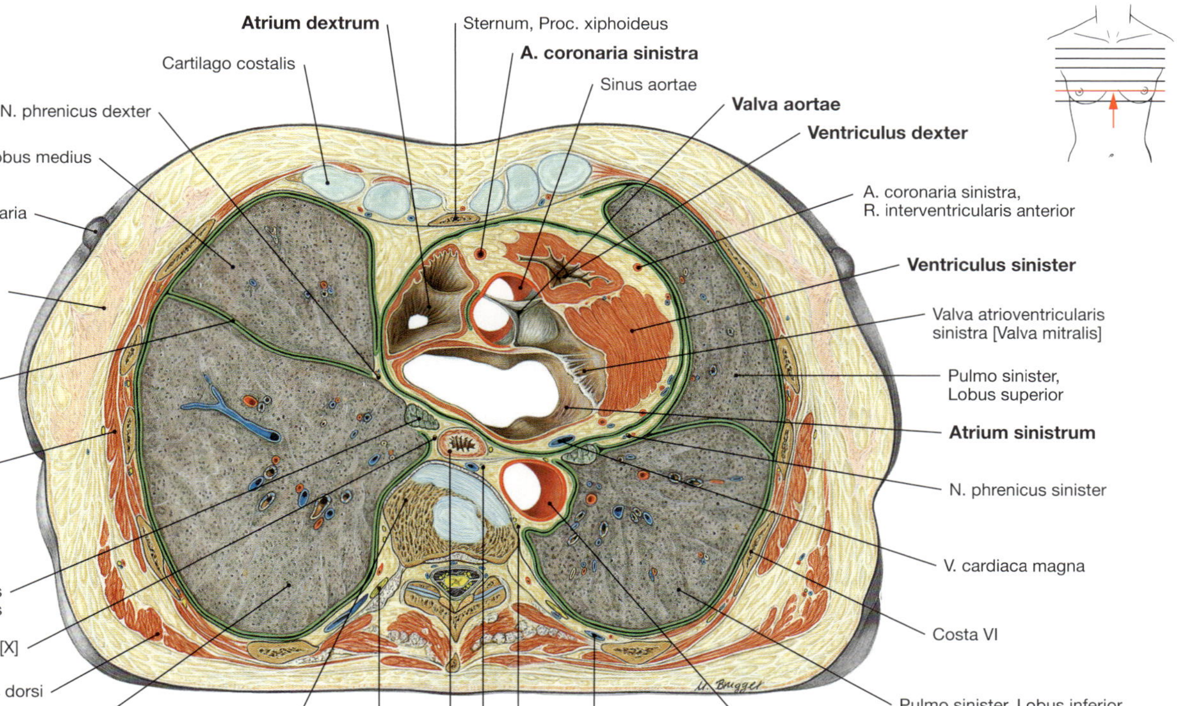

5.106

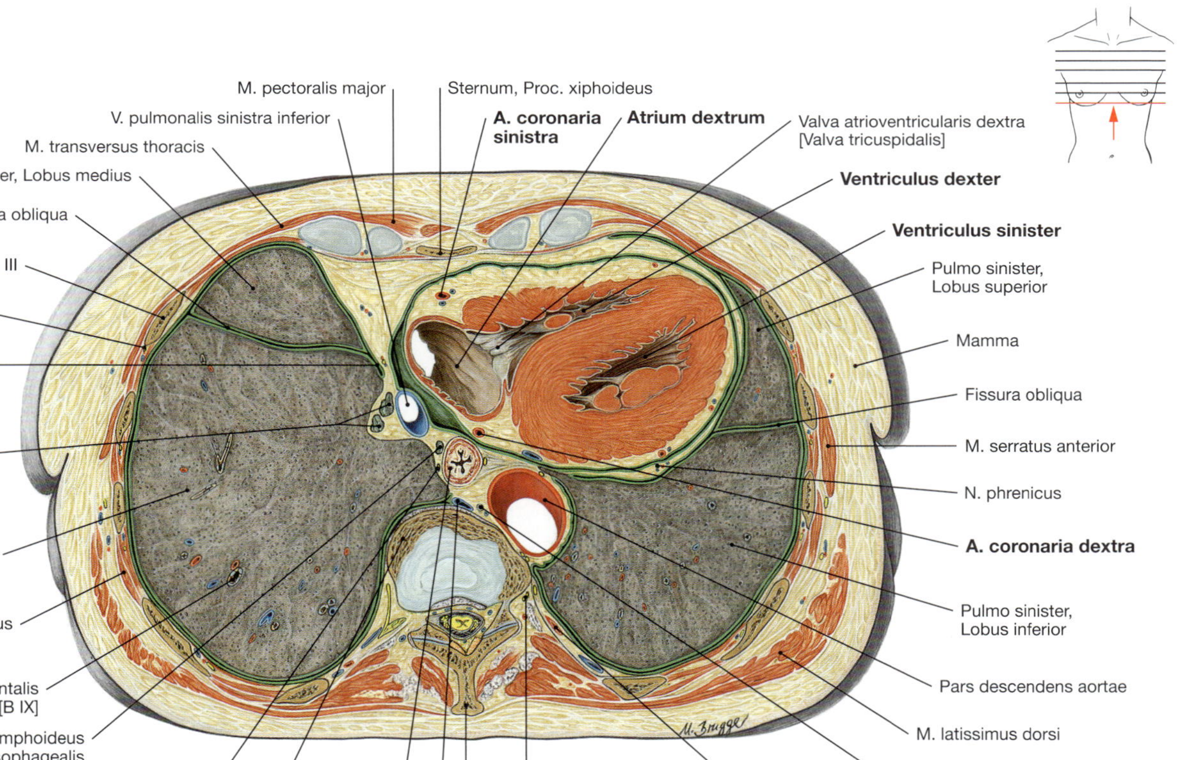

5.107

Abb. 5.106 und Abb. 5.107 Brusthöhle, Cavitas thoracis; Transversalschnitte auf Höhe der Aortenklappe (→ Abb. 5.106) und unterhalb der Aortenklappe (→ Abb. 5.107); Ansicht von kaudal.
An diesen Schnitten ist zu erkennen, dass sich das mittlere Mediastinum, das Herzbeutel und Herz enthält, weiter nach links ausbreitet als nach rechts. Daraus resultiert das geringe Volumen der linken Lunge.

Im Herzbeutel fällt die dicke Schicht an subepikardialem Fettgewebe auf, in das die Herzkranzgefäße eingebettet sind. Der Herzrand (Facies pulmonalis des Herzens) wird auf dieser Schnittebene auf der rechten Seite vom rechten Vorhof und auf der linken Seite vom linken Ventrikel gebildet. Der rechte Ventrikel ist dagegen nicht randbildend, sondern liegt vorne (Facies sternocostalis).

Brusthöhle, Frontalschnitte

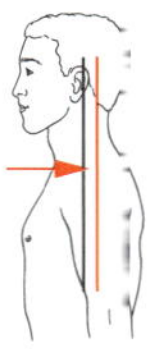

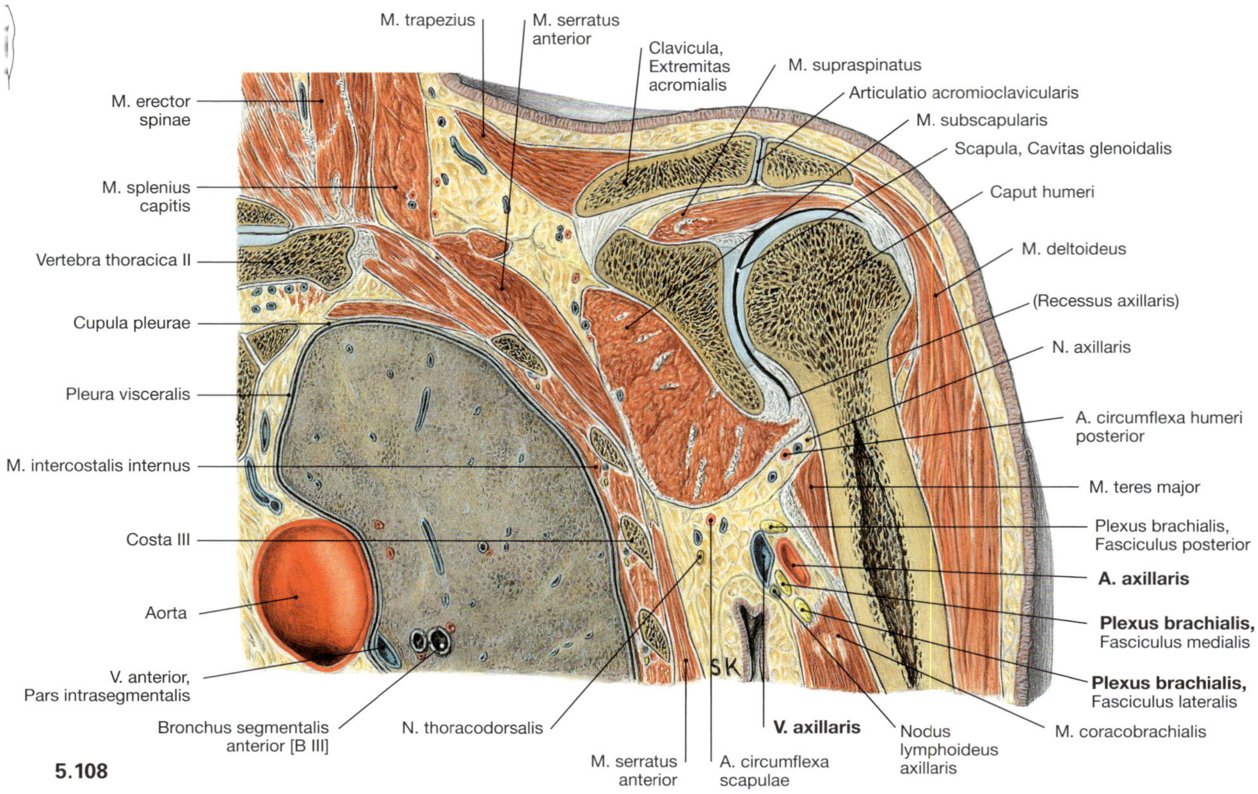

5.108

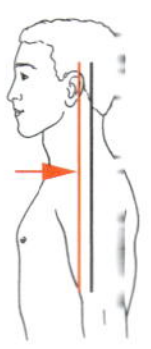

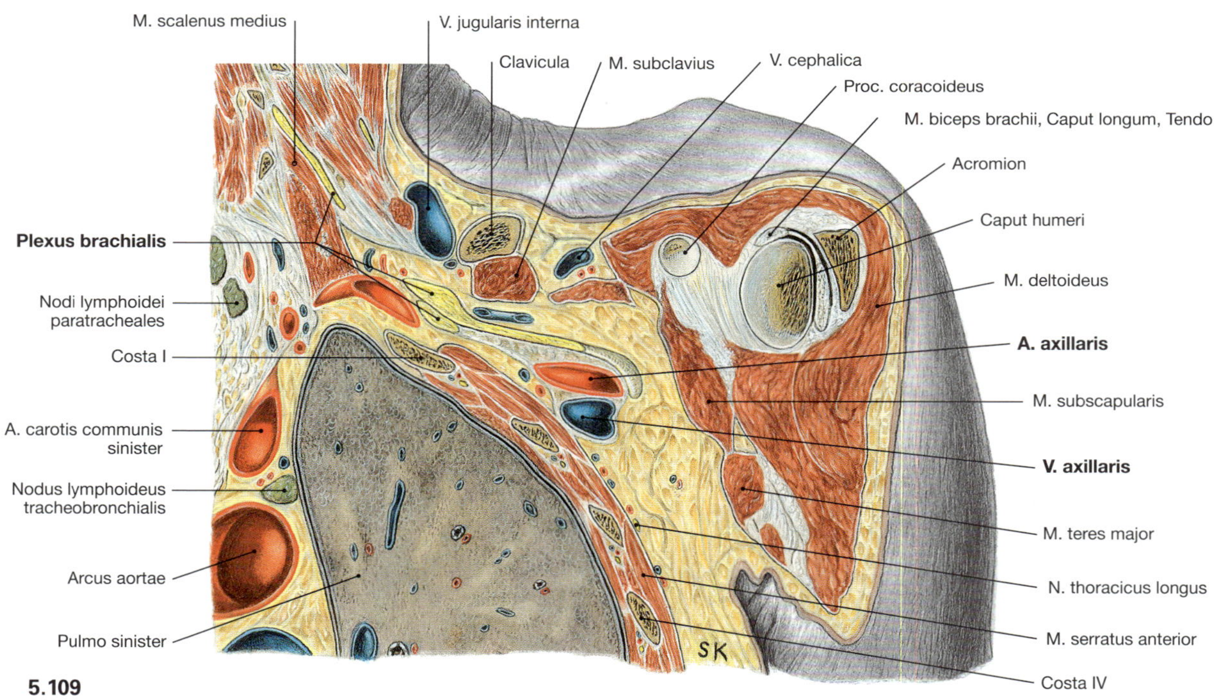

5.109

Abb. 5.108 und Abb. 5.109 Brusthöhle, Cavitas thoracis, Achselhöhle, Axilla, und Schultergelenk, Articulatio humeri; Frontalschnitte auf Ebene des Schultergelenks (→ Abb. 5.108) sowie davor (→ Abb. 5.109); Ansicht von ventral.

Die Abbildungen verdeutlichen, dass ventral des Schultergelenks die A. und V. axillaris sowie der Plexus brachialis als versorgende Leitungsbahnen für den Arm eine enge Lagebeziehung zur Lungenspitze aufweisen.

Anhang

Glossar

Erläuterungen zum Glossar

Abkürzungen:

f	femininum
m	masculinum
n	neutrum
(Pl)	Plural
P.p.a.	Partizip Präsens aktiv
P.p.p.	Partizip Präsens passiv
Adj.	Adjektiv
Dim.	Diminutiv (Verkleinerungsform)
Komp.	Komparativ
Sup.	Superlativ
(ahd)	althochdeutsch
(altind)	altindisch
(altiran)	altiranisch
(altnord)	altnordisch
(arab)	arabisch
(etrusk)	etruskisch
(got)	gotisch
(gr)	griechisch
(idg)	indogermanisch
(l)	lateinisch
(lit)	litauisch
(mhd)	mittelhochdeutsch

Allgemeine, d. h. nicht fachspezifische Vorsilben (Präfixe):

a- (gr)	(verneinendes Präfix)
a-, ab-, abs- (l)	von, von...her
ac-, ad-, af- (l)	zu, zu...hin, an, bei, heran
amphi- (gr)	ringsum, herum, zu beiden Seiten
ana- (gr)	auf, hinauf
ante- (l)	vor, vorher
anti- (l)	gegen
apo- (gr)	von...weg, von...her, voran, gleich nach
bi- (l)	zweifach
circum- (l)	rundum, um...herum
co-, col-, con-, com- (l)	mit, zusammen
de- (l)	weg, von, herab
dia- (gr)	durch, hindurch, auseinander
di-, dis- (gr)	zwei
e-, ex- (l)	aus, heraus
en- (gr)	innen, drin, hinein
endo- (gr)	innen, drinnen
ep-, epi- (gr)	auf, drauf, über
hemi- (gr)	halb
hyper- (gr)	über, darüber, oberhalb
hypo- (gr)	darunter, unter, unterhalb
infra- (l)	unterhalb von, unten, gering
in-, im- (l)	hinein
inter- (l)	zwischen
intra-, intro- (l)	innerhalb von
meso- (gr)	mittlere, zwischen; Mitte
meta- (gr)	nach, hinter
ob-, op- (l)	entgegen, gegenüber
par-, para- (gr)	neben, bei
per- (l)	durch, hindurch, ganz, völlig
peri- (gr)	um, herum, ringsum
post- (l)	nach, hinter, hinten
prae-, pre- (l)	vor, vorne, wegen, vor...her
pro- (l)	vorne, hin, voran, für
pro-, pros- (gr)	vorwärts, vorne
quadri- (l)	vier(fach)
re- (l)	hinten, wieder
retro- (l)	zurück, dahinter
semi- (gr)	halb
sub- (l)	unter, unterhalb
super- (l)	über, nach oben
supra- (l)	oberhalb, über, darüber
syn-, sym- (gr)	mit, zusammen
tri-, tris- (l)	drei(fach)

Allgemeine, d. h. nicht fachspezifische Nachsilben (Suffixe):

-aris, -e (l), -alis, -e (l), -eus, -a, -um (l): -isch, -ig Herkunft oder Zugehörigkeit ausdrückend

-ideus, -a, -um (l): -förmig, -artig (Ähnlichkeit ausdrückend)

-icus, -a, -um (l), -ivus, -a, -um (l): (betreffend)

-osus, -a, -um (l): (reich an etwas)

-ulus, -a, -um (l): (Verkleinerungsform)

Glossar anatomischer Begriffe

Abdomen, -inis n *(l)* = Bauch, Unterleib. – abdere (l): wegtun, verbergen.

abducens, -entis *(l)* = wegführend. – P.p.a. von abducere (l): wegführen, wegziehen.

Abductor, -oris m *(l)* = der Abzieher, Wegführer.

aberrans *(l)* = abirrend. – P.p.a. von aberrare (l): abirren, sich irren, abkommen.

accessorius, -a, -um *(l)* = hinzukommend, zusätzlich. – accedere (l): dazugeben, dazutreten; cedere (l): treten, gehen, zuteil werden.

Acetabulum, -i n *(l)* = Hüftgelenkspfanne; urspr. das Essigschälchen.

Achilles, -is m *(l)* = Achilleus: griechischer Held vor Troja; wurde von Paris durch einen von Apoll gelenkten Pfeil an der Ferse tödlich verwundet.

acromialis, -e *(l)* = zur Schulterhöhe gehörend. – Adj. zu Acromion, -ii n *(l)*.

Acromion, -ii n *(l)* = Akrómion *(gr)*: Schulterhöhe, Schulterspitze. – akros *(gr)*: das Äußerste; ṓmos *(gr)*: die Schulter, die höchstgelegene Stelle an der Schulter.

acusticus, -a, -um *(l)* = das Hören betreffend. – akoúein *(gr)*: hören.

Adductor, -oris m *(l)* = Heranführer, Hinzuziehender. – adducere *(l)*: heranführen, hinzuziehen; ducere *(l)*: führen, ziehen.

Adhesio, -onis f *(l)* = Anhaften. – adhaerere *(l)*: an etwas hängen, festhängen, angrenzen, anhaften.

adiposus, -a, -um *(l)* = fettreich, fetthaltig. – Adeps, -ipis m u. f *(l)*: weiches Fett.

Aditus, -us m *(l)* = Zugang, Eingang. – adire *(l)*: hinzugehen, herangehen.

Adminiculum, -i n *(l)* = Stütze, Beihilfe. – Minae, -arum f *(l)*: die Zinnen, die Mauern.

Aequator [Equator], -oris m *(l)* = größter Breitenkreis, Äquator.

afferens, -entis *(l)* = herbeitragend. – P.p.a. von afferre (ad-ferre) *(l)*: herbeitragen, herbeibringen, herantragen.

affixus, -a, -um *(l)* = angeheftet, befestigt. – P.p.p. von affigere (ad-figere) *(l)*: anheften.

Agger, -eris m *(l)* = Wall, Damm. – aggerere (adgerere) *(l)*: aufdämmen, vermehren.

aggregatus, -a, -um *(l)* = zusammengeschart, nahe beieinanderliegend. – P.p.p. von aggregare (ad-gregare) *(l)*: zusammenscharen, beigesellen.

Ala, -ae f *(l)* = 1. der Flügel a) als Bewegungsorgan, b) als Ruder der Segelschiffe, c) als Flanken der Legionen; 2. die Achsel: als Reproduktion der Ala (Flügel) des Vogels.

albicans *(l)* = weiß schimmernd. – P.p.a. von albicare *(l)*: weiß sein, schimmern.

albugineus, -a, -um *(l)* = weiß schimmernd. – Adj. zu Albugo, Tunica albuginea: derbe, weiße Bindegewebshülle.

Albugo, -inis f *(l)* = weißer Fleck. – albus *(l)*: weiß.

albus, -a, -um *(l)* = weiß, weißglänzend. – Alphós *(gr)*: weißer Ausschlag (Hautausschlag).

Allantois f *(gr)* = wurstähnliche Haut, Harnsack. – Állas *(gr)*: Wurst.

Alveolus, -i m *(l)* = kleine Mulde, Bienenzelle.

ambiguus, -a, -um *(l)* = sich nach zwei Seiten neigend. – ambigere *(l)*: nach zwei Seiten treiben, schwanken.

Amnion, -ii n oder **Amnios, -ii** m *(l)* = Schafhaut. – Ámnos *(gr)*: Schaf.

Amphiarthrosis, -is f *(l)* = ringsum bebändertes Gelenk. – amphi *(gr)*: ringsum, herum, zu beiden Seiten; Arthron *(gr)*: Glied, Gelenk.

Ampulla, -ae f *(l)* = Gefäß aus Ton/Glas mit engem Hals und blasig aufgetriebenem Bauch; kolbenförmige Verdickung. – Amphora, -ae f *(l)*: zweihenkeliger Krug mit engem Hals; Amphoreús *(gr)*: zweihenkeliges Gefäß; nach Hyrtl von Ampha, -ae f *(l)* (Griff) und Bulla, -ae f *(l)* (Blase).

amygdaloideus, -a, -um *(l)* = mandelähnlich, zu etwas Mandelähnlichem gehörend. – Amýgdale *(gr)*: Mandel.

analis, -e *(l)* = zum After gehörend. – Adj. zu Anus.

Anastomosis, -is f *(l)* = Vereinigung oder Verbindung zweier Kanäle. – anastomóein *(gr)*: eine Mündung herstellen, öffnen, eröffnen.

Anatomia, -ae f *(l)* = die Kunst des Zergliederns. – anatemnein *(gr)*: zerschneiden, zergliedern.

anconeus, -a, -um *(l)* = zum Ellenbogen gehörig. – Ankōn *(gr)*: der gebogene Arm, Ellenbogen.

Angiologia, -ae f *(l)* = Gefäßlehre. – Angeion *(gr)*: (Blut-)Gefäß; Logos *(gr)*: Wort, Sprache, Lehre.

Ansa, -ae f *(l)* = Öse, Schlinge, Henkel. – Hánia oder Ansia *(gr)*: Zügel, der dem Zugvieh durch die Nase gezogene Zügel.

ante *(l)* = 1. Präp.: vor, voran, voraus; 2. Adv.: vorne, vorwärts, vorher.

Angulus, -i m *(l)* = Winkel, Ecke. – Etym. unsicher; ankylos *(gr)*: krumm.

Antebrachium, -ii n *(l)* = Unterarm, Vorderarm. – **Brachium, -ii** n *(l)*: Arm.

anterior, -ius *(l)* = vorderer. – Komp. zu ante *(l)*: vor, vorn gelegen.

Anthelix, -icis f *(l)* = Gegenwindung. – antí *(gr)*: gegen; Hélix *(gr)*: Windung.

Antitragus, -i m *(l)* = kleiner Höcker gegenüber dem Tragus. – Trágos *(gr)*: Bock.

Antrum, -i n *(l)* = Grotte, Höhlung, Höhle. – Ántron *(gr)*: Höhle.

Anulus, -i m *(l)* = kleiner Ring.

Anus, -i m *(l)* = Kreis, Ring, After(ring).

Aorta, -ae f *(l)* = Hauptschlagader. – aéirein *(gr)*: etwas in die Höhe heben, um es zu tragen.

Apertura, -ae f *(l)* = Öffnung, Loch. – aperire *(l)*: öffnen, erschließen, aufdecken.

Apex, -icis m *(l)* = äußerste Spitze.

apicalis, -e *(l)* = zur Spitze gehörend. – Adj. zu Apex.

Aponeurosis, -is f *(l)* = flächenhafte, platte Sehne. – neuróein *(gr)*: die Sehne anspannen.

Appendix, -icis f *(l)* = Anhang, Anhängsel, Zugabe. – pendere: hängen, schweben.

Aqu(a)eductus, -us m *(l)* = Wasserleitung. – Aqua, -ae f *(l)*: Wasser; Ductus, -us m *(l)*: Zug, Leitung.

Arachnoidea, -ae f *(l)* = Spinnwebenhaut. – Aráchne *(gr)*: Spinne.

Arbor, -oris f *(l)* = Baum.

arcuatus, -a, -um u. **arcualis, -e** *(l)* = bogenförmig gekrümmt. – Adj. zu Arcus.

Arcus, -us m *(l)* = Bogen, Kreisbogen.

Area, -ae f *(l)* = Bezirk, freie Fläche, Stelle.
Areola, -ae f *(l)*: Dim. zu Area.
Arteria, -ae f *(l)* = Schlagader, Arterie. – von Áer *(gr)*: Luft u. täréein *(gr)*: enthalten, bewahren.
Articulatio, -onis f *(l)* = Gelenk. – Articulus, -i m *(l)*: Fingerglied, Knoten; Dim. zu Artus, -us m *(l)*: Gelenk, Glied; artýein *(gr)*: zusammenfügen, gliedern; Arthron *(gr)*: Glied, Verbindung.
arytenoideus, -a, -um *(l)* = dem Schnabel einer Gießkanne ähnlich. – Arytaina *(gr)*: Gießbecken, Gießkanne.
ascendens *(l)* = aufsteigend. – P.p.a. von ascendere *(l)*: aufsteigen, sich erheben, emporsteigen.
asper, -era, -erum *(l)* = rau, uneben.
Atlas, -antis m *(l)* = 1. Halswirbel. – Atlas: griechischer Heros, der die Säulen des Himmels trug. – tlas: P.p.a. von tlenai *(gr)*: tragen; der starke Träger.
atrioventricularis, -e *(l)* = zum Vorhof und zur Kammer gehörig. – Atrium, -ii n *(l)*: Vorhof, Vorraum; Ventriculus, -i m *(l)*: Dim. zu Venter: Hohlraum, 1. Magen, 2. Herzkammer, 3. Hirnkammer; ventricularis, -e *(l)*: Adj. zu Ventriculus.
Atrium, -ii n *(l)* = Vorhof, Halle. – etrusk. Ursprungs; Atarr *(etrusk)*: befestigtes Gebäude.
auditivus, -a, -um *(l)* = das Hören betreffend. – audire: hören.
Auricula, -ae f *(l)* = „kleines Ohr". 1. Ohrmuschel, 2. Herzohr. – Dim. zu Auris.
Auris, -is f *(l)* = Ohr. – Ous *(gr)*: Ohr.
autonomicus, -a, -um *(l)* = unabhängig. – autónomos *(gr)*: selbständig, autonom.
Avis, -is f *(l)* = Vogel, Vorbedeutung.
axillaris, -e *(l)* = zur Achselhöhle gehörig. – Adj. zu Axilla, -ae f *(l)*: die Achselhöhle; Dim. zu Ala.
Axis, -is m *(l)* = 1. Achse, 2. zweiter Halswirbel; er gibt die ruhende Achse an, um welche sich der 1. Halswirbel dreht. – Áxon *(gr)*: Wagenachse, Himmelsachse.
azygos, -on *(gr)* = unpaar, nicht gepaart, nicht verbunden.

basalis, -e u. **basilaris, -e** *(l)* = zur Basis gehörend, an der Basis liegend. – Adj. zu Basis.
basilicus, -a, -um *(l)* = königlich. – basilikos *(gr)*: königlich; *(arab)*: innen. – Basileus *(gr)*: König.
Basis, -eos f *(gr)* = Grundfläche, Untergrund, Grundlage, „Basis".
biceps, -itis m *(l)* = zweiköpfig. – Caput, -itis n *(l)*: der Kopf.
Bifurcatio, -onis f *(l)* = Gabelung. – Furca, -ae f *(l)*: Gabel.
bilifer, -fera, -ferum *(l)* = Galle leitend. – Bilis, -is f *(l)*: Galle; ferre (l): tragen, führen.
biliosus, -a, -um *(l)* = reich an Galle.
bipartitus, -a, -um *(l)* = zweigeteilt. – Pars, -tis f *(l)*: Teil.
Brachium, -ii n *(l)* = Arm, Zweig, Stiel. – Brachion *(gr)*: Oberarm, Arm.
Bregma, -atis n *(l)* = Vereinigungsstelle von Kranz- und Pfeilnaht. – Brégma *(gr)*: Vorderkopf.
brevis, -e *(l)* = kurz, klein, schmal. – brachýs *(gr)*: kurz.
bronchialis, -e *(l)* = zum Bronchus gehörend. – Adj. zu Bronchus.
Bronchus, -i m *(l)* = Hauptast der Luftröhre. – Bronchós *(gr)*: Luftröhre, Kehle.
Bucca, -ae f *(l)* = Wange, Backe, Mund. – byktäs *(gr)*: heulend (vom Wind); bu *(idg)*: aufblasen, schwellen.
Buccinator (richtig: **Bucinator**), **-oris** m *(l)* = Hornbläser. – Bucina, -ae f *(l)* = Hirten- und Waldhorn; Bykánä *(gr)*: Horn, Trompete; Bos, bovis m *(l)*: das Rind; canere *(l)*: singen.
buccopharyngeus, -a, -um *(l)* = von der Wange zum Pharynx verlaufend.
bulbospongiosus, -a, -um *(l)* = zum schwammigen Schwellkörper gehörend.
bulbourethralis, -e *(l)* = zum Schwellkörper und zur Harnröhre gehörig.
Bulbus, -i m *(l)* = zwiebel- oder knollenförmige Anschwellung bzw. Verdickung. – Bólbos *(gr)*: Anschwellung.
Bulla, -ae f *(l)* = Blase, Kapsel, Knospe.
Bursa, -ae f *(l)* = Beutel, Tasche, „Börse". – Býrsa *(gr)*: abgezogene Haut, Fell, Schlauch.

Caecum, -i n *(l)* = das Blinde. – caecus, -a, -um *(l)*: blind, dunkel; Kaikias *(gr)*: Nordostwind als der dunkle; kaikos *(idg)*: blind, einäugig.
caeruleus, -a, -um *(l)* = blau, bläulich. – Caelum, -i n *(l)*: Himmel.
Calamus, -i m *(l)* = Rohr, Schreibfeder, Halm, Stängel. – Kálamos *(gr)*: Rohr, Halm.
Calcaneus, -i m, auch Calcaneum, -i n *(l)* = Fersenbein. – Calx, -cis f *(l)*: Ferse, Fuß; calcare *(l)*: mit Füßen treten, stoßen.
calcaneus, -a, -um *(l)* = zum Calcaneus gehörig. – Adj. zu Calcaneus.
Calcar, -aris n *(l)* = Sporn (z. B. des Hahns). – calcare *(l)*: treten, betreten, mit Füßen treten.
callosus, -a, -um *(l)* = schwielig, dickkantig. – Callum, -i n *(l)*: Schwiele, Schwarte.
Calvaria, -ae f *(l)* = Hirnschale, Schädel, Schädeldach. – Calva, -ae f *(l)*: Hirnschale. – calvus, -a, -um *(l)*: kahl, haarlos.
Calyx (richtig: **Calix**), **-icis** f *(l)* = Kelch, Blumenkelch, Knospe. – Kályx *(gr)*: Becher, Trinkbecher.
Camera, -ae f *(l)* = Kammer, Gewölbe. – Kamara *(gr)*: Gewölbe.
Canaliculus, -i m oder Canalicula, -ae f *(l)*: Dim. zu Canalis; urspr.: Kánna *(gr)*: Rohr.
canalis, -e *(l)* = röhrenförmig. – Adj. zu Canna, -ae f *(l)*: die Röhre, der Kanal; ebenso
Canalis, -is m u. f *(l)* = Röhre, Kanal, Rinne.
caninus, -a, -um *(l)* = zum Hunde gehörig. – Canis, -is m u. f. *(l)*: Hund.
capitalis, -e u. **capitatus, -a, -um** *(l)*: Adj. zu Caput.
Capitulum, -i n *(l)* = Köpfchen. – Dim. zu Caput.
Capsula, -ae f *(l)* = kleine Kapsel. – Dim. zu Capsa, -ae f *(l)*: Kapsel (für die Bücherrollen); capere *(l)*: fassen, packen; Kápsa *(gr)*: die Kapsel; káptein *(gr)*: fassen, greifen.
Caput, -itis n *(l)* = Kopf, Haupt, Hauptsache. – Kephalé *(gr)*: Kopf.
Cardia, -ae f *(l)* = Magenmund, Öffnung. – Kardía *(gr)*: 1. Herz, 2. Magenmund.
Carina, -ae f *(l)* = Kiel; vorspringende Leiste. – Káronon *(gr)*: Nuss, Nussbaum.
Carotis, -idis f *(l)* = Kopfschlagader. – Kar(a) *(gr)*: Kopf; Karos *(gr)*: Schwindel; karoein *(gr)*: betäuben.
Carpus, -i m *(l)* = Handgelenk, Handwurzel, urspr.: Abgepflücktes, Frucht. – carpere (l): pflücken, ernten; karpízesthai *(gr)*: ernten; Karpós *(gr)*: Stelle, durch welche die Hand mit dem Vorderarm beweglich zusammenhängt.
Cartilago, -inis f *(l)* = Knorpel am menschlichen und tierischen Körper sowie an Pflanzen.
Caruncula, -ae f *(l)* = Fleischwärzchen, warzenförmige Erhebung. – Dim. zu Caro, carnis f *(l)*: das Fleisch; Kréas *(gr)*: Fleisch.
Cauda, -ae f *(l)* = Schwanz, Schweif; anat.: allgemein Endabschnitt (von allen Organen).
caudalis, -e *(l)* = zum Schwanz (nach unten) weisend. – Adj. zu Cauda.
caudatus, -a, -um *(l)* = geschwänzt.
Caverna, -ae f *(l)* = Höhle, Kaverne. – vgl. Cavum.
cavernosus, -a, -um *(l)* = höhlenreich. – Adj. zu Caverna. Corpus cavernosum penis: Penisschwellkörper.
Cavitas, -atis f *(l)* = Höhlung.
Cavum, -i n, auch Cavus, -i m *(l)* = Hohlraum, Höhlung, Loch. – kóilos *(gr)*: hohl.
centralis, -e *(l)* = im Mittelpunkt liegend, in der Mitte befindlich. – Adj. zu Centrum, -i n *(l)*: Mittelpunkt.
cephalicus, -a, -um *(l)* = den Kopf betreffend.
cerato- *(l)* = anat. in Zusammensetzungen für das große Zungenbeinhorn und für das untere Horn des Schildknorpels gebrauchte Bezeichnung. – Kéras *(gr)*: Horn, Bogen, Geweih.
ceratopharyngeus, -a, -um *(l)* = vom Zungenbein zum Pharynx ziehend.
Cerebellum, -i n *(l)* = kleines Gehirn, Kleinhirn. – Dim. zu Cerebrum.
Cerebrum, -i n *(l)* = Gehirn, Großhirn. – Von Karára und Kára *(gr)*: Kopf.
Cervix, -icis f *(l)* = Hals, Nacken. – Kerbikárion *(gr)*: Kopfbänder, Kopfhalter.
Chiasma, -atis n *(l)* = Zeichen eines schiefen Kreuzes ähnlich dem des griechischen Buchstabens Chi: X. – chiazein *(gr)*: spalten, ritzen.
Choana, -ae f *(l)* = hintere Nasenöffnung. – Choáne *(gr)*: Trichter, Schmelzgrube, Schmelztiegel.
choledochus, -a, -um *(l)* = galleführend. – Chole *(gr)*: Galle; déchesthai *(gr)*: aufnehmen, enthalten.
chondro- *(gr)*: Vorsilbe, von Chondros *(gr)*: Knorpel, Korn, Graupe.
chondropharyngeus, -a, -um *(l)* = vom Zungenbein zum Pharynx ziehend; siehe chondro- u. pharyngeus.
Chorda, -ae f *(l)* = Darmsaite; anat.: Strang, Saite. – Chórde *(gr)*: Darm.
Choroidea, -ae f *(l)* = Aderhaut des Auges. – Chórion *(gr)*: Haut; -eidés *(gr)*: ähnlich; Corium, -i n *(l)*: Haut.
Chylus, -i m *(l)* = Darmlymphe. – Chylos *(gr)*: Saft, Brühe, Feuchtigkeit.
ciliaris, -e *(l)* = zum Augenlid, zu den Wimpern gehörend, wimpernähnlich.
Cilium, -ii n *(l)* = Wimper; urspr. Augenlid.
cinereus, -a, -um *(l)* = aschgrau. – Adj. zu Cinis, -eris m *(l)*: Asche, Totenasche; Konis *(gr)*: Staub.
Cingulum, -i n *(l)* = Gürtel. – Kinklís *(gr)*: Gitter, Umfriedung; cingere *(l)*: gürten.
Circulus, -i m *(l)* = Kreis. – Dim. zu Circus, -i m *(l)*: Kreis, Ring; Kirkos *(gr)*: Ring, Kreis.
Circumferentia, -ae f *(l)* = Umkreis, Umfang. – circum *(l)*: Adv. von Circus: im Kreis; Vorsilbe für: ringsumher, ringsum; ferentia von ferre *(l)* u. pherein *(gr)*: tragen, bringen.
circumflexus, -a, -um *(l)* = umgebogen. – als Subst. (Wölbung) oder als P.p.p. von circumflectere *(l)*: umbiegen, umfahren.
Cisterna, -ae f *(l)* = Zisterne, unterirdischer Behälter für Ansammlung des Regenwassers. – Cista, -ae f *(l)*: die Kiste; Kístä *(gr)*: Korb, Kiste.
Claustrum, -i n *(l)* = Schloß, Riegel, Schranke. – claúdere *(l)*: schließen, zumachen; kleíein *(gr)*: absperren.
Clavicula, -ae f *(l)* = Schlüsselchen; anat.: Schlüsselbein. – Dim. von Clavis, -is f *(l)*: der Schlüssel. Kleis *(gr)*: Riegel, hakenförmige Öse, Ruderrolle, Schlüsselbein; kleíein *(gr)*: verschließen mit einem Riegel, Balken.
clinoideus, -a, -um *(l)* = lagerähnlich, bettlägerig. – klinoeides *(gr)*: lagerähnlich; Klínä: Lager, Bett, Sofa; -eidés: ähnlich, -förmig.
Clitoris, -idis f *(l)* = Kitzler. – Kleitoris *(gr)*: Kitzler.
Clivus, -i m *(l)* = Hügel, Abhang. – clivis *(l)*: ansteigend, abschüssig, geneigt; klinein *(gr)*: neigen, beugen.
Clunis, -is m *(l)* = Hinterbacke. – Clunes, -ium (Pl): Gesäß; Klónis *(gr)*: Steißbein.
coccygeus, -a, -um *(l)* = zum Steißbein gehörend. – Adj. zu Coccyx, -igis m *(l)*: der Kuckuck.
Cochlea, -ae f *(l)* = Schnecke mit gewundener Schale, Wendeltreppe. – Kochlías *(gr)*: Schnecke; Cochlear, -aris m *(l)*; Löffel.
cochlearis, -e *(l)* = zur Schnecke gehörend. – Adj. zu Cochlea.
coeliacus, -a, -um *(l)* = zur Bauchhöhle gehörend. – Koilia *(gr)*: Höhle, jede Höhle im menschlichen Leib, Bauchhöhle, Unterleib; koiliakos *(gr)*: Adj. zu Koilia.
colicus, -a, -um *(l)*: Adj. zu Colon.
collateralis, -e *(l)* = seitlich, zusammen auf einer Seite. – lateralis, -e *(l)*: Adj. zu Latus, -eris n *(l)*: Seite, Flanke.
Colliculus, -i m *(l)* = kleiner Hügel. – Dim. zu Collis.
Collis, -is m *(l)* = Anhöhe, Hügel. – Kolonós *(gr)*: Hügel, Gipfel, Spitze.

Collum, -i n oder Collus, -i m *(l)* = Hals von Menschen und Tieren. – Kýklos *(gr)* u. Colxs *(got)*: Kreis, Hals.

Colon, -i n *(l)* = Hauptteil des Dickdarms: der Grimmdarm. Vielleicht von cholázesthai *(gr)*: winden, krümmen (Kolikschmerz) oder von kohlýein *(gr)*: zurückhalten, wehren.

Columna, -ae f *(l)* = kleine Säule, Fuß, Zäpfchen. – Kylincros *(gr)*: Rundholz, Walze.

comitans, -antis *(l)* = begleitend. – P.p.a. von comitare *(l)*: begleiten; Comes, -itis, m u. f *(l)*: Begleiter; ire *(l)*: gehen.

Commissura, -ae f *(l)* = Verbindung. – committere *(l)*: zusammenfügen, vereinigen, verbinden.

communicans: P.p.a. von communicare *(l)*: verbinden.

communis, -e *(l)* = gemeinsam, mitleistend, mitpflichtend. – Adj. zu Commune, -is n *(l)*: gemeinsames Gut, Gemeingut; co-, com- *(l)*: mit, zusammen; Moenia, -ium n *(l)*: Leistungen, Pflichten.

Compages, -is f *(l)* = Zusammenfügung, Gefüge. – compingere *(l)*: zusammenfügen. Compages thoracis: Brustkorb.

Concha, -ae f *(l)* = Muschel, Höhle. – Kónche *(gr)*: Muschel, Schnecke.

Condylus, -i m *(l)* = Gelenkhöcker, Gelenkkopf. – Kondylos *(gr)*: Fingerknöchel, Gelenkkopf; kondos *(gr)*: rundlich.

condyloideus, -a, -um *(l)* = einem Höcker ähnlich.

condylaris, -e *(l)* = höckerig.

Confluens, -entis m *(l)* = Zusammenfluss. – confluere *(l)*: zusammenfließen, zusammenkommen.

conicus, -a, -um *(l)* = kegelförmig, konisch. – Adj. zu Conus.

Coniotomia, -ae f *(l)* = Querschnitt durch das Lig. cricothyroideum medianum zwischen Schild- u. Ringknorpel in den Conus laryngis hinein.

Conjugatio, -onis m u. Conjugata, -ae f *(l)* = Verbindung. – conjugare = conjungere *(l)*: verbinden, zusammenhängen; con- *(l)*: zusammen, mit; jugare *(l)*: jochen, paaren.

conjunctivus, -a, -um *(l)* = der Verbindung dienend – conjungere *(l)*: verbinden, vereinigen.

connexus, -a, -um *(l)* = verbunden, verknüpft. – P.p.p. von connectere *(l)*: verbinden; con- *(l)*: zusammen, mit; nectere *(l)*: knüpfen, binden, fassen.

conoideus, -a, -um *(l)* = kegelförmig. – konoides *(gr)*: kegelähnlich; Kónos: Keil; -eidés: ähnlich.

Constrictor, -oris m *(l)* = Zusammenzieher. – constringere *(l)*: zusammenziehen, zusammenschnüren.

contortus, -a, -um *(l)* = gewunden, schwungvoll, kräftig. – P.p.p. von contorquere *(l)*: winden, herumdrehen, schwingen, herumwenden.

Conus, -i m *(l)* = Kegel, Konus. – Kónos *(gr)*: Kegel.

Cor, cordis n *(l)* = Herz als Organ und als Gemüt; anat.: Herz. – Kár *(idg)*: Herz, Gemüt.

coracobrachialis, -e *(l)* = zum Rabenschnabelfortsatz und zum Arm gehörend.

coracoideus, -a, -um *(l)* = rabenschnabelähnlich. – Korax *(gr)*: Rabe; -eidés *(gr)*: ähnlich.

Corium, -i n *(l)* = Haut, Lederhaut, dicke Haut. – Chórion *(gr)*: Haut, Leder, besonders die Haut der Eingeweide.

Cornea (ergänze Membrana ...) = Hornhaut des Auges. – Cornu, -us n *(l)*: Horn.

corniculatus, -a, -um *(l)* = mit einem Hörnchen versehen. – Corniculus, -i m *(l)*: Hörnchen, Dim. zu Cornu.

Corona, -ae f *(l)* = Kranz, Krone, Haken. – Koróne *(gr)*: 1. Krähe; 2. Bezeichnung für verschiedene gekrümmte und gerundete Gegenstände; 3. Haken am Ende des Bogens, an welchem die Bogensehne mittels eines Ringes eingehängt wird.

Corpus, -oris n *(l)* = Körper, Leib, Rumpf.

Corrugator, -oris m *(l)* = Runzeler. – corrugare *(l)*: runzelig machen, zusammenrümpfen; cor-, con- *(l)*: zusammen, mit; Ruga, -ae f *(l)*: Hautfalte.

Cortex, -icis m *(l)* = Rinde, Baumrinde, Schale, Kork.

Costa, -ae f *(l)* = Rippe.

costalis, -e *(l)* = zur Rippe gehörend, die Rippe betreffend. – Adj. zu Costa.

costodiaphragmaticus, -a, -um *(l)* = von der Rippe zum Zwerchfell ziehend.

costomediastinalis, -e *(l)* = von der Rippe zum Mittelfell ziehend.

Coxa, -ae f *(l)* = Hüfte; eigentl. Schenkelbein. – Káksa *(altind)*: Achselgrube.

cranialis, -e *(l)* = kopfwärts, zum Schädel gehörend oder weisend. – Adj. zu Cranium.

Cranium, -ii n *(l)* = Schädel, knöcherner Schädel. – Kránion *(gr)*: Schädel, Hirnschale, eigentl.: Helm.

crassus, -a, -um *(l)* = dick, fett, stark. – Vielleicht von: krátos *(gr)*: stark, hart.

Cremaster, -eris m *(l)* = Aufhänger. – kremánnymi *(gr)*: aufhängen, schweben lassen.

crenatus, -a, -um *(l)* = gekerbt. – Crena, -ae f *(l)*: Kerbe, Spalte, Einschnitt.

cribrosus, -a, -um *(l)* = siebartig, reich an Sieben. – Cribrum, -i m *(l)*: Sieb; cernere *(l)* u. krínein *(gr)*: unterscheiden, scheiden, sich entscheiden.

cricoarytenoideus, -a, -um *(l)* = vom Ringknorpel zum Gießbeckenknorpel verlaufend; siehe cricoideus u. arytenoideus.

cricoideus, -a, -um *(l)* = ringförmig. – Kríkos *(gr)*: Ring.

cricopharyngeus, -a, -um *(l)* = vom Ringknorpel zum Pharynx verlaufend; siehe cricoideus u. pharyngeus.

cricothyroideus, -a, -um *(l)* = vom Ringknorpel zum Schildknorpel verlaufend.

cricotrachealis, -e *(l)* = vom Ringknorpel zur Trachea verlaufend; siehe cricoideus u. trachealis.

Crista, -ae f *(l)* = Leiste, Kante, Kamm auf dem Helm, eigentl.: Federbusch auf dem Kamm.

cruciatus, -a, -um *(l)* = gekreuzt; 1. gemartert; 2. anat.: gekreuzt im Sinne des X. – P.p.p. von cruciare *(l)*: kreuzigen, martern; Crux, crucis f *(l)*: Kreuz sowohl in Form eines T als auch X (meist T), Marterholz.

cruciformis, -e = kreuzähnlich, kreuzförmig. – Crux, crucis f *(l)*: Kreuz; Forma, -ae f *(l)*: Form.

Crus, cruris n *(l)* = 1. Unterschenkel, Bein; 2. Gebilde, die nach Form und Anordnung mit Schenkeln verglichen werden.

Cubitus, -i m *(l)* oder Cubitum, -i n *(l)* = Ellenbogen, Ellenbogengelenk, Unterarm. – cubare *(l)*: liegen; Kybiton *(gr)*: Ellenbogen, Schale, Schüssel, daraus Cubus, -i m *(l)*: Kubus, Würfel (Kubik); Kybos *(gr)*: Höhlung vor der Hüfte beim Vieh, Wirbelknochen, Würfel, eigentl.: Auge auf dem Würfel.

cuboideus, -a, -um *(l)* = würfelförmig.

Culmen, -inis n *(l)* = Gipfel, Spitze, der höchste Punkt. – Columna, -ae f *(l)*: Säule.

Cumulus, -i m *(l)* = Hügel, Masse, Gipfel, Schwall. – cumulare *(l)*: anhäufen, zunehmen, wachsen; Kýma *(gr)*: Wall; Kymelos *(idg)*: Anschwellung, Zuwachs.

cuneiformis, -e *(l)* = keilförmig. – Cuneus, -i m *(l)*: Keil, keilförmige Anordnung; Forma, -ae f *(l)*: Form.

Cuneus, -i m *(l)* = Keil, keilförmige Anordnung.

Cupula, -ae f *(l)* = Kuppel. – Dim. zu Cupa, -ae f *(l)*: die Tonne, das Grab; Kýpae *(gr)*: Grube, Gewölbe, Dach in Form einer Halbkugel, Kuppe.

Curvatura, -ae f *(l)* = Krümmung, Biegung. – curvare *(l)*: krümmen, biegen, beugen; korónos *(gr)*: gekrümmt; kýrtos *(gr)*: krumm.

Cuspis, -idis f *(l)* = Spitze, Spieß, Stachel; anat.: Zipfel, Segel.

cutaneus, -a, -um: Adj. zu Cutis.

Cutis, -is f *(l)* = Haut, Hülle, Oberfläche. – Kýtos *(gr)*: Hülle, Haut, Gefäß, Urne; Skýtos *(gr)*: Haut, Leder; vgl. Corium.

Cymba, -ae f *(l)* = anat.: nachenartige Vertiefung an der Ohrmuschel. – Kymbe *(gr)*: Nachen.

cysticus, -a, -um *(l)* = zur Blase gehörend. – Adj. zu Cystis, -is f *(l)*: Blase, Gallen-, Harnblase; Kýstis *(gr)*: Harnblase.

dartos *(gr)* = anat.: in Tunica dartos: Fleischhaut des Hodensacks. – dartós *(gr)*: abgehäutet, und zwar abgehäutete Haut; dárein *(gr)*: abhäuten, schinden.

deciduus, -a, -um *(l)* = abfallend, hinfällig – decidere *(l)*: abfallen, wegfallen.

Declive, -is n *(l)* = Abhang. – declivis, -e *(l)*: abschüssig; de *(l)*: ab, herab; Clivus, -i m *(l)*: Hügel, Lehne; clinare *(l)* u. klínein *(gr)*: lehnen, sich neigen.

Decussatio, -ionis *(l)* = Kreuzung. – decussare *(l)*: in die Form eines X bringen.

decussatus, -a, -um *(l)* = X-geformt. – P.p.p. von decussare *(l)*.

deferens, -entis *(l)* = herabtragend, herabführend. – P.p.a. von deferre *(l)*: herabtragen, herabführen, abführen, wegtragen.

deltoideopectoralis, -e *(l)* = zum M. deltoideus und M. pectoralis gehörend.

deltoideus, -a, -um *(l)* = deltaförmig. – Délta *(gr)*: dreieckiger griech. Buchstabe.

Dens, dentis m *(l)* = Zahn, Zinke. – Odoús *(gr)*: Zahn, Zinke.

dentalis, -e *(l)* = zum Zahn gehörend. – Adj. zu Dens.

dentatus, -a, -um *(l)* = mit Zähnen versehen.

denticulatus, -a, -um *(l)* = mit Zähnchen bzw. Zacken versehen. – Denticulus: Zähnchen, Zacke; Dim. zu Dens.

Dentinum, -i n *(l)* = Zahnbein. – Dens, dentis m *(l)*: der Zahn; Dentinum ist Substantiv. Adj. dentinus, -a, -um *(l)*: zum Zahn gehörig.

depellatus, -a, -um *(l)* = hinabgetrieben, weggeführt. – P.p.p. von depellare *(l)*: hinabtreiben, weg-, fortleiten; de- *(l)*: weg, von, herab; pellere *(l)*: treiben.

Depressor, -oris m *(l)* = Herabdrücker. – deprimere *(l)*: herabdrücken.

descendens, -entis *(l)* = herabsteigend. – P.p.a. von descendere *(l)*: herabsteigen, herabgehen, sich herablassen.

dexter, -tra, -trum *(l)* = rechts, günstig, (der die, das) Rechte. - dexios *(gr)*: rechts, günstig.

diagonalis, -e *(l)* u. Diagonalis, -is f *(l)* = schräg und die Schräge; diá- *(gr)*: durch, hindurch; Gōnia *(gr)*: Winkel, Ecke.

Diameter, -tri f *(l)* = Durchmesser. – diá- *(gr)*: durch, hindurch; Metron *(gr)*: Maß.

Diaphragma, -atis n *(l)* = Scheidewand, Grenzwand, Zwerchfell. – diaphrássein *(gr)*: durch eine Scheidewand trennen; phrássein: abtrennen, umzäunen.

Diaphysis, -is f *(l)* = Diaphyse, Mittelstück des Röhrenknochens. – diaphýsthai *(gr)*: dazwischenwachsen, durchwachsen, auseinander wachsen.

Diarthrosis, -is f *(l)* = freie Gelenkverbindung. – Diárthrosis *(gr)*: das Zerlegen in Glieder; Árthron *(gr)*: Gelenk, Glied.

Diencephalon, -i n *(l)* = Zwischenhirn. – dia- *(gr)*: durch, zwischen; Enképhalos *(gr)*: das, was im Kopf ist (Gehirn).

Digastricus, -i m *(l)* = der Zweibäuchige. – Gastär *(gr)*: Bauch, Magen.

digitalis, -e *(l)* = zum Finger gehörend. – Adj. zu Digitus.

Digitatio, -onis f *(l)* = finger-, (klauen)artige Bildung. – Digitus, -i m *(l)*: Finger, zehenförmige Eindrücke.

digitatus, -a, -um u. **digitus, -a, -um** = mit fingerartigen Gebilden versehen. – Adj. zu Digitus.

Digitus, -i m *(l)* = Finger, Zehe. – Dáktylos *(gr)*: Finger, Zehe.

Dilatator [Dilator], -oris m *(l)* = Erweiterer, Auseinanderzieher. – dilatare *(l)*: erweitern, ausbreiten, ausdehnen.

Diploe, -oes f *(l)* = Diploë. – Diplóä *(gr)*: Doppelteil, das zwischen den Tafeln Liegende.

diploicus, -a, -um *(l)* = zur Diploë gehörend. – Adj. zu Diploë.

Discus, -i m *(l)* = (Wurf-)Scheibe. – Diskos *(gr)*: Scheibe, Wurfscheibe.

distalis, -e *(l)* = distal, weiter vom Rumpf entfernt liegend; Gegensatz zu proximal. – di- *(l)*: auseinander; stare *(l)*: stehen.

Diverticulum, -i n *(l)* = Seitenweg, Abzweigung, Herberge, Divertikel; anat.: Ausstülpung umschriebener Wandteile eines Hohlorgans. – divertere *(l):* abwenden, vom Weg gehen, einkehren.
dorsalis, -e *(l)* = 1. zum Rücken gehörend; 2. dorsal, zum Rücken hin, rückenwärts. – Adj. zu Dorsum.
Dorsum, -i n *(l)* = Rücken, Bergrücken. – De(i)rás *(gr):* Anhöhe, Hügel.
Ductus, -us m *(l)* = Führung, Leitung; anat.: Gang, Kanal. – deuco *(idg)* u. ducere *(l):* führen, leiten, ziehen.
Duodenum, -i n *(l)* = das Zwölffache; anat.: Zwölffingerdarm. – duodenus *(l):* zwölffach; duodeni *(l):* je zwölf; dodekadáktylon *(gr):* zwölf Finger.
durus, -a, -um *(l)* = hart, derb. – Drýs *(gr):* Eiche.

efferens, -entis *(l)* = herausführend, abführend. – P.p.a. von efferre *(l):* herausführen, emporsteigen, hervorbringen, abführen.
ejaculatorius, -a, -um *(l)* = dem Herausschleudern dienend. – eiaculári *(l):* herausschleudern, auswerfen; eicere *(l):* herauswerfen; vgl.: Ejakulat.
elasticus, -a, -um *(l)* = elastisch im Sinne reversibler Dehnbarkeit. – elaúnein *(gr):* treiben, in die Länge ziehen.
emboliformis, -e *(l)* = pfropfenförmig. – Émbolos *(gr):* Pfropf; Forma, -ae f *(l):* Gestalt, Form.
Eminentia, -ae f *(l)* = Erhöhung, das Hervorragende. – eminere *(l):* hervor-, herausragen; Mons, -tis m *(l):* Berg.
Emissarium, -ii n *(l)* = Abflusskanal, Abzugsgraben. – mittere *(l):* schicken, senden.
enamelum, -i n *(l)* = Zahnschmelz. – Enamel *(engl):* Schmelz; willkürliche moderne Wortschöpfung über altfranzösisch: esmail und althochdeutsch: smelzen.
encephalicus, -a, -um: Adj. zu Encephalon.
Encephalon, -i n *(l)* = Gehirn, was im Kopf ist. – Kephalé *(gr):* Kopf.
Endocardium, -ii n *(l)* = Herzinnenhaut, Endokard. – Kardía *(gr):* Herz.
Endolympha, -ae f *(l)* = Flüssigkeit innerhalb des häutigen Labyrinths. – Lympha: Quellwasser, klare Flüssigkeit.
Endometrium, ii n *(l)* = Schleimhaut der Gebärmutter. – Mătra *(gr):* Gebärmutter.
endothoracicus, -a, -um *(l)* = innerhalb des Brustkorbs gelegen. – Thórax *(gr):* Brustharnisch.
entericus, -a, -um *(l)* = zu den Eingeweiden gehörend. – Énteron *(gr):* Darm, Eingeweide.
Ependyma, -atis n *(l)* = gliöse Auskleidung der Binnenräume des Zentralnervensystems. – Epéndyma *(gr):* Oberkleid, Überzug; endýein *(gr):* bekleiden.
Epicardium, -ii n *(l)* = dem Herz aufliegendes, viszerales, seröses Blatt des Herzbeutels. – Kardía *(gr):* Herz.
Epicondylus, -i m *(l)* = der auf dem Condylus liegende Fortsatz. – Kondylos *(gr):* Knorren, Condylus.
epicranius, -a, -um *(l)* = auf dem Schädel befindlich. – Kraníon *(gr):* Kopf, Schädel.
Epidermis, -idis f *(l)* = Oberhaut, epithelialer Anteil der Haut. – Dérma *(gr):* Haut.
Epididymis, -idis f *(l)* = Nebenhoden. – Dídymoi *(gr):* Zwillinge, Hoden.
epiduralis, -e *(l)* = auf der Dura mater liegend.
Epigastrium, -i n *(l)* = Magengrube. – Gastár *(gr):* Magen.
epigastricus, -a, -um *(l)* = auf dem Magen befindlich, zur Bauchwand gehörend. – gastricus *(l):* Adj. zu Gaster.
epiglotticus, -a, -um *(l):* zum Kehldeckel gehörend. – Adj. zu Epiglottis.
Epiglottis, -idis f *(l)* = Kehldeckel. – Glốtta *(gr):* Stimmapparat, Sprache.
Epipharynx, -yngis f *(l)* = Nasenrachen.
Epiphysis, -eos f *(l)* = 1. Gelenkende des Röhrenknochens; 2. Zirbeldrüse. – Epiphýsis *(gr):* Zuwachs, Ansatz; epiphýomai *(gr):* auf etwas wachsen, anwachsen; phýein: wachsen lassen.
epiploicus, -a, -um *(l)* = zum großen Netz gehörend. – Epiplóon *(gr):* das darauf Schwimmende; pleéin *(gr):* schwimmen, segeln.
episcleralis, -e *(l)* = auf der Sclera liegend. – Skléra *(gr):* feste Hülle des Augapfels; skléros *(gr):* hart.
Epistropheus, -ei m *(l)* = 2. Halswirbel, jetzt Axis. – Epistrópheus *(gr):* Umdreher; stréphein *(gr):* wenden.
Epithalamus, -i m *(l)* = auf dem Thalamus liegender Gehirnabschnitt. – Thálamos *(gr):* Schlafgemach, Hohlraum.
epitympanicus, -a, -um *(l)* = auf der Paukenhöhle befindlich. – Týmpanon *(gr):* Handpauke, Tamburin.
Eponychium, -ii n *(l)* = am hinteren Nagelrand liegender Epithelstreifen. – Ónyx *(gr):* Nagel, Nagelbett, Kralle, Klaue.
Epoophóron, -i n *(l)* = Nebeneierstock. – ōophóros *(gr):* Eier tragend; Ōón *(gr):* Ei; phérein *(gr):* tragen, bringen.
equinus, -a, -um *(l)* = zum Pferde gehörend. – Equus, -i m *(l):* Pferd; Híppos *(gr):* Pferd.
Erector, -oris m *(l)* = Aufrichter (Erektion). – erigere *(l):* aufrichten; regere *(l):* lenken, richten (regieren).
ethmoidalis, -e *(l)* = siebähnlich, siebartig. – Éthmos *(gr):* Sieb, Seihetuch.
Excavatio, -onis f *(l)* = Aushöhlung. – excavare *(l):* aushöhlen.
excretorius, -a, -um *(l)* = der Ausscheidung dienend. – excernere *(l):* ausscheiden, aussondern, absondern.
Extensor, -oris m *(l)* = Strecker, Ausspanner. – extendere *(l):* ausstrecken, ausspannen; – tendere *(l):* spannen, strecken, ziehen; teínein *(gr):* spannen, strecken, ziehen.
externus, -a, -um *(l)* = äußere, äußerlich. – exter *(l):* außerhalb, außen.
Extremitas, -atis f *(l)* = äußerster Punkt, Ende. – extremus, -a, -um *(l):* später, äußerstes Ende, Gliedmaße (extrem).

facialis, -e *(l):* Adj. zu Facies.
Facies, -ei f *(l)* = Gestalt, Körperbau, Figur, Aussehen, Erscheinung, Gesicht. – facere *(l):* tun, machen, bewirken, hervorbringen.
falciformis, -e *(l)* = sichelförmig. – Adj. zu Falx.
Falx, falcis f *(l)* = Sichel. – Zánklon *(gr):* Sichel.
Fascia, -ae f *(l)* = Binde, Band. – Fascis, -is m *(l):* Bündel, Rutenbündel; Phákelos *(gr):* Bündel.
Fasciculus, -i m *(l):* Dim. zu Fascia.
fasciolaris, -e *(l)* = zum Band gehörend, bandähnlich. – Adj. zu Fasciola, -ae f *(l):* kleine Binde, Bändchen; Dim. zu Fascia.
Fastigium, -i n *(l)* = Giebel, Steigung, Erhebung. – fastigo *(l)* u. farstigo *(idg):* aufsteigen lassen.
Fauces, faucium f *(l)* = Schlund, Kehle.
felleus, -a, -um *(l)* = gallig. – Adj. zu Fel, Fellis n *(l):* Galle.
femoralis, -e *(l):* Adj. zu Femur.
Femur, -oris n *(l)* = Oberschenkel, Oberschenkelbein.
Fenestra, -ae f *(l)* = Fenster, Öffnung, Loch. – phanerós *(gr):* hell, klar, sichtbar, vor allen Augen sichtbar.
ferrugíneus, -a, -um *(l)* = schwarz, schwärzlich, dunkel, rostfarbig. – Ferrúgo, -inis f *(l):* Eisenrost, rostbraune Farbe; Ferrum *(l):* Eisen; Aerugo, -inis f *(l):* Grünspan.
Fetus, -us m *(l)* = Leibesfrucht, Gebären, Zeugung, Brut, Frucht. – féo *(l):* trächtig sein, ergiebig sein.
Fibra, -ae f *(l)* = Faser (Pflanzen-, Wurzelfaser).
fibrinus, -a, -um *(l):* Adj. zu Fiber, -bri m *(l):* Biber (Fibrin).
Fibrocartilago, -inis m *(l)* = Faserknorpel.
fibrosus, -a, -um *(l)* = faserig, fibrös. – Adj. zu Fibra.
Fibula, -ae f *(l)* = Spange, Klammer, Schnalle, Wadenbein. – fibulare *(l):* heften; Fibulatio: Verbolzung.
filiformis, -e *(l)* = fadenförmig. – Adj. zu Filum: Faden und Forma, -ae f *(l):* Gestalt, Form.
Filum, -i n *(l)* = Faden, Saite.
Fimbria, -ae f *(l)* = Franse, Haargekräusel. – evtl.: Fibra.
fimbriatus, -a, -um *(l):* Adj. zu Fimbria.
Fissura, -ae f *(l)* = Spalte, Ritze, Fissur. – findere *(l):* spalten.
flaccidus, -a, -um *(l)* = schlaff, welk, mit herabhängenden Ohren, schlapp. – bláx *(gr):* schlaff.
Flexor, -oris m *(l)* = Beuger. – flectere *(l):* beugen, biegen.
Flexura, -ae f *(l)* = Biegung, Flexur, Krümmung. – flectere *(l):* beugen, biegen, krümmen.
Flocculus, -i m *(l)* = (kleine) Flocke. – Dim. zu Floccus, -i m *(l):* Flocke; phlázo *(gr):* zerreißen.
Flumen, -inis n *(l)* = Fluss, Strömung, Fluten. – fluere *(l):* fließen, strömen.
foliatus, -a, -um *(l)* = mit Blättern versehen, blattähnlich. – Adj. zu Folium, -ii n *(l):* Blatt, Folie; Phýllon *(gr):* Blatt, Laub.
Folliculus, -i m *(l)* = kleiner Schlauch, Beutel, Ledersack, Bläschen, Knötchen, Follikel. – Dim. zu Follis, -is m *(l):* Blasebalg; Thýllis *(gr):* Blasebalg.
Fonticulus, -i m *(l)* = kleine Quelle. – Dim. zu Fons, fontis m *(l):* Quelle; fundere *(l):* gießen, strömen.
Foramen, -inis n *(l)* = Loch, gebohrte Öffnung. – forare *(l):* durchbohren, graben.
Forceps, -ipis m u. f *(l)* = Zange, Feuerzange. – Formus *(idg)* u. Thérmes *(gr):* Feuerzange.
Formatio, -onis f *(l)* = Bildung; Gestaltung, Formation. – formare *(l):* bilden, gestalten, formen. – anat.: Formatio reticularis.
Fornix, -icis m *(l)* = Bogen, Gewölbe, Wölbung. – fórnikos *(idg):* ofenartig gewölbt; Fornus *(idg):* Ofen, Kuppelform des Ofens.
Fossa, -ae f *(l)* = Graben, Abzugsgraben, Kanal. – fodere *(l):* stechen, graben, stochern.
Fossula, -ae f *(l):* Dim. zu Fossa.
Fovea, -ae f *(l)* = (rundliche) Grube, Fallgrube für Wild.
Frenulum, -i n *(l)* = kleiner Zügel; Bändchen. – Dim. zu Frenum, -i n *(l):* Zaum, Zügel; frénom *(idg):* das, womit man einhält.
Frons, frontis m *(l)* = Stirn, Stirnseite, Vorderseite, Front. – bhront *(idg):* hervorstehen.
frontalis, -e *(l)* = 1. zur Stirn gehörig; 2. stirnwärts, frontal. – Adj. zu Frons.
fundiformis, e *(l)* = schleuderförmig. – Adj. zu Funda, -ae f *(l):* Schleuder, Schleuderriemen; Forma, -ae f *(l):* Form, Gestalt.
Fundus, -i m *(l)* = Boden, Grund (Fundament). – Pythmăn *(gr):* Basis von Körperteilen; Pýndax *(gr):* Grund, Gefäßboden.
fungiformis, -e *(l)* = pilzförmig. – Adj. zu Fungus, -i m *(l):* Pilz u. Forma, -ae f *(l):* Gestalt, Aussehen; Spóngos oder Sphóngos *(gr):* Schwamm, Pilz.
Funiculus, -i m *(l)* = kleiner Strang. – Dim. zu Funis, -is m *(l):* Seil, Tau, Strick; Dhumis *(idg)* u. Thómis *(gr):* Strick, Schnur, Bogensehne.

Galea, -ae f *(l)* = (lederner) Helm, Haube. – Galéä *(gr):* die aus dem Wieselfell gemachte Sturmhaube.
Gallus, -i m *(l)* = Hahn.
Ganglion, -ii n (l) = 1. Überbein; 2. anat.: Nervenknoten. – Ganglíon *(gr):* Überbein, Nervenknoten.
Gaster, gastris f *(l)* = Bauch; anat.: Magen. – Gastär *(gr):* Magen, Bauch, Unterleib.
gastricus, -a, -um *(l)* = mit dem Magen in Verbindung stehend. – Adj. zu Gaster.
gastrocnemius, -a, -um *(l)* = zur Wade gehörig. – Gastroknämion *(gr):* Wadenmuskel; Gastär *(gr):* Bauch; Knemä *(gr):* Wade.
gelatinosus, -a, -um *(l)* = gallertig. – Gelatina; Gallerte; gelare *(l):* gefrieren; Gelu, -us n *(l)* u. Gelandrón *(gr):* Eis, Frost, Erstarrung.
Gemellus, -i m u. **gemellus, -a, -um** *(l)* = Zwillingsbruder; doppelt. – Dim. zu Geminus: Zwilling, zweifach; geminare *(l):* verdoppeln; Etym. unsicher.

Geniculum, -i n *(l)* = 1. kleines Knie; 2. Knoten. – Dim. zu Genu.

genioglossus, -a, -um *(l)* = vom Kinn zur Zunge verlaufend. – Géneion *(gr):* Kinn u. Glõssa *(gr):* Zunge, Sprache.

geniohyoideus, -a, -um *(l)* = vom Kinn zum Zungenbein verlaufend. – Géneion *(gr):* Kinn; hyoeidés *(gr):* ypsilonförmig; anat.: zum Zungenbein gehörend.

genitalis, -e *(l)* = zur Zeugung gehörig; anat.: in Zusammensetzungen: genito- = zu den Geschlechtsorganen gehörend. – gignere *(l)* u. gígnomai *(gr):* erzeugen, zeugen, hervorbringen.

genitofemoralis, -e *(l)* = von den Geschlechtsteilen zum Oberschenkel verlaufend.

Genu, genus n *(l)* = Knie. – Góny *(gr):* Knie.

Gingiva, -ae f *(l)* = Zahnfleisch. – Geng *(idg):* Beule, Buckel u. (Sal)iva: Suff.

Glabella, -ae f *(l)* = 1. der unbehaarte Raum zwischen den behaarten Augenbrauen über der Nasenwurzel, 2. Stirnglatze.

Glandula, -ae f *(l)* = kleine Eichel; anat.: Drüse. – Dim. zu Glans, glandis f *(l):* Eichel, eichelähnliche Früchte.

Glia, -ae f *(l)* = Kitt. – Glía *(gr):* Leim, Kitt.

Globus, -i m *(l)* = Ball, Kugel, Klumpen. – Gleba, -ae f *(l):* Erdscholle; globosus, -a, -um *(l):* kugelförmig, kugelrund.

Glomus, -eris n *(l)* = Knäuel. – glomerare *(l):* zu einem Knäuel zusammenrollen, ballen; Glãma *(gr):* Augenbutter.

Glomerulus, -i m u. **Glomerulum, -i** n *(l)* = kleines Knäuel. – Dim. zu Glomus.

glossoepiglotticus, -a, -um *(l)* = von der Zunge zum Kehldeckel verlaufend.

glossopharyngeus, -a, -um *(l)* = von der Zunge zum Pharynx verlaufend.

glossus, -a, -um *(l)* = zur Zunge gehörend. – Glõssa *(gr):* Zunge.

gluteus, -a, -um *(l)* = zum Gesäß gehörig. – Gloutós *(gr):* Gesäß, Hinterbacke.

gracilis, -e *(l)* = schlank, dünn, zart *(grazil)*. – sicher nicht von Gratia, -ae f *(l):* Anmut.

Granulatio, -onis f *(l)* = Körnelung, Granulation.

Granulum, -i n *(l)* = Körnchen. – Dim. zu Granum, -i n *(l):* Korn, Kern, Granulat.

griseus, -a, -um *(l)* = grau. – gris *(franz):* grau; greis *(mhd):* grau.

Gubernaculum, -i n *(l)* = Steuerruder, Lenkung, Leitung. – gubernare *(l):* steuern, lenken; kybernáein *(gr):* steuern.

gustatorius, -a, -um *(l)* = dem Schmecken dienend. – gustare *(l):* schmecken; geúein *(gr):* u. geúsein *(idg):* kosten lassen.

Gyrus, -i m *(l)* = Windung. – Gýros *(gr):* Krümmung, Kreis, Windung.

Habenula, -ae f *(l)* = kleiner Zügel. – Dim. zu Habena, -ae f *(l):* Zügel, Halter; habere *(l):* halten.

Hallux, -ucis m *(l)* = Großzehe.

hamatus, -a, -um *(l)* = 1. mit Haken versehen; 2. hakenförmig gekrümmt. – Adj. zu Hamus, -i m *(l):* Haken, Angelhaken.

Hamulus, -i m *(l)* = kleiner Haken, Häkchen. – Dim. zu Hamus, -i m *(l):* Haken.

Haustrum, -i n *(l)* = Schöpfrad, Eimer; Ausbuchtung. – haurire *(l):* schöpfen.

helicinus, -a, -um *(l)* = gewunden, geschraubt. – Adj. zu Helix, -icis f *(l):* Spirale, Windung, Schnecke.

Helicotrema, -atis n *(l)* = Schneckenloch; Verbindung zwischen Scala vestibuli und Scala tympani. – Hélix *(gr):* Schnecke; Tréma *(gr):* Loch.

hemiazygos, -on *(gr)* = der halben Vena azygos entsprechend. – hemí- *(gr):* halb; azygos *(gr):* unpaar.

Hemispherium, -i n *(l)* = Halbkugel, Hemisphäre. – Hemisphairion *(gr):* Halbkugel; hemí- *(gr):* halb; Sphaíra *(gr):* Kugel.

hemorrhoidalis, -e *(l)* = zur Hämorrhoide gehörig. – Haimorrhoídes *(gr):* Gefäße, in denen Blut fließt; Haíma *(gr):* das Blut; rhéein *(gr):* fließen.

Hepar, -atis n *(l)* = Leber. – Hãpar *(gr):* Leber.

hepaticus, -a, -um *(l)* = zur Leber gehörend. – Adj. zu Hepar.

Hernia, -ae f *(l)* = Leibschaden, Bruch, Eingeweidebruch. – Enterokálä *(gr):* Darmbruch, Eingeweidebruch; Énteron *(gr):* Darm, Eingeweide; Kälís *(gr):* Fleck, Schandfleck.

Hiatus, -us m *(l)* = klaffende Öffnung. – hiare *(l):* klaffen, offenstehen; chásko *(gr):* gähnen, klaffen.

Hilus, -i m *(l)* = Eintrittsstelle, Tor. – Wahrscheinlich von Hilum, -i n *(l):* Faser, Fädchen.

Hippocampus, -i m *(l)* = Fabeltier der griechischen Mythologie (mit Pferdevorderleib und geringeltem Fischschwanz). – Híppos *(gr):* Pferd; kámptein *(gr):* biegen.

Hirci, -orum *(Pl)* m *(l)* = Achselhaare – Hircus, -i m *(l):* Bock (wegen des spezifischen Geruchs des Achselschweißes).

horizontalis, -e *(l)* = horizontal, waagerecht. – Adj. zu Horizon *(gr):* Gesichtskreis, Horizont; horízo *(gr):* die Grenze bestimmen, begrenzen.

Humerus, -i m *(l)* = Oberarmbein, Knochen des Oberarms, Oberarm, Schulter. – Ómos *(gr):* Schulter, Bergrücken; vgl. Brachium: der ganze Arm.

hyaloideus, -a, -um *(l)* = glasartig, zu etwas Glasartigem gehörend. – Hýalos *(gr):* Glas; -eidés *(gr):* ähnlich.

Hymen, -enis n *(l)* = Haut, dünne Haut; anat.: Jungfernhäutchen. – Hýmen *(gr):* Haut, Häutchen, Band.

hyo- Vorsilbe *(gr)* = anat. in Zusammensetzungen: zum Zungenbein gehörig. – Hỹs *(gr):* Schwein.

hyoepiglotticus, -a, -um *(l)* = vom Zungenbein zum Kehldeckel verlaufend.

hyoideus, -a, -um *(l)* = ypsilonförmig, zum Zungenbein gehörig.

hyothyroideus, -a, -um *(l)* = vom Zungenbein zur Schilddrüse verlaufend.

Hypochondrium, -ii n *(l)* = das unter dem Brustknorpel Befindliche. – hypó- *(gr)* u. sub- *(l):* unter, darunter, unterhalb; Chóndros *(gr):* Knorpel. – Hypochonder: schwermütiger, eingebildeter Kranker.

hypochondriacus, -a, -um *(l)* = zum Hypochondrium gehörig. – Adj. zu Hypochondrium.

Hypogastrium, -i *(l)* = das unter dem Magen Gelegene. – Gastär *(gr)* = Magen.

hypogastricus, -a, -um *(l)* = unterhalb des Magens gelegen, zum Unterbauch gehörend. – hypó- *(gr):* unter; Gastär *(gr):* Magen, Bauch, Unterleib.

hypoglossus, -a, -um *(l)* = unter der Zunge liegend. – Glõssa *(gr):* Zunge.

Hyponychium, -i n *(l)* = Nagelbett. – Ónyx *(gr):* Nagel.

Hypopharynx, -yngis f *(l)* = der hinter dem Kehlkopf gelegene Schlundanteil, die Pars laryngea pharyngis. – Phárynx *(gr):* Rachen, Schlund; vgl. auch Epipharynx.

Hypophysis, -eos f *(l)* = Hirnanhangsdrüse, Hypophyse. – phyein *(gr):* wachsen; Hypophysis *(gr):* Anhängsel an der Unterseite.

Hypothalamus, -i m *(l)* = unterhalb des Thalamus gelegener Teil des Diencephalon. – hypó- *(gr):* unter; Thálamos *(gr):* Schlafgemach, Hohlraum.

Hypothenar, -aris m *(l)* = unterhalb der Handfläche, Kleinfingerballen. – Thénar *(gr):* Handfläche.

ileocaecalis, -e *(l)* = vom Krummdarm zum Blinddarm verlaufend.

Ileum, -ei n *(l)* = Krummdarm. – Ileus = Darmverschlingung. – eileõ *(gr):* winden, krümmen.

Ilia, ilium *(Pl)* n *(l)* = Weiche, Unterleib, Eingeweide. – Ilii = Ilia = Ilei *(Nom. Pl)* = die breiten Knochen der Bauchweichen. – Íxys *(gr):* Wechen, Gegend über den Hüften.

iliacus, -a, -um *(l)* = zur Weiche, zum Darmbein gehörend. – Adj. zu Ilia.

Impressio, -onis f *(l)* = Eindruck, Abdruck, Einstellung. – in- *(l):* hinein; primere *(l):* drücken, pressen.

imus, -a, -um *(l)* = unterster, letzter.

incisivus, -a, -um *(l)* = zum Schneiden geeignet, zu den Schneidezähnen gehörend.

Incisura, -ae f *(l)* = Einschnitt, Abschnitt. – incidere *(l):* einschneiden; in- *(l):* hinein; caedere *(l):* schneiden, graben, meißeln.

Inclinatio, -onis f *(l)* = Neigung, Biegung, Zuneigung. – inclinere *(l):* neigen, beugen, hinwenden, hinneigen; klínein *(gr):* neigen, wenden, beugen.

Incus, -udis f *(l)* = Amboss, das vom Hammer = Malleus getroffene Gehörknöchelchen. – incudere *(l):* hineinschlagen, hämmern, boxen.

Index, -icis m *(l)* = Angeber, Anzeiger, Verräter; anat.: Zeigefinger. – indicare *(l):* anzeigen, melden; vgl.: Indikator.

Indusium, -ii n *(l)* = obere Tunika, Schleier. – induere *(l):* anziehen, anlegen.

inferior, -ius *(l)* = niedriger, tiefer gelegen, geringer, schwächer. – infra *(l):* unten, unterhalb.

Infundibulum, -i n *(l)* = Trichter. – infundere *(l):* hineingießen, hineinschütten.

Inguen, -inis m *(l)* = Leistengegend, Schamgegend; eigentl.: die Stelle, wo der Zweig am Stamm sitzt. – inquinare *(l):* besudeln; unguere *(l):* beschmieren.

inguinalis, -e *(l):* Adj. zu Inguen.

Inscriptio, -onis f *(l)* = Aufschrift, Überschrift; anat.: Einzeichnung (figürlich gemeint). – inscribere *(l):* auf etwas schreiben, betiteln, bezeichnen.

Insertio, -onis f *(l)* = Anzeige, Ansatz, Ansatzstelle eines Muskels.

Insula -ae f *(l)* = Insel, Eiland.

Integumentum, -i n *(l)* = Decke, Hülle – intégere *(l):* bedecken; anat.: Integumentum commune: die aus drei Schichten bestehende äußere Haut.

internus, -a, -um *(l)* = innere, innen befindlich. – inter: zwischen.

Intersectio, -onis f *(l)* = Einschnitt; anat.: Zwischensehne. – intersecare *(l):* ein-, durchschneiden. Intersectiones tendineae: Unterbrechungen des Muskelgewebes (Zwischensehnen).

Intestinum, -i n *(l)* = Darmkanal, Eingeweide. – intus *(l):* innen, inwendig, innerlich; Énteron *(gr):* das Innere, Eingeweide.

intimus, -a, -um *(l)* = der Innerste, innerst. – Sup. zu inter.

Intumescentia, -ae f *(l)* = Anschwellung. – intumescere *(l):* anschwellen; Tumor, -oris m *(l):* Geschwulst; Týlä *(gr):* Schwiele, Wulst.

iridicus, -a, -um *(l):* Adj. zu Iris.

Iris, -idis f *(l)* = Regenbogenhaut des Auges. – Íris *(gr):* Regenbogen; von Íris: Göttin des Regenbogens.

ischiadicus, -a, -um *(l)* = zum Sitzbein gehörig. – Adj. zu Ischium, -ii n: Gesäß, Sitzhöcker, Sitzbein; Íschion *(gr):* Gesäß, Sitzbein, Hinterbacke; Íschias *(gr):* Hüftschmerz.

ischioanalis, -e *(l)* = vom Sitzbein zum After verlaufend.

ischiocavernosus, -a, -um *(l)* = vom Sitzbein zum Schwellkörper verlaufend.

Ischium, -ii n *(l)* = Gesäß, Hüftgelenk. – Íschion *(gr):* Gesäß, Pfanne des Hüftgelenks, Hinterbacke, Sitzhöcker, Sitzbein.

Isthmus, -i m *(l)* = enge Stelle, enge Verbindung zwischen zwei Räumen. – Isthmós *(gr):* Landenge, Isthmus, schmale Verbindung.

jejunalis, -e *(l)* = zum Jejunum gehörig; Adj. zu Jejunum.

Jejunum, -i n *(l)* = Leerdarm. – Substant. Adj. von jejunus, -a, -um: nüchtern, leer, hungrig. – Nãstis *(gr):* Leerdarm.

jugularis, -e *(l)* = zur Drosselgrube gehörend. – Adj. zu Jugulum.

Jugulum, -i n *(l)* = 1. Grube oberhalb des Schlüsselbeins; 2. Schlüsselbein, verglichen mit einem kleinen Joch; 3. vordere Halsgegend, Kehle. – Dim. zu Jugum, -i n *(l):* Joch; jugulare *(l):* 1. erstechen (Gefäße); 2. erdrosseln (Luftröhre); Zygon *(gr):* Joch.

Junctura, -ae f *(l)* Verbindung. – jungere *(l):* verbinden.

Labium, -ii n *(l)* oder Labrum, -i n *(l)* = 1. Lippe; 2. glatter, umgebogener Rand eines Gefäßes. – lambo *(l):* lecken, berühren; láptō *(gr):* lecken.

Labyrinthus, -i m *(l)* = großes Bauwerk mit vielen verschlungenen Gängen, Ohrlabyrinth. – Labýrinthos *(gr):* Labyrinth; Etym. unsicher.

lacer, -era, -erum *(l)* = zerrissen, zerfetzt. – Lákis *(gr):* Felsen, Zipfel; lakízō *(gr):* zerreißen; lacerare *(l):* zerreißen.

lacinatus, -a, -um *(l)* = in Zipfel auslaufend. – Lacinia, -ae f *(l):* Zipfel, Fetzen; siehe lacer.

lacrimalis, -e *(l)* = zu den Tränenorganen gehörend. – Adj. zu Lacrima.

lactifer, -fera, -ferum *(l)* = milchführend. – Lac, lactis n *(l):* Milch; ferre *(l):* tragen; Glágos *(gr):* Milch.

Lacuna, -ae f *(l)* = Lücke, Loch; speziell eine mit Wasser gefüllte Vertiefung.

Lacus, -us m *(l)* = See, Lache. – Lákkos *(gr):* See, Loch, Grube, Teich.

lambdoideus, -a, -um oder **lambdoides, -is** *(l)* = lambdaähnlich. – Lambda: 11. Buchstabe des griech. Alphabets.

Lamella, -ae f *(l):* Dim. zu Lamina.

Lamina, -ae f *(l)* = Platte, Schicht, Scheibe; Lamelle.

Lanugo, -inis f *(l)* = Wolle, Wollhaar, Flaum. – Lana, -ae f *(l):* Wolle; Lânos *(gr)* u. Vlana *(idg):* Wolle.

Laryngotomia, -ae f *(l)* = Eröffnung des Kehlkopfs durch Schnitt. – Lárynx *(gr):* Kehlkopf; témnein *(gr):* schneiden, aufschneiden.

Larynx, -yngis f *(l)* = Kehlkopf. – Lárynx *(gr):* Kehlkopf.

lateralis, -e *(l)* = seitlich. – Adj. zu: Latus.

latissimus, -a, -um *(l)* = der breiteste. – Sup. zu latus, -a, -um.

latus, -a, -um *(l)* = breit. – Adj. zu Latus.

Latus, -eris n *(l)* = Seite, Breite, Brust.

Lemniscus, -i m *(l)* = Schleife; anat.: Faserzüge im Gehirn. – Lâmnískos *(gr):* Band.

Lens, lentis f *(l)* = Linse.

lenticularis, -e *(l):* Adj. zu Lens.

lentiformis, -e = linsenförmig. – Lens, lentis f *(l):* Linse; Forma, -ae f *(l):* Gestalt, Form.

Leptomeninx, -ingis f *(l)* = weiche, zarte Hirnhaut; zusammenfassender Begriff für Arachnoidea mater und Pia mater. – leptós *(gr):* zart; Méninx *(gr):* Hirnhaut.

Levator, -oris m *(l)* = Heber. – levare *(l):* heben.

liber, -era, -erum *(l)* = frei, ungebunden, offen. – liberare *(l):* befreien.

Lien, lienis m *(l)* = Milz.

ligamentosus, -a, -um = bänderreich; anat.: bandartig. – Adj. zu Ligamentum.

Ligamentum, -i n *(l)* = Band, Binde; anat.: 1. bandartige Struktur; 2. häutige Verbindung zweier Gelenke. – ligare *(l):* binden.

Limbus, -i m *(l)* = Saum, Besatzstreifen, Rand.

Limen, -inis n *(l)* = Schwelle, Grenzwall. – Leímen *(idg):* Querholz.

limitans, -antis *(l)* = begrenzend. – P.p.a. von limitare *(l):* begrenzen; Limes, -itis m *(l):* Grenzrain.

Linea, -ae f *(l)* = 1. Linie, Richtschnur; 2. Strich; 3. anat.: Knochenleiste. – Linus oder Linum, -i n *(l):* Lein, Flachs, später: leinener Faden, Schnur.

Lingua, -ae f *(l)* = Zunge, Sprache. – lingere *(l)* u. leíchein *(gr):* lecken, schmecken.

Lingula, -ae f *(l)* = Zünglein, zungenähnliches Gebilde. – Dim. zu Lingua.

Liquor, -oris m *(l)* = Flüssigkeit, flüssiger Zustand. – liquere *(l)* = flüssig, klar sein.

lobaris, -e *(l)* = zum Lappen gehörend. – Adj. zu Lobus.

lobularis, -e *(l)* = zum Läppchen gehörend. – Adj. zu Lobulus.

Lobulus, -i m *(l)* = Läppchen. – Dim. zu Lobus.

Lobus, -i m *(l)* = Lappen, Hülse, Schote. – Lóbos *(gr):* Lappen.

Locus, -i m *(l)* = Ort, Platz, Stelle. – locare *(l)* = setzen, legen, stellen.

longitudinalis, -e *(l)* = längsgerichtet. – Longitudo, -inis f *(l):* Länge.

longus, -a, -um *(l)* = lang, weit. – Lónchä *(gr):* Lanze; laggs *(got):* lang. longissimus: Superlativ zu longus.

lucidus, -a, -um *(l)* = hell, glänzend, leuchtend. – lucere *(l):* leuchten; Leukos *(gr):* Licht, Helle.

lumbalis, -e *(l)* = zur Lende gehörig. – Adj. zu Lumbus *(l):* Lende; Psóas *(gr),* Lentin *(ahd):* Lende.

lunatus, -a, -um *(l)* = mondförmig. – Adj. zu Luna, -ae f *(l):* Mond; lucere *(l):* leuchten; Lux *(l):* Licht.

Lunula, -ae f *(l)* = kleiner Mond. – Dim. zu Luna, -ae f *(l):* Mond; Luc-sna *(idg):* Mond, Mondschein.

luteus, -a, -um *(l)* = gelb. – Lutum, -i n *(l):* Lehm, Kot; luo bzw. polluere (l): verschmutzen.

Lympha, -ae f *(l)* = Quellnymphe, klares Wasser; anat.: Lymphe. – Lýmphä *(gr):* Wassergöttin, Wasser.

lymphaticus, -a, -um *(l)* = zur Lymphe gehörend. – Adj. zu Lympha.

Macula, -ae f *(l)* = Fleck, Makel. – maculare *(l):* beflecken, besudeln.

maculosus, -a, -um = reich an Flecken, buntgefleckt, besudelt. – Adj. zu Macula.

magnus, -a, -um *(l)* = groß, gewaltig, stark. – mégas *(gr):* groß, gewaltig.

maior, -oris = größer, stärker. – Komp. zu magnus.

Mala, -ae f *(l)* = Wange, Kinnbacken, eigentl.: Oberkiefer.

malaris, -e: Adj. zu Mala.

mallearis, -e *(l)* = zum Hammer gehörend. – Adj. zu Malleus, -ei m *(l):* Hammer.

malleolaris, -e *(l)* = zum kleinen Hammer gehörend, zum Knöchel gehörend. – Adj. zu Malleolus.

Malleolus, -i m *(l)* = 1. kleiner Hammer; 2. Brandpfeil, Ähnlichkeit mit einem rundköpfigen Hammer, Knöchel. – Dim. zu Malleus, -ei m *(l):* 1. Hammer; 2. Gehörknöchelchen.

Mamilla, -ae f *(l)* = Brustwarze, Mamille. – Dim. zu Mamma.

mamillothalamicus, -a, -um *(l)* = zum Corpus mamillare u. zum Thalamus gehörend. – mamillaris, -e *(l):* brustwarzenähnlich; Thalamus, -i m *(l):* Sehhügel.

Mamma, -ae f *(l)* = 1. Mutter, Amme; 2. Mutterbrust, Euter, Zitze; 3. anat.: weibliche Brust(-drüse). – mammare *(l):* säugen, saugen; mammáein *(gr):* nach der Mutterbrust verlangen.

Mandibula, -ae f oder **Mandibulum, -i** n *(l)* = Unterkiefer, Kinnlade als Kauwerkzeug. – mandere *(l):* kauen.

Manubrium, -i n *(l)* = Griff, Stiel, Henkel; der mit der Hand zu fassende Griff, Handgriff. – Manus, -us f *(l):* Hand.

Manus, -us f *(l)* = Hand, eigentl. Arm.

Margo, -inis m *(l)* = Rand, Einfassung. – Marka *(got)* u. *(ahd):* Grenze, Mark.

masculinus, -a, -um *(l)* = männlich, groß. – **Mas, maris** m *(l):* Mann, männlich.

Massa, -ae f *(l)* = Masse, Klumpen. – Máza *(gr):* Teig, Brei aus Gerstenmehl.

Masseter, -eris m *(l)* = anat.: der Kaumuskel. – Massetär *(gr):* der Kauende; mássein *(gr):* kauen, kneten.

masticatorius, -a, -um *(l)* = dem Kauen dienend. – masticare *(l):* kauen; Mastix, -icis f *(l):* wohlriechendes Harz vom Mastixbaum, das zum Kauen benutzt wurde; Mastichā *(gr):* Mastixbaum.

mastoideus, -a, -um *(l)* = brustwarzenähnlich. – Mastós *(gr):* Mutterbrust, Brustwarze, Anhöhe, Hügel; -eidés: ähnlich.

Mater, -tris f *(l)* = Mutter, anat.: ernährende u. umschützende Umhüllung. – Mātär *(gr)* u. Muoter *(ahd):* Mutter; nach ali al abbas *(arab):* die beiden Hüllen, die als Mutter des Gehirns bezeichnet wurden: 1. die dickere als Dura mater, die harte Hirnhaut; 2. die dünne als Pia mater, die weiche Hirnhaut.

Matrix, -icis f *(l)* = Mutterboden, Matrix. – Mater, -tris f *(l):* Mutter; eigentl. Gebärmutter.

Maxilla, -ae f *(l)* = Oberkiefer. – Dim. zu Mala.

maximus, -a, -um *(l)* = größte. – Superlativ zu magnus.

Meatus, -us m *(l)* = Gang, Durchgang. – meare *(l):* gehen, ziehen, fließen.

medialis, -e *(l)* = in der Mitte befindlich, zur Mitte gehörig; anat.: medial, zur Mitte hin; Gegensatz zu lateral. – Mésos *(gr):* mittlerer, Mitte.

medianus, -a, -um *(l)* = in der Mitte befindlich, zur Mitte gehörig. – Mésos *(gr):* mittlerer, Mitte.

Mediastinum, -i n *(l)* = Mittelfell, Raum zwischen rechter und linker Lunge, eigentl. zwei senkrecht stehende Platten (Pleura), welche die Brusthöhle in eine re. u. li. Hälfte teilen und das Herz zwischen sich enthalten.

medius, -a, -um *(l)* = in der Mitte befindlich, zur Mitte gehörig, dazwischenliegend. – Mésos *(gr):* mittlerer, Mitte.

Medulla, -ae f *(l)* = Mark, Innerstes. – Wohl von medius abzuleiten.

Membrana, -ae f *(l)* = zarte Haut, Häutchen. – Substantiviertes Adj. von Membrum, -i n *(l):* 1. das fleischige Körperglied; 2. Glied, Teil, Extremität.

meningeus, -a, -um *(l)* = zur Hirnhaut gehörig. – Adj. zu Meninx.

Meninx, -ingis f *(l)* = Hirnhaut. – Mâninx *(gr):* Haut.

Meniscus, -i m *(l)* = Halbmond; anat.: Zwischenknorpel. – Meniskos *(gr):* kleiner Mond; Dim. zu Meís *(gr):* runde Bedeckung über Statuen, gebogenes Schirmdach, Monat, Mond. Meniscus articularis: halbmondförmige Gelenkzwischenscheibe.

mentalis, -e *(l)* = zum Kinn gehörend. – Adj. zu Mentum.

Mentum, -i n *(l)* = Kinn, Kinnbart, hervorragende Ecke. – prominere *(l):* hervorragen.

Mesencephalon, -i n *(l)* = Mittelhirn. – Mésos *(gr):* Mitte; Enképhalos *(gr):* das, was im Kopf ist (Gehirn).

Mesenterium, -ii n *(l)* = Dünndarmgekröse. – Mesenterion *(gr):* mittleres Eingeweide; Mésos *(gr):* Mitte; Énteron *(gr):* Eingeweide.

Mesopharynx, -yngis f *(l)* = Mundrachen.

Metacarpus, -i m *(l)* = Mittelhand, Zwischenhand. – meta- *(gr):* nach, hinter, zwischen, inmitten; Karpós *(gr):* Hand.

metatarsalis, -e *(l)* = zum Mittelfuß gehörend. – Adj. zu Metatarsus.

Metatarsus, -i m *(l)* = Mittelfuß, Fußwurzel.

Metencephalon, -i n *(l)* = Hinterhirn.

minor, minus (Gen.: -oris) *(l)* = kleiner, geringer. – Komp. zu parvus *(l):* klein, gering.

mitralis, -e *(l)* = einer Mitra ähnlich. – Adj. zu Mitra, -ae f *(l):* Kopfbinde, Turban; Mítra *(gr):* Leibbinde, Hauptbinde.

Modiolus, -i m *(l)* = die im Innern ausgehöhlte Schneckenachse. – Dim. zu Modius: Hohlkörper, Radnabe, Zylinder, Scheffel.

molaris, -e *(l)* = zum Mahlen gehörend; dem Mahlen dienend. – Adj. zu Mola, -ae f *(l):* Mühlstein, Mühle; molare *(l)* u. mýllein *(gr):* mahlen.

mollis, -e *(l)* = weich, lind, sanft; vgl. mollig. – moldvis *(idg):* weich; molliri *(l):* weich machen, zähmen.

Mons, montis m *(l)* = Berg, Fels. – men *(idg):* emporragen.

motorius, -a, -um *(l)* = anat.: zur Bewegung gehörend, der Bewegung dienend. – movere *(l)* = bewegen, in Bewegung setzen.

mucosus, -a, -um *(l)* = schleimig, mukös. – Adj. zu Mucus, -i m oder Muccus, -i m *(l):* Schleim, Rotz; mýssein *(gr):* schneuzen.

multifidus, -a, -um *(l)* = vielfach gespalten. – multus, -a, -um *(l):* viel u. findere *(l):* spalten.

muscularis, -e *(l)* = zum Muskel gehörend. – Adj. zu Musculus.

musculocutaneus, -a, -um *(l)* = zum Muskel und zur Haut gehörend.

musculotubarius, -a, -um *(l)* = zum Musculus tensor tympani und zur Ohrtrompete gehörend.

Musculus, -i m *(l)* = kleine Maus, Mäuschen, Muskel. – Dim. zu Mus, muris m *(l)* u. Mýs *(gr):* Maus.

Myelencephalon, -i n *(l)* = Markhirn, verlängertes Mark; Bezeichnung für Medulla oblongata. – Myelós *(gr):* Mark, Rückenmark.

myentericus, -a, -um *(l)* = zur Darmmuskulatur gehörend. – Mýs *(gr):* Maus, Muskel; enterikós *(gr):* zu den Eingeweiden gehörend.

mylohyoideus, -a, -um *(l)* = vom Unterkiefer zum Zungenbein verlaufend. – Mýlos *(gr):* Mahlstein, Backenzahn.

mylopharyngeus, -a, -um *(l)* = vom Unterkiefer zum Pharynx verlaufend. – Mýlos *(gr):* Mahlstein; Phárynx *(gr):* Rachen.

myo- *(gr)* = anat. in Zusammensetzungen: Muskel-. – Mýs *(gr):* Maus, Muskel.

Myocardium, -ii n *(l)* = Herzmuskulatur.

Myologia, -ae f *(l)* = Muskellehre. – myo- *(gr):* Muskel-; Lógos (gr): Wort, Sprache, Lehre.

Myometrium, -ii n *(l)* = Gebärmuttermuskulatur. – myo- *(gr):* Muskel- u. Mätra *(gr):* Gebärmutter.

Naris, -is f *(l)* = Nasenloch.

nasalis, -e *(l)* = zur Nase gehörend. – Adj. zu Nasus.

Nasus, -i m *(l)* = äußere Nase. – Nasos *(idg)* u. Naris *(l):* Nasenloch.

navicularis, -e *(l)* = kahnförmig, schiffförmig. – Adj. zu Navicula, -ae f *(l):* kleines Schiff; Dim. zu Navis, -is f (l): Schiff.

neonatus, -a, -um *(l)* = neugeboren. – néos *(gr):* neu; nasci *(l):* geboren werden, entstehen.

nervosus, -a, -um *(l)* = nervenreich, zum Nerven gehörig; früher: sehnig, kraftvoll. – Adj. zu Nervus

Nervus, -i m *(l)* = Nerv; früher für alles weißliche Faserige: Sehne, Band, Flechse verwendet. – Neûron *(gr):* Sehne, Band, Nerv.

Nidus, -i m *(l)* = Nest, Wohnsitz, Ursprung. – Nidos *(idg):* Ruheplatz.

niger, -gra, -grum *(l)* = schwarz, dunkel.

Nodulus, -i m *(l)* = kleiner Knoten. – Dim. zu Nodus.

Nodus, -i m *(l)* = Knoten, Gelenk, Knorren, Verbindung. – nodere *(l):* in einen Knoten knüpfen; Nódes *(idg):* großes Netz.

Norma, -ae f *(l)* = Winkelmaß.

Nucha, -ae f *(l)* = Nacken. – Nugrah *(arab):* Nacken, Nackengrube.

Nucleus, -i m *(l)* = Nuß, kleiner Kern; 1. Zellkern; 2. Anhäufung von Nervenzellen im ZNS. – Dim. zu Nux, nucis f *(l):* Nuß, Kern.

nutricius [nutritius], -a, -um *(l)* = ernährend, aufziehend. – nutrire *(l):* säugen, nähren, aufziehen.

Obex, -icis m *(l)* = Riegel, Querbalken, Damm. – obicere *(l):* entgegenwerfen, entgegentreten.

obliquus, -a, -um *(l)* = schräg, tief, seitwärts gerichtet. – ob-, op- *(l):* entgegen, gegen, hin; Limen, -inis n (l): Schwelle.

oblongatus, -a, -um *(l)* = verlängert.

oblongus, -a, -um *(l)* = länglich.

obturatorius, -a, -um *(l)* = dem Verstopfen dienend. – obturare *(l):* verstopfen.

obturatus, -a, -um *(l)* = verstopft. P.p.p. zu obturare *(l):* verstopfen.

obtusus, -a, -um *(l)* = stumpf, schwach. – P.p.p. zu obtúndere *(l):* stumpf machen, stumpf werden.

occipitalis, -e *(l)* = zum Hinterhaupt gehörig. – Adj. zu Occiput.

Occiput, -itis n *(l)* = Hinterhaupt. – ob- *(l):* entgegen, gegenüber; Caput, -itis n *(l):* Haupt, Kopf.

octavus, -a, -um *(l)* = der (die, das) achte (Hirnnerv). – ógodes *(idg):* der Achte.

oculomotorius, -a, -um *(l)* = die Augenbewegung betreffend.

Oculus, -i m *(l)* = Auge. – Wahrscheinlich Dim. zu Ocus *(idg),* Okje *(idg)* u. Óktallos oder Ophthalmós *(gr):* Auge, Augenhöhle.

Oesophagus, -i m *(l)* = Speiseröhre. – oíso *(gr):* Futur zu phérein: tragen, transportieren; phageîn *(gr):* essen, verdauen.

Olecranon, -i n *(l)* = (Haken-)Fortsatz der Elle, Ellenbogen. – Olékranon *(gr):* Ellenbogenkopf; Olenä/clän *(gr):* Ellenbogen, Unterarm; Kranon *(gr):* Kopf.

olfactorius, -a, -um *(l)* = dem Riechen dienend. – ólfacere *(l):* riechen, wittern; olere *(l)* u. ozein *(gr):* riechen.

Oliva, -ae f *(l)* = Olive. – Elaía *(gr):* Olive, Ölbaum.

Omentum, -i n *(l)* = Netzhaut um die Eingeweide, Fette; Eingeweidenetz.

omentalis, -e *(l)* = zum großen Netz gehörig. – Adj. zu Omentum.

omoclavicularis, -e *(l)* = von der Schulter zur Clavicula ziehend. – Ômos *(gr):* Schulter; Clavicula: Schlüsselbein.

omohyoideus, -a, -um *(l)* = von der Schulter zum Zungenbein ziehend. – Ômos *(gr):* Schulter.

omphaloentericus, -a, -um *(l)* = zum Dottergang gehörig. – Omphalós *(gr):* Nabel; Énteron *(gr):* Därme, Eingeweide.

oóphorus, -a, -um *(l)* = eitragend. – Óón *(gr):* Ei; phérein *(gr):* tragen, bringen.

Operculum, -i n *(l)* = Deckel; anat.: die die Insula bedeckenden Gehirnlappenteile. – operire *(l):* bedecken, verhüllen, zudecken.

opercularis, -e *(l):* Adj. zu Operculum.

ophthalmicus, -a, -um *(l)* = zum Auge gehörig. – Ophthalmós *(gr):* Auge.

opponens, -entis *(l)* = gegenüberstehend, gegenüberstellend. – P.p.a. von opponere *(l):* entgegenstellen, entgegensetzen; ob-, op- *(l):* entgegen, gegenüber; ponere *(l):* legen, setzen, stellen.

opticus, -a, -um *(l)* = das Sehen betreffend. – Ópsis *(gr):* Sehen.

Ora, -ae f *(l)* = Rand, Saum, Küste. – Mit Os, oris n *(l):* Mund verwandt.

orbicularis, -e *(l)* = kreisförmig. – Adj. zu Orbiculus, -i m *(l):* kleiner Kreis; Dim. zu Orbis, -is m *(l):* Kreis.

Orbita, -ae f *(l)* = Augenhöhle; eigentl.: Kreisbahn, Wagengleis, Rad, Kreisfurche.

Orificium, -ii n *(l)* = Öffnung, eigentl.: etwas, das das Aussehen des Mundes hat. – Os, oris n *(l):* der Mund; Facies, -ei f *(l):* Gestalt, Aussehen.

Os, oris n *(l)* = Mund, Eingang, Mündung. – ah, asan, ayam *(altind):* Mund, Öffnung.

Os, ossis n *(l)* = Knochen, Bein, Gebein. – Ostéon oder Óstion *(gr):* Bein, Knochen.

Osteologia, -ae f *(l)* = Knochenlehre. – Ostéon *(gr):* Knochen; Lógos *(gr):* Wort, Lehre.

Ostium, -ii n *(l)* = Mündung, Eingang, Tür. – Os, oris n *(l):* der Mund.

oticus, -a, -um *(l)* = zum Ohr gehörend. – Oús, otós *(gr):* Ohr.

ovalis, -e *(l)* = eiförmig, oval. – Adj. zu Ovum.

Ovarium, -ii n *(l)* = Eierstock. – Substant. Adj. zu Ovum.

Ovum, -i n *(l)* = Ei. – Ôón *(gr):* Ei.

Pachymeninx, -ingis f *(l)* = derbe, faserreiche Hirnhaut. – pachýs *(gr):* dick, derb; Máninx *(gr):* Hirnhaut.

palatinus, -a, -um: *(l)* = zum Gaumen gehörend. – Adj. zu Palatum.

Palato- *(l)* = vom Gaumen entspringend.

Palatum, -i n *(l)* = Gaumen. – Pala *(idg):* Wölbung.

pallidus, -a, -um *(l)* = blass, bleich. – pallére *(l):* blass sein, fahl sein; poliós *(gr):* grau.

Pallium, -ii n *(l)* = Hülle, Mantel; anat.: Hirnmantel. – Palla, -ae f *(l):* das mantelartige Gewand römischer Frauen.

Palma, -ae f *(l)* = Handfläche. – Pálamä *(gr):* flache Hand, Hohlhand.

palmaris, -e *(l)* = zur Handfläche gehörend. – Adj. zu Palma.

palmatus, -a, -um *(l)* = palmenzweigähnlich. – Palma, -ae f *(l):* flache Hand, Palme; Pálamä *(gr):* flache Hand, Hohlhand.

Palpebra, -ae f *(l)* = Augenlid. – palpitare *(l):* zucken (wegen des Lidschlags) oder palpari *(l):* streicheln (das Lid streichelt sanft über den Augapfel).

pampiniformis, -e *(l)* = rankenförmig. – Pampinus, -i m *(l):* die Weinranke; Forma, -ae f *(l):* Gestalt, Form.

Pancreas, -atis f *(l)* = Bauchspeicheldrüse. – pân *(gr):* alles, ganz; Kréas *(gr):* Fleisch, Drüsensubstanz.

Panniculus, -i m *(l)* = Haut, Schicht. – Dim. zu Pannus, -i m *(l):* Kleid, Tuch, Lappen; Pânos *(gr):* Zeug, Tuch.

Papilla, -ae f *(l)* = warzenförmige Erhebung, Papille (der Haut, Niere und Zunge), urspr. nur Brustwarze. – Papula, -ae f *(l):* Blatter, Bläschen

Paradidymis, -idis f *(l)* = neben dem Hoden liegendes rudimentäres Organ (Urnierenrest), anat.: beiderseits blind endende Kanälchen oberhalb des Nebenhodenkopfs vor dem Samenstrang. – pará *(gr):* neben; Dídymoi *(gr):* Zwillinge, Hoden.

Parametrium, -i n *(l)* = Bereich neben der Gebärmutter. – Mätra *(gr):* Gebärmutter.

parasympathicus, -a, -um *(l)* = der Pars sympathica des autonomen oder vegetativen Nervensystems entgegenwirkend.

Parenchyma, -atis n *(l)* = organspezifisches Gewebe. – Parénchyma *(gr):* das daneben Hineingegossene; chéein *(gr):* gießen.

Paries, -etis m *(l)* = Wand. – Etym. unsicher.

parietalis, -e *(l)* = parietal, seitwärts; anat.: zum Os parietale (Scheitelbein) gehörend. – Adj. zu Paries.

Paroóphoron *(gr)* = medial vom Eierstock liegendes rudimentäres Organ (Urnierenrest).

parotideus, -a, -um *(l)* = zur Ohrspeicheldrüse gehörend. – Adj. zu Parotis.

Parotis, -idis f *(l)* = Anschwellung neben dem Ohr (urspr. Mumps); Glandula parotidea = Ohrspeicheldrüse. – Oús *(gr):* Ohr.

Pars, partis f *(l)* = Teil, Anteil, Stück, Körperteil, Seite. – partiri *(l):* teilen.

parvus, -a, -um *(l)* = klein. – pauros *(gr):* klein, gering, wenig.

Patella, -ae f *(l)* = Schale, Opferschale; anat.: Kniescheibe. – Dim. zu Patera, -ae f *(l):* flache Schale; patere *(l):* offenstehen.

Pecten, pectinis m *(l)* = Kamm, Grat. – pectare *(l)* u. pékein *(gr):* kämmen.

pectinatus, -a, -um u. **pectineus, -a, -um** *(l):* Adj. zu Pecten.

pectoralis, -e = zur Brust gehörig. – Adj. zu Pectus.

Pectus, -oris n *(l)* = Brust, Herz, Sinn. – Paksa *(altind):* Flügel, Achsel.

Pedunculus, -i m u. **Pediculus, -i** m *(l)* = Füßchen, Stiel. – Dim. zu Pes, pedis m *(l):* Fuß.

pellucidus, -a, -um *(l)* = durchsichtig. – perlucere *(l):* hervorschimmern, durchsichtig sein; per- *(l):* völlig, hindurch; lucere *(l):* scheinen, leuchten.

pelvinus, -a, -um *(l):* Adj. zu Pelvis.

Pelvis, ís f *(l)* = Becken, Schüssel. – Pellís *(gr):* Schüssel, Becken; Pélla *(gr)* u. Palavi *(altind):* Geschirr.

Penis, -is m *(l)* = Schwanz, männliches Glied. – Pés *(gr):* männl. Glied.

perforans, -tis *(l)* = durchbohrend. – P.p.a. von perforare *(l):* durchbohren; per- *(l):* durch, hindurch; forare *(l):* bohren, graben.

perforatus, -a, -um *(l)* = durchbohrt. – P.p.p. von perforare *(l):* durchbohren.

Pericardium, -ii n *(l)* = Herzbeutel.

Perilympha, -ae f *(l)* = die das häutige Gehörlabyrinth umgebende Flüssigkeit. – perí- *(gr):* um, herum; Lympha *(l):* Quellwasser.

Perimetrium, -ii n *(l)* = Bauchfellüberzug der Gebärmutter. – Mätra *(gr):* Gebärmutter.

perinealis, -e *(l):* Adj. zu Perinéum.

Perinéum, -i n *(l)* = Damm, Mittelfleisch, Gegend zwischen After und Scheide bzw. Hodensack. – Vielleicht von perinéin *(gr):* anhäufen, aufschichten.

Periodontium, -ii n *(l)* = Wurzelhaut des Zahnes. – Odoús, odóntos *(gr):* Zahn.

Periorbita, -ae f *(l)* = das die Augenhöhle auskleidende Periost.

Periorchium, -ii n *(l)* = parietales Peritonealblatt des Hodens. – Órchis *(gr):* Hoden.

Periosteum, -i n *(l)* = Knochenhaut, Periost. – Os, ossis m *(l):* Knochen.

Peritoneum, -ii n *(l)* = Bauchfell. – Peritonáion *(gr):* die über die Därme gespannte Haut; teínein *(gr):* spannen.

permanens, -entis *(l)* = bleibend, verbleibend. – P.p.a. von permanere *(l):* bleiben, verbleiben, fortdauern.

peroneus, -a, -um u. peronealis, -e *(l)* = zum Wadenbein gehörend, auf der Seite des Wadenbeins gelegen. – Pero, -onis m *(l):* Stiefel aus rohem Leder; Perónä *(gr):* Spange, Stachel.

perpendicularis, -e *(l)* = senkrecht, lotrecht. – Perpendiculum, -i n *(l):* Richtblei, Lot; perpendere *(l):* genau abwägen.

Pes, pedis m *(l)* = Fuß, Bein. – Poús *(gr):* Fuß, Bein.

Petiolus, -i m *(l)* = Stiel, Füßchen. – Dim. zu Pes; statt Pediolus später Petiolus.

petrosus, -a, -um *(l)* = felsig, steinig. – Pétra *(gr):* Fels, Stein.

petrotympanicus, -a, -um *(l)* = vom Felsenbein zur Paukenhöhle ziehend.

Phalanx, -angis f *(l)* = Walze, Stamm, Ballen, Schlachtreihe; anat.: Phalanx, Finger-, Zehenglied. – Phálanx *(gr):* 1. Rundholz, Balken; 2. Finger-, Zehenglied; 3. Schlachtreihe.

pharyngeus, -a, -um *(l)* = zum Rachen gehörend. – Adj. zu Pharynx.

Pharynx, -ngis m u. f *(l)* = Rachen, Schlund. – Phárynx *(gr):* Rachen, Kehle, Schlund.

Philtrum, -i n *(l)* = Nasen-Lippen-Rinne. – Phíltron *(gr):* Liebeszauber, Liebestrunk.

phrenicus, -a, -um *(l)* = zum Zwerchfell gehörend. – Phrenes, -um f *(l):* Zwerchfell; Phrän *(gr):* Zwerchfell, Sitz des Gemüts.

Pigmentum, -i n *(l)* = Farbstoff; Schminke. – pingere *(l):* malen; poíkilos *(gr):* bunt.

Pilus, -i m *(l)* = einzelnes Haar. – Pîlos *(gr):* Filz.

pinealis, -e (l) = zum Fichtenzapfen gehörend, fichtenzapfenähnlich. – Pinus, -us f *(l)* und picsmus *(idg):* Fichte.

piriformis, -e *(l)* = birnenförmig. – Pirum, -i n *(l):* Birne; Forma, -ae f *(l):* Form, Gestalt.

pisiformis, -e *(l)* = erbsenförmig. – Pisum, -i n *(l)* u. Píson *(gr):* Erbse; Forma, -ae f *(l):* Form, Gestalt.

pituitarius, -a, -um *(l)* = schleimig. – Pituita, -ae f *(l):* der Schleim. – Glandula pituitaria.

pius, -a, -um *(l)* = fromm, zart. – Pia mater: weiche Hirnhaut.

Placenta, -ae f *(l)* = Mutterkuchen, Nachgeburt, Plazenta. – Plakoûs *(gr):* Kuchen, eigentl.: mit Fläche versehen.

Planta pedis *(l)* = Fußsohle. – Planta, -ae f *(l):* Fußfläche; Pes, pedis m *(l):* Fuß; Plátos *(gr):* Breite; platýs *(gr):* breit, weit.

Planum, -i n *(l)* = Fläche, Ebene. – placére *(l):* ebnen, glätten; planare *(l):* platzieren, planieren.

planus, -a, -um *(l)* = flach, eben, plan.

Platysma, -atis n *(l)* = Platte, ausgebreiteter Körper; anat.: großflächiger Hautmuskel am Hals. – platýs *(gr):* breit, weit.

Pleura, -ae f *(l)* = Seite, Rippe; anat.: Rippenfell, Brustfell. – Pleurá *(gr):* die Seite eines Gegenstands.

Plexus, -us m *(l)* = Geflecht. – plectere *(l)* u. plékein *(gr):* flechten.

Plica, -ae f *(l)* = Falte, alle Faltenbildungen. – plicare *(l):* falten; plékein *(gr):* flechten, schlingen oder ptýssein *(gr):* falten.

Pollex, -icis m *(l)* = Daumen. – pollere *(l):* vermögen, ausrichten.

Pons, pontis m *(l)* = Brücke, Steg. – Paíos *(gr):* Pfad.

pontinus, -a, -um = zur Brücke gehörig. – Adj. zu Pons.

Poples, -itis m *(l)* = Kniekehle, Kniebeuge.

popliteus, -a, -um *(l):* Adj. zu Poples.

Porta, -ae f *(l)* = Pforte, Tür, Eingang. – Póros *(gr):* Durchgang; peírein *(gr):* durchdringen.

Portio, -ionis f *(l)* = Teil, Abschnitt, Anteil, Portion. – Pars *(l)* u. Époron *(gr):* zugemessener Anteil.

Porus, -i m *(l)* = Gang, Kanal, Röhre; anat.: Öffnung eines Gangs. – Póros *(gr):* Öffnung, Weg, Durchgang; peírein *(gr):* durchdringen.

postcentralis, -e *(l)* = anat.: hinter der Zentralfurche des Gehirns liegend.

posterior, -ius *(l)* = hinterer, späterer, folgender. – Komp. zu post *(l):* hinten, hernach.

posterolateralis, -e *(l)* = weiter hinten seitlich.

praecentralis [precentralis], -e *(l)* = vor der Zentralfurche des Gehirns gelegen.

Praeputium [Preputium], -i n *(l)* = Vorhaut. – Pósthion *(gr)* als Dim. zu Pósthä *(gr):* männliches Glied oder prae- *(l):* vorne u. putare *(l):* beschneiden, ins Reine bringen.

Princeps, -ipis m *(l)* = Erster, Wichtigster. – aus primi-ceps: die erste Stelle einnehmend; primus *(l):* Erster; capere (l): nehmen.

principalis, -e *(l)* = ursprünglich, Erster. – Adj. zu Princeps.

procerus, -a, -um *(l)* = hoch, schlank, gestreckt, lang. – crescere *(l):* wachsen, entstehen.

Processus, -us m *(l)* = Fortschritt, Fortgang; anat.: Fortsatz. – procedere *(l):* vorgehen, hervortreten, vorrücken; cedere *(l):* weichen, gehen.

profundus, -a, -um *(l)* = tief, bodenlos. – siehe pro- *(l)* u. Fundus, -i m *(l):* in der Nähe des Bodens, in der Tiefe.

Prominentia, -ae f *(l)* = Vorsprung, Erhebung, Prominenz. – prominere *(l):* hervorspringen, hervorragen; minere *(l):* ragen, drohen.

Promontorium, -i n *(l)* = Vorgebirge, Vorwölbung.

Pronator, -oris m *(l)* = Neiger; anat.: Muskeln, die bei Drehung des Unterarms die Handfläche nach unten bzw. dorsal richten. – pronare *(l):* vornüberneigen.

Pronephros, -i m *(l)* = Vorniere, die zuerst gebildete Niere. – Néphros *(gr):* Niere.

pronus, -a, -um u. **pronatus, -a, -um** = abschüssig, vornüber geneigt. – Adj. zu Pronator.

proprius, -a, -um *(l)* = beständig, dauernd, eigen, wesentlich.

Prosencephalon, -i n *(l)* = Vorderhirn. – Enképhalos *(gr):* Gehirn.

Prostata, -ae f *(l)* = Vorsteherdrüse. – Prostátäs *(gr):* Vordermann, Beschützer, Vorsteher.

prostaticus, -a, -um *(l):* Adj. zu Prostata.

Protuberantia, -ae f *(l)* = Arten von Hervorragungen u. Erhabenheiten, Protuberanz. – protuberare *(l):* hervorragen.

proximalis, -e *(l)* = anat.: näher zum Rumpf gelegen, rumpfwärts, proximal. – proximus, -a, -um *(l):* nächster; Sup. zu prope *(l):* nahe, bei.

Psoas, psoae m *(l)* = Lende. – Psóa *(gr):* Lende, Lendengegend, Lendenfleisch.

pterygoideus, -a, -um *(l)* = flügelförmig. – Pteryx *(gr):* Flügel; -eidés *(gr):* ähnlich in Gestalt, Form.

pudendus, -a, -um *(l)* = zur Scham gehörend, schimpflich, schändlich. – pudére *(l):* sich schämen.

Pulmo, -onis m *(l)* = Lunge. – Pleumon, Pneumon *(gr):* die Lunge.

pulmonalis, -e *(l):* Adj. zu Pulmo.

Pulpa, -ae f *(l)* = Weichheit; anat.: weiche Substanz, Mark, Parenchym.

Pulvinar, -aris n *(l)* = Kissen, Polster.

Pupilla, -ae f *(l)* = Pupille, Augenstern, Sehloch. – Dim. zu Pupa, -ae f *(l):* Mädchen, Puppe; eigentl.: das verkleinerte Spiegelbild, das man im Auge eines anderen sieht.

Putamen, -inis n *(l)* = Schale; anat.: äußerer Teil des Nucleus lentiformis = Linsenkern. – putare *(l):* beschneiden, ins Reine bringen, ordnen.

Pýelos *(gr)* = Trog, Mulde, Wanne; anat.: Nierenbecken.

pyloricus, -a, -um *(l):* Adj. zu Pylorus.

Pylorus, -i m *(l)* = Pförtner, Magenausgang; anat.: Übergang zwischen Magen u. Dünndarm. – Pylörós *(gr):* Pförtner, Torhüter.

pyramidalis, -e *(l):* Adj. zu Pyramis.

Pyramis, -idis f *(l)* = Pyramide; anat.: pyramidenähnl. Gebilde. – Pyramís *(gr):* Pyramide.

quadrangularis, -e *(l)* = vierwinklig, viereckig. – quattuor *(l):* vier; Angulus, -i m *(l):* Winkel.

quadratus, -a, -um *(l)* = viereckig. – quadrare *(l):* rechteckig machen.

quadriceps, -cipitis *(l)* = vierköpfig.

radialis, -e *(l)* = zur Speiche (Unterarmknochen) gehörig. – Adj. zu Radius.

Radiatio, -onis f *(l)* = Ausstrahlung. – Radius, -ii m *(l):* Strahl, Lichtstrahlung.

radicularis, -e *(l)* = zur Wurzel gehörend. – Adj. zu Radicula, -ae f *(l):* kleine Wurzel.

Radius, -ii m *(l)* = Radspeiche, Halbmesser des Kreises, Sonnenstrahl; anat.: Unterarmknochen: Speiche.

Radix, -icis f *(l)* = Wurzel. – Radix *(gr):* Zweig, Rute, Wurzel.

Ramus, -i m *(l)* = Ast, Zweig.

Raphe, -es f *(l)* = Naht, Hautnaht. – Raphá *(gr):* Naht, Kleidernaht; ráptō *(gr):* zusammennähen.

Recessus, -us m *(l)* = Zurückgehen, Einbiegung, Vertiefung, Winkel, Nische. – recedere *(l):* zurückweichen; re-: zurück; cedere: weichen, gehen.

Rectum, -i n *(l)* = Enddarm, Mastdarm. – rectus *(l):* gerade.

rectus, -a, -um *(l)* = gerade. – regere *(l):* richten, lenken.

recurrens, -entis *(l)* = zurücklaufend, kreisend. – P.p.a. von recurrere *(l):* zurücklaufen, zurückkommen, kreisen.

Regio, -onis f *(l)* = Gegend, Lage, Richtung. – regere *(l):* lenken, richten, regieren; orégō *(gr):* recken, sich recken.

Ren, renis m *(l)* = Niere.

renalis, -e *(l):* Adj. zu Ren.

respiratorius, -a, -um *(l)* = der Atmung dienend. – respirare *(l):* atmen.

Rete, retis n *(l)* = Netz, Fischnetz. – ére *(idg)* u. rarus, -a, -um *(l):* dünn, locker, undicht.

Retina (ergänze tunica) *(l)* = die Netzhaut des Auges. – evtl.: retinere *(l):* zurückhalten; oder: Rete, retis n *(l):* Netz; retinus *(l):* netzartig.

Retinaculum, -i n *(l)* = Halter, Klammer, Seil, das zum Halten dienende Band; anat.: 1. Werkzeug zum Aufheben und Festhalten von Weichteilen; 2. fibröse Gebilde, welche andere festhalten, damit sie nicht aus der Lage abweichen. – retinere *(l):* zurückhalten, festhalten.

retroperitonealis, -e *(l)* = hinter dem Bauchfell gelegen.

Rhinencephalon, -i n *(l)* = Riechhirn. – Rhís *(gr):* Nase; Enképhalos *(gr):* das, was im Kopf ist (Gehirn).

Rhombencephalon, -i n *(l)* = Rautenhirn; nach der Rautengrube benannt. – Rhómbos *(gr):* Raute; Enképhalos *(gr):* das, was im Kopf ist (Gehirn).

rhomboideus, -a, -um *(l)* = rautenähnlich. – Rhómbos *(gr):* kreisförmiger Körper, Kreisel, später: Raute; -eidés *(gr):* ähnlich.

Rima, -ae f *(l)* = Spalte, Riss, Strich, Ritze. – Rícoma *(idg):* Riss; ereíkein *(gr):* aufreißen.

risorius, -a, -um *(l)* = zum Lachen dienend. – ridere *(l):* lachen, grinsen; Risor, -oris m *(l):* Lacher, Spötter.

rostralis, -e *(l)* = zum vorderen Körperende hin gelegen.

Rostrum, -i n *(l)* = Schnabel, Rüssel. – rodere *(l):* nagen, verzehren.

Rotator, -oris m *(l)* = der (Herum-)Dreher; vgl. Rotation. – rotare *(l):* herumdrehen, rotieren; Rota, -ae f *(l):* Rad, Wagenrad.

rotundus, -a, -um *(l)* = rund, kugelrund. – Rota, -ae f *(l):* Rad; siehe Rotator.

ruber, -bra, -brum *(l)* = rot. – erythrós *(gr):* rot; rubére *(l):* rot sein.

Ruga, -ae f *(l)* = Runzel, Hautfalte, Falte. – rúksas *(altind):* rau; rysós *(gr):* runzelig.

Saccus, -i m *(l)* = Sack, Tasche. – Sák(k)os *(gr):* Sack.

sacer, sacra, sacrum *(l)* = heilig. – Sacrum,-i n *(l)*: Heiligtum. – Os sacrum: Kreuzbein.

sacralis, e *(l)* = zum Kreuzbein gehörig. – Adj. zu Sacrum.

sagittalis, -e *(l)* = in Pfeilrichtung, sagittal, von ventral nach dorsal. – Adj. zu Sagitta,-ae f *(l)*: Pfeil.

salivatorius, -a, -um *(l)* = zum Speichel gehörig. – Saliva -ae f *(l)*: Speichel, Schleim.

Salpinx, -ingis f *(l)* = Trompete; anat.: 1. Eileiter (Tuba uterina [Salpinx]); 2. Ohrtrompete (Tuba auditiva). – Salpinx *(gr)*: Trompete.

saphenus, -a, -um *(l)* = verborgen. – al safin *(arab)*: verborgen, der Verbergende; nicht von saphẽs *(gr)*: deutlich, sichtbar.

sartorius, -a, -um *(l)* = zum Schneidern dienlich. – Sartor,-oris m *(l)*: Schneider; sarcire *(l)*: ausbessern.

Scala, -ae f *(l)* = Treppe, Stufe. – Scalae,-arum *(Pl)*: Treppe, Leiter, Stiege; scand-sla *(idg)*: steigen.

scalenus, -a, -um *(l)* = schief, ungleichseitig, dreieckig. – skalänós *(gr)*: ungerade, schief.

Scapha, -ae f *(l)* = Nachen; anat.: die zwischen Helix und Anthelix liegende Furche der Ohrmuschel. – Skáphä *(gr)*: ausgehöhlter Körper, Kahn, Boot.

scaphoideus, -a, -um *(l)* = kahnförmig. – Skáphä *(gr)*: ausgehöhltes, muldenartiges Gefäß, Wanne, Boot; skáptō *(gr)*: graben.

Scapula, -ae f *(l)* = Schulterblatt, Schulter, Rücken. – Kápetos *(gr)*: Grube, Graben.

Sclera (ergänze tunica oculi) *(l)* = harte oder feste Augenhaut. – sklärós *(gr)*: hart, derb.

scriptorius, -a, -um *(l)* = zum Schreiben dienend. – scribere *(l)*: schreiben, zeichnen.

scrotalis, -e *(l)*: Adj. zu Scrotum.

Scrotum, -i n *(l)* = Sack, Hodensack. – skrýdda *(altnord)*: geschrumpfte Haut.

secundarius, -a, -um *(l)* = der (die, das) Zweite. – secundus,-a,-um *(l)*: der (die, das) Zweite, Folgende; sequi *(l)*: folgen, nachfolgen, nachsetzen.

segmentalis, -e *(l)*: Adj. zu Segmentum.

Segmentum, -i n *(l)* = Abschnitt, Teilbereich, Segment. – secare *(l)*: schneiden, teilen.

Sella, -ae f *(l)* = Sattel, Stuhl, Sessel. – sedere *(l)*: sitzen, setzen; Hélla *(gr)*: Sitz.

Semicanalis, -is m *(l)* = Halbkanal, Rinne.

semicircularis, -e *(l)* = halbkreisförmig.

semilunaris, -e *(l)* = halbmondförmig. – semi- *(l)*: halb; Luna,-ae f *(l)*: Mond.

semimembranosus, -a, -um *(l)* = halbhäutig.

seminalis, -e *(l)* = zum Samen gehörig. – Adj. zu Semen,-inis n *(l)*: Same, Stamm; se, saen *(idg)* u. serere *(l)*: säen, pflanzen.

semiovalis, -e *(l)* = halbeiförmig.

semispinalis, -e *(l)* = zur Hälfte zum Dorn(fortsatz der Wirbel) gehörend; Bezeichnung für Muskeln, die von den Querfortsätzen der Wirbel zu Dornfortsätzen anderer Wirbel ziehen.

semitendinosus, -a, -um *(l)* = halbsehnig.

septalis, -e *(l)*: Adj. zu Septum.

Septum, -i n *(l)* = Scheidewand, eigentl. Umzäunung, Einfriedung. – saepire *(l)*: umzäunen, umhegen, einfrieden.

serratus, -a, -um *(l)* = gezähnt, gesägt. – P.p.p. von serrare *(l)*: sägen; Serra,-ae f *(l)*: Säge.

sesamoideus, -a, -um *(l)* = sesamkornähnlich. – Sẫsamon *(gr)*: Schotenfrucht der aus Ägypten und Arabien stammenden Sesampflanze.

sigmoideus, -a, -um *(l)* = sigmaähnlich. – Sígma *(gr)*: halbmondförmiges Gebilde.

simplex, -icis *(l)* = einfach, unvermischt, einzeln. – sém *(idg)*: eins.

sinister, -tra, -trum *(l)* = links, ungünstig.

sinuatrialis, -e *(l)* = zum Sinus venarum cavarum u. zum Vorhof des Herzens gehörend.

Sinus, -us m *(l)* = Busen, Vertiefung, Bucht, Biegung, Krümmung. – sinuáre *(l)*: krümmen, bogenförmig machen.

soleus, -a, -um *(l)* = seezungenähnlich, schollenähnlich. – Solea,-ae f *(l)*: Seezunge, Scholle; urspr.: Sandale, Sohle.

solitarius, -a, -um *(l)* = alleinstehend, abgesondert, einsam. – solus,-a,-um *(l)*: allein.

Spatium, -ii n *(l)* = Zwischenraum, Raum, Bahn, Rennbahn. – Spádion, Stadion *(gr)*: Rennbahn.

spermaticus, -a, -um *(l)* = zum Samen gehörig. – Adj. zu Spérma *(gr)*: Same, Keim; speírein *(gr)*: aussäen, ausstreuen.

sphenoidalis, -e *(l)* = keilförmig. – Sphẽn *(gr)*: Keil.

Sphincter, -eris m *(l)* = Schnürer, Schnürmuskel. – sphingein *(gr)*: zusammenschnüren, würgen, zusammenziehen; Sphinx: zusammenschnürende Todesdämonin.

Spina, -ae f *(l)* = Dorn, Rückgrat, Wirbelsäule.

spinalis, -e u. **spinosus, -a, -um** *(l)*: Adj. zu Spina.

spinocostalis, -e *(l)* = vom Rückgrat zur Rippe verlaufend.

spiralis, -e *(l)* = gewunden. – Adj. zu Spira,-ae f *(l)*: Windung, Spirale; Speîra *(gr)*: Windung.

splanchnicus, -a, -um *(l)* = zu den Eingeweiden gehörend. – Splánchnon *(gr)*: Eingeweide.

Splanchnologia, -ae f *(l)* = Eingeweidelehre. – Splánchnon *(gr)*: Eingeweide; Lógos *(gr)*: Wort, Sprache, Lehre.

Splen, -enis m *(l)* = Milz. – Splẫn *(gr)*: Milz.

Splenium, -ii n *(l)* = Wulst, Bausch, Schönheitspflästerchen. – Splenion *(gr)*: Wundverband, Pflasterstreifen, Kompresse.

splenius, -ia, -ium *(l)* = pflasterförmig, bauschig.

spongiosus, -a, -um *(l)* = schwammig, porös. – Spongiá *(gr)*: Schwamm.

Squama, -ae f *(l)* = Schuppe (des Fisches, der Schlange). – squaleo *(l)*: schuppig, rau sein.

squamosus, -a, -um *(l)*: Adj. zu Squama.

stapedius, -a, -um *(l)*: Adj. zu Stapes.

Stapes, -edis m *(l)* = Steigbügel, das kleinste der drei Gehörknöchelchen.

stellatus, -a, -um *(l)* = sternförmig. – Stella,-ae f *(l)*: Stern, Gestirn; Astẫr *(gr)*: Stern.

sternalis, -e *(l)*: Adj. zu Sternum.

sternoclavicularis, -e *(l)* = vom Brust- zum Schlüsselbein verlaufend.

sternocleidomastoideus, -a, -um *(l)* = Brustbein und Schlüsselbein mit dem Warzenfortsatz verbindend. – Sternum,-i n *(l)*: Brustbein; Kleís *(gr)*: Riegel, Schlüssel, Schlüsselbein; mastoideus *(l)*: brustwarzenähnlich.

sternocostalis, -e *(l)* = vom Brustbein zur Rippe verlaufend.

sternohyoideus, -a, -um *(l)* = vom Brust- zum Zungenbein verlaufend.

sternothyroideus, -a, -um *(l)* = vom Brustbein zur Schilddrüse ziehend.

Sternum, -i n *(l)* = Brustbein. – sternere *(l)*: ausbreiten, glätten; Stérnon *(gr)*: Brust, Brustbein.

Stratum, -i n *(l)* = Zone, Decke, Ausgebreitetes, Schicht. – sternere *(l)* u. stórnymi *(gr)*: ausbreiten, bedecken.

Stria, -ae f *(l)* = Streifen, Furche.

striatus, -a, -um *(l)* = gestreift. – Adj. zu Stria.

styloglossus, -a, -um *(l)* = vom Griffelfortsatz zur Zunge verlaufend.

stylohyoideus, -a, -um *(l)* = vom Griffelfortsatz zum Zungenbein verlaufend.

styloideus, -a, -um *(l)* = griffelförmig. – Stŷlos *(gr)*: Griffel, Stiel.

stylomastoideus, -a, -um *(l)* = vom Griffel- zum Warzenfortsatz verlaufend.

stylopharyngeus, -a, -um *(l)* = vom Griffelfortsatz zum Rachen verlaufend.

subcutaneus, -a, -um *(l)* = unter der Haut gelegen.

submucosus, -a, -um *(l)* = unter der Schleimhaut gelegen.

Substantia, -ae f *(l)* = Wesen, Beschaffenheit; anat.: Substanz, stoffliche Grundlage. – substare *(l)*: darunter sein, existieren, standhalten.

Sulcus, -i m *(l)* = Furche, Einschnitt. – Holkós *(gr)*: Zug, Zügel, gezogene Furche; hélkō *(gr)*: ziehen.

Supercilium, -ii n *(l)* = Augenbraue, das über dem Augenlid Befindliche.

superficialis, -e *(l)* = an der Oberfläche liegend, oberflächlich. – Facies,-ei f *(l)*: äußere Gestalt.

superior, -ius *(l)* = oberer, höher, weiter oben gelegen. – Komp. zu super.

Supinator, -oris m *(l)* = Aufwärtsdreher. – supinare *(l)*: rücklings beugen, nach oben drehen; durch Drehung des Unterarms wird die Handfläche nach oben bzw. vorne gerichtet; hýptios *(gr)*: zurückgelehnt, rücklings.

supremus, -a, -um *(l)* = der Oberste, Äußerste, Höchste. – Sup. zu super.

suralis, -e *(l)* = zum Wadenbein gehörig. – Adj. zu Sura,-ae f *(l)*: Wade, Unterschenkel.

suspensorius, -a, -um *(l)* = zum Aufhängen dienend. – suspéndere *(l)*: aufhängen, emporheben.

Sustentaculum, -i n *(l)* = Stütze, Hilfe, Unterstützung. – sustenare *(l)*: unterstützen, aufrechthalten, stützen, helfen.

Sutura, -ae f *(l)* = Naht, chirurg. Naht, Nahtverbindung zweier Schädelknochen, Wundnaht.

sympathicus, -a, -um *(l)* = sympathisch; anat.: sympathischer Teil des autonomen oder vegetativen Nervensystems. – Páthōs *(gr)*: Leiden, Empfindung.

Symphysis, -eos u. **-is** f *(l)* = Knochenverbindung durch Faserknorpel, vgl. Junctura cartilaginea. – symphýein *(gr)*: zusammenwachsen, vereinigen.

Synarthrosis, -eos u. **-is** f *(l)* = Knochenfuge. – Árthron *(gr)*: Gelenk.

Synchondrosis, -eos u. **-is** *(l)* = knorpelige Knochenverbindung. – Chóndros *(gr)*: der Knorpel.

Syndesmosis, -eos u. **-is** *(l)* = bindegewebige Knochenverbindung. – Desmós *(gr)*: Band, Verbindung.

Synostosis, -eos u. **-is** *(l)* = knöcherne Verbindung zweier Knochen. – Ostéon *(gr)*: Knochen.

Synovia, -ae f *(l)* = Gelenkschmiere.

Taenia, -ae f *(l)* = Streifen, schmales Band, Binde. – Tainía *(gr)*: Band, Binde; teínein *(gr)*: drehen, spannen, strecken.

talaris, -e *(l)*: Adj. zu Talus.

talocalcaneonavicularis, -e *(l)* = vom Sprung- u. Fersenbein zum Kahnbein verlaufend.

talocruralis, -e *(l)* = vom Sprungbein zum Unterschenkel ziehend.

talonavicularis, -e *(l)* = vom Sprung- zum Kahnbein verlaufend.

Talus, -i m *(l)* = Sprungbein; urspr.: der Würfel.

Tapetum, -i n *(l)* = Teppich, Vorhang. – Tapes,-itis m *(l)* u. Tápäs *(altiran)*: Teppich.

tarseus, -a, -um *(l)*: Adj. zu Tarsus.

tarsometatarsalis, -e *(l)* = von der Fußwurzel zum Mittelfuß verlaufend.

Tarsus, -i m *(l)* = 1. Fußwurzel; 2. Lidplatte – Tarsós *(gr)*: flach ausgebreiteter Gegenstand.

tectorius, -a, -um *(l)* = dem Bedecken dienend; zum Decken. – Adj. zu Tectum.

Tectum, -i n *(l)* = Dach. – tegere *(l)* u. stégein *(gr)*: decken; Tégos *(gr)*: Dach; Stégä *(gr)*: Haus, Dach; Decchin *(ahd)*: Decke.

Tegmen, -inis n u. **Tegmentum, -i** n *(l)* = Decke, Haube, Dach. – tegere *(l)*: bedecken u. stégein *(gr)*: decken, bedecken, verbergen.

tegmentalis, -e *(l)*: Adj. zu Tegmentum.

Tela, -ae f *(l)* = Gewebe, Gewebeschicht. – téxere *(l)*: weben, flechten; Téxla *(idg)*: Gewebe.

Telencephalon, -i n *(l)* = Endhirn. – Télos *(gr)*: Ende; Enképhalos *(gr)*: das, was im Kopf ist (Gehirn).

temporalis, -e *(l)*: Adj. zu Tempus.

Tempus, -oris n *(l)* = Schläfe; Zeit.

tendineus, -a, -um *(l)*: Adj. zu Tendo.

Tendo, -inis m *(l)* = Sehne. – téndere *(l)* u. teínein *(gr)*: ziehen, spannen, strecken.

Tensor, -oris m *(l)* = Spanner, Strecker. – téndere *(l)* u. teínein *(gr)*: strecken, ziehen, spannen.

Tentorium, -i n *(l)* = Zelt. – téndere *(l)*: spannen, straff anziehen, zelten, lagern.

tenuis, -e *(l)* = dünn, fein. – téndere *(l)*: spannen, auseinanderziehen; tánus *(altind)* u. dúnni *(ahd)*: dünn, ausgedehnt.

teres, -etis *(l)* = rund, gedreht, länglich rund. – terere *(l)*: reiben, zerreiben; teírō u. tríbō *(gr)*: reiben, zerreiben.
terminalis, -e *(l)* = zur Grenze gehörig, die Grenze bzw. das Ende bezeichnend; vgl. Termin. – terminare *(l)*: begrenzen, abgrenzen, bestimmen.
testicularis, -e *(l)*: Adj. zu Testis.
Testis, -is m *(l)* = anat.: Hoden.
thalamicus, -a, -um *(l)*: Adj. zu Thalamus.
Thalamus, -i m *(l)* = anat.: sog. Sehhügel. – Thálamos *(gr)*: Gemach, Höhle, Schlafgemach.
Theca, -ae f *(l)* = Kapsel, Hülle, Kuppel. – Thḗkā *(gr)* = Behälter.
Thenar, -aris n *(l)* = Daumenballen. – Thénar *(gr)*: Handfläche, flache Hand, auch Vertiefung; theínō *(gr)*: schlagen.
thoracicus, -a, -um *(l)*: Adj. zu Thorax.
thoracoacromialis, -e *(l)* = vom Brustkorb zur Schulterhöhe verlaufend.
thoracolumbalis, -e *(l)* = vom Brustkorb zur Lende ziehend.
Thorax, -acis m *(l)* = Brustkorb. – Thṓrax *(gr)*: Brustkorb, Brustharnisch, Rüstung, die Brust und Bauch bedeckt.
thymicus, -a, -um *(l)*: Adj. zu Thymus.
Thymus, -i m *(l)* = Thymusdrüse, Bries. – Thymós *(gr)*: Leben, Lebenskraft, Gemüt, Mut, Herz, Geist, Verstand.
thyroarytenoideus, -a, -um *(l)* = von der Schilddrüse zu den Gießbeckenknorpeln verlaufend.
thyroepiglotticus, -a, -um *(l)* = von der Schilddrüse zum Kehldeckel verlaufend.
thyrohyoideus, -a, -um *(l)* = von der Schilddrüse zum Zungenbein verlaufend.
thyroideus, -a, -um *(l)* = schildförmig. – thyreoídes *(gr)*: schildähnlich; Thyreós *(gr)*: der lange, viereckige türähnliche Schild.
thyropharyngeus, -a, -um *(l)* = von der Schilddrüse zum Pharynx verlaufend.
Tibia, -ae f *(l)* = Pfeife, Flöte; anat.: Schienbein.
tibialis, -e *(l)*: Adj. zu Tibia.
Tonsilla, -ae f *(l)* = Mandel im Halse. – Dim. zu Toles, -ium f *(l)*: Kropf am Halse; tónsles *(idg)*: dehnen, ausdehnen.
Torus, -i m *(l)* = Wulst, Polster; ein Teilstrick, aus deren mehreren das Tau zusammengedreht wird.
Trabecula, -ae f *(l)* = Bälkchen. – Dim. zu Trabs, -is f *(l)*: der Balken.
Trachea, -ae f *(l)* = Luftröhre. – trachýs *(gr)*: rau.
tracheobronchialis, -e *(l)* = zur Luftröhre u. ihren (Haupt-)Ästen gehörig.
Tractus, -us m *(l)* = Verlauf, Strang, Bahn; vgl. Traktor. – trahere *(l)*: ziehen, schleifen, schleppen.
Tragus, -i m *(l)* = anat. die vor der Öffnung des äußeren Gehörgangs liegende Erhebung. – Trágos *(gr)*: Bock, Ziegenbock, vgl. Tragi: Ohrhaare.
transversus, -a, -um *(l)* = querverlaufend, querliegend. – transvertere *(l)*: wenden, sich wenden, hinwenden, von einem zum anderen wenden, hinüberwenden.
trapezius, -a, -um *(l)* = trapezförmig, tischförmig. – Trápeza *(gr)*: Tisch, Speise, Tafel.
triangularis, -e *(l)* = dreieckig. – tres, tri- *(l)*: drei; angularis, -e *(l)*: winkelig, eckig.
Triceps, -itis m *(l)* = dreiköpfig. – tres, tri- *(l)*: drei; Caput, -itis n *(l)*: Kopf.
tricuspidalis, -e *(l)* = mit drei Spitzen oder Zipfeln versehen. – tres, tri- *(l)*: drei; Cuspis, -idis f *(l)*: Spitze, Zipfel; anat.: Klappensegel einer Segelklappe.
trigeminus, -a, -um *(l)* = dreifach; anat.: aus drei Teilen bestehend. – tres, tri- *(l)*: drei; geminus *(l)*: doppelt, Zwilling.
Trigonum, -i n *(l)* = Dreieck. – tres, tri- *(l)*: drei; Gōnía *(gr)*: Winkel, Ecke.
Tripus, -odis m *(l)* = Dreifuß. – tres, tri- *(l)*: drei; Poús *(gr)*: Fuß.
triquetrus, -a, -um *(l)* = dreieckig. – tres, tri- *(l)*: drei; quartus bzw. quadrus *(l)*: eckig, eigentl.: viereckig.
triticeus, -a, -um *(l)* = weizenkornähnlich. – Adj. zu Triticum, -i n *(l)*: Weizen.
Trochanter, -eris m *(l)* = Rollhügel. – Trochus, -i m *(l)*: Rad; Tróchos *(gr)*: Lauf, Umlauf; trochazo *(gr)*: laufen, rennen, sich im Kreise drehen.
Trochlea, -ae f *(l)* = Rolle, Winde. – Trochilía *(gr)*: Rolle, Walze, Winde.
Truncus, -i m *(l)* = Stamm, Stock, Rumpf eines Menschen. – truncáre *(l)*: verstümmeln, der Glieder berauben.
Tuba, -ae f *(l)* = Trompete, Tuba.
tubarius, -a, -um *(l)*: Adj. zu Tuba.
Tuber, -eris n *(l)* = Höcker, Knorren, Beule. – tumére *(l)*: anschwellen.
Tuberculum, -i n *(l)*: Dim. zu Tuber.
Tuberositas, -atis f *(l)* = Vorsprung, Rauigkeit am Knochen.
Tunica, -ae f *(l)* = Hemd, Unterkleid, Tunica, Haut, Hülle; anat.: Gewebeschicht.
turcicus, -a, -um *(neulat)* = türkisch. – Sella turcica: Türkensattel.
tympanicus, -a, -um *(l)* = zum Trommelfell (Membrana tympanica) oder zur Paukenhöhle (Cavitas tympani) gehörend. – Adj. zu Tympanum.
Tympanum, -i n *(l)* = Trommel, Handpauke. – Týmpanon *(gr)*: Handpauke, Tamburin.

Ulna, -ae f *(l)* = Elle, einer der Unterarmknochen. – Ōlénā *(gr)*: ganzer Arm, Elle als Maß, Unterarm.
umbilicalis, -e *(l)*: Adj. zu Umbilicus.
Umbilicus, -i m *(l)* = Nabel, Mittelpunkt. – Omphalós *(gr)*: Nabel, nabelähnliche Erhöhung, Mittelpunkt.
Umbo, -onis m *(l)* = Buckel, Nabel. – Umbalus *(idg)* u. Omphalós *(gr)*: Nabel, Mittelpunkt.
uncinatus, -a, -um *(l)*: Adj. zu Uncus.
Uncus, -i m *(l)* = Haken, Klammer. – Ónkos *(gr)*: Haken, Widerhaken.
unguicularis, -e *(l)*: Adj. zu Unguis (auch unguliformis = hufeisenförmig).
Unguis, -is m *(l)* = Nagel, Kralle. – Onyx *(gr)*: Kralle, Klaue, Fingernagel.
Urachus, -i m *(l)* = Harngang, Verbindung zwischen Blase und Allantois. – Oûron *(gr)*: Harn; chéein *(gr)*: gießen oder échein *(gr)*: enthalten.
Ureter, -eris m *(l)* = Harnleiter. – ouréein *(gr)*: Harn lassen.
Urethra, -ae f *(l)* = Harnröhre. – Ouréthra *(gr)*: Harnröhre.
urethralis, -e *(l)*: Adj. zu Urethra.
urinarius, -a, -um *(l)* = zum Harn gehörend. – Adj. zu Urina, -ae f *(l)*: Harn.
urogenitalis, -e *(l)* = die Harn- und Geschlechtsorgane betreffend. – Oûron *(gr)*: Harn, Urin; genitalis *(l)*: die Geschlechtsorgane betreffend; genere u. gignere *(l)*: zeugen, erzeugen.
uterinus, -a, -um *(l)* = zur Gebärmutter gehörend. – Adj. zu Uterus.
Uterus, -i m *(l)* = Gebärmutter, Unterleib. – Udáram *(altind)*: Bauch.
Utriculus, -i m *(l)* = kleiner Schlauch; anat. z. B. Teil des häutigen Labyrinths. – Dim. zu Uter, utris m *(l)* = Schlauch; Hydría *(gr)*: Wasserkrug.
Uvula, -ae f *(l)* = Zäpfchen. – Dim. zu Uva, -ae f *(l)*: Traube; Ů'ga *(lit)*: Beere.

Vagina, -ae f *(l)* = Scheide des Schwertes, Hülle; anat.: weibl. Scheide.
vagus, -a, -um *(l)* = umherschweifend, ungenau, vage.
vallatus, -a, -um *(l)* = von einem Wall umgeben. – Adj. zu Vallum, -i n *(l)*: Wall; vallare *(l)*: umwallen, verschanzen.
Vallecula, -ae f *(l)* = kleines Tal; anat.: 1. Einsenkung zwischen Zunge u. Kehldeckel, 2. Einsenkungen am Gehirn. – Dim. zu Vallis, -is f *(l)*: das Tal.
Valvula, -ae f *(l)* = kleine Klappe. – Dim. zu Valva, -ae f *(l)*: Klappe, im Plural Türflügel, Doppeltür.
Vas, vasis n *(l)* = Gefäß, Gerät.
vascularis, -e *(l)* = zum Gefäß gehörend. – Adj. zu Vasculum, -i n *(l)*: kleines Gefäß;– Dim. zu Vas.
vastus, -a, -um *(l)* = groß, weit, gewaltig, plump. – vastare *(l)*: verwüsten.
Velum, -i n *(l)* = Segel, Tuch, Hülle. – velare *(l)*: verbergen, verhüllen.
Vena, -ae f *(l)* = Blutader, Vene; Blutgefäß, das Blut zum Herzen hinführt.
Venter, -tris m *(l)* = Bauch, Magen, Leib, Wanst.
ventralis, -e *(l)* = 1. zum Bauch gehörend; 2. bauchwärts liegend, ventral (Gegensatz zu dorsalis). – Adj. zu Venter.
Ventriculus, -i m *(l)* = kleiner Magen; anat.: 1. Magen, 2. Herzkammer, 3. Hirnkammer, 4. als Ventriculus laryngis: seitliche Aussackung des Kehlkopfraumes. – Dim. zu Venter.
vermiformis, -e *(l)* = wurmförmig. – Vermis, -is f *(l)*: Wurm; Forma, -ae f *(l)*: Gestalt, Form.
Vermis, -is f *(l)* = Wurm; anat.: mittlerer Abschnitt des Kleinhirns.
Vertebra, -ae f *(l)* = Wirbel; urspr.: Gelenk. – vertere *(l)*: drehen, wirbeln, sich im Kreise drehen.
verticalis, -e *(l)* = vertikal, senkrecht, scheitelrecht. – Vertex, -icis f *(l)*: Scheitel, Wirbel, Haarwirbel des Hauptes; vertere *(l)*: drehen, kreisen.
Vesica, -ae *(l)* = Blase – vesicare *(l)*: Blasen werfen.
vesicalis, -e *(l)*: Adj. zu Vesica.
Vesicula, -ae f *(l)* = Bläschen. – Dim. zu Vesica.
vestibularis, -e *(l)* = zum Vorhof des knöchernen Labyrinths gehörend. – Adj. zu Vestibulum.
vestibulocochlearis, -e *(l)* = zum Gleichgewichts- und Hörorgan gehörend.
Vestibulum, -i n *(l)* = Vorhof, Vorplatz, Vorraum, Eingang.
Vibrissae, -arum *(Pl)* f *(l)* = Schnurrhaare; anat.: Haare im Vestibulum nasi. – vibrare *(l)*: zittern, schnurren.
villosus, -a, -um *(l)* = zottenreich, zottig. – Adj. zu Villus.
Villus, -i m *(l)* = Zotte, zottiges Haar. – Vellus, -eris n *(l)*: Wolle, Vlies; vellere (l): zupfen, rupfen.
Vinculum, -i n *(l)* = Band, Fessel. – vincire *(l)*: binden, fesseln.
visceralis, -e *(l)* = zu den Eingeweiden gehörend. – Adj. zu Viscera: Eingeweide.
Viscus, -eris (meist im Plural: Viscera) n *(l)* = Eingeweide, die edlen Eingeweide, das Innerste.
vitreus, -a, -um *(l)* = gläsern, glasartig. – Adj. zu Vitrum, -i n *(l)*: Glas.
vocalis, -e *(l)* = tönend, zur Stimme gehörend. – Adj. zu Vox, vocis f *(l)*: Stimme, Ton, Laut; Vac *(altind)*: Stimme, Sprache; vocare *(l)*: rufen, nennen.
Vomer, -eris m *(l)* = Pflugscharbein.
vomeronasalis, -e *(l)* = vom Pflugscharbein zur Nase verlaufend.
Vulva, -ae f *(l)* = 1. Hülle, 2. Gebärmutter; anat.: äußeres weibliches Genitale. – Volva, -ae f *(l)*: die Gebärmutter eines zum ersten Mal trächtigen Schweins; vólvere *(l)*: wälzen, rollen; letzteres bezieht sich auf die Eihäute.

xiphoideus, -a, -um *(l)* = schwertförmig. – Xíphos *(gr)*: Schwert.

Zona, -ae f *(l)* = Gürtel, Zone. – Zṓnā *(gr)*: Gürtel, der das Untergewand am Leibe festhält, Zone.
Zonula, -ae *(l)* = kleiner Gürtel. – Dim. zu Zona.
zygomaticus, -a, -um *(l)* = zum Jochbogen gehörig. – Adj. zu Zygón *(gr)*: Joch, Jochbein.

Register

D

E

F

G

H

I

K

L

Q

R

S

T